Mecfield Versammm

15,—

50 % REDUZIERT

Berg · Rechtsmedizin

Grundriß der Rechtsmedizin

von
Steffen P. Berg

12., neubearbeitete Auflage
60 Abbildungen, 14 Tabellen

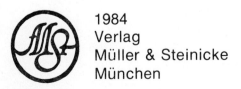

1984
Verlag
Müller & Steinicke
München

Prof. Dr. Steffen P. Berg
Direktor des Instituts für Rechtsmedizin
der Universität Göttingen

© 1984 Verlag Müller & Steinicke, München
Alle Rechte, auch die der photomechanischen
Wiedergabe vorbehalten.
Satz: Fotosatz B. Kneidl, München 60
Druck: Süd-Druck P. M. GmbH, München 70
ISBN 3-87569-013-3

Inhaltsverzeichnis

Vorwort

Die erste Auflage dieses Buches entstand in den Jahren 1949/50 als Überbrückungshilfe nach dem Krieg, um dem Studenten im Zusammenhang mit der Vorlesung zur Examensvorbereitung zu dienen. Seitdem sind über 30 Jahre vergangen. Fast in jedem 2. Jahr hatte der Verfasser Gelegenheit, den Text entsprechend den Fortschritten des Faches zu überarbeiten, Gesetzesänderungen zu berücksichtigen und zunehmend das traditionelle Lehrangebot nach eigenen Erfahrungen auszugestalten.

So wurde der »Grundriß«, nach und nach in allen Teilen neu konzipiert, aus dem Ansatz des Kompendiums zu einer ausführlicheren, auf die Bedürfnisse der Praxis abgestellten Darstellung der verschiedenen rechtsmedizinischen Teilgebiete, wobei freilich die Verwendbarkeit für das Examen als wichtiger Aspekt im Vordergrund blieb.

Die Orientierung im Zusammenhang mit dem Gegenstandskatalog für die ärztliche Prüfung ist durch Kleindruck der weniger wichtigen Abschnitte erleichtert; bei der Gestaltung des Textes wurde auch darauf geachtet, daß das Buch jetzt nicht mehr nur »im Zusammenhang mit der Vorlesung«, sondern auch für die selbständige Vorbereitung der im Praktikum des oekologischen Kurses, Teil Rechtsmedizin, heranstehenden Themen benutzt werden soll.

Es hat sich gezeigt, daß der Arzt gerade auf rechtsmedizinischem Gebiet auch noch nach dem Examen seinem Lehrbuch den einen oder anderen Rat entnehmen will: Ein wichtiger Sektor, auf dem jeder Allgemeinarzt fallweise tätig werden muß, ist in diesem Sinne die Leichenschau. Aber auch bei der Beratung von Patienten, der Abfassung von Gutachten, auf traumatologischem und standesrechtlichem Gebiet will man sich orientieren können. Hinzu tritt ein spezielleres Informationsinteresse von amtsärztlicher, juristischer und polizeilicher Seite. – Hier ist nun einschränkend zu sagen, daß man in einem »Grundriß« nur auf wenigen Gebieten ausreichende Detailinformationen geben kann, ohne den Rahmen zu sprengen.

So sind besonders in der forensischen Toxikologie nur die wichtigsten Hinweise aus medizinischer Sicht gegeben, während auf die Analytik nur insoweit eingegangen wird, als es der GK 3 verlangt. Auf dem Gebiet der forensischen Psychopathologie sind neben der Gesetzeskunde einige Streiflichter den exogenen Bewußtseinsstörungen gewidmet.

Für die vertiefende Bearbeitung konkreter Einzelfragen wird es in der Regel erforderlich sein, von den mit Literaturangaben ausgestatteten Darstellungen in größeren Werken auszugehen. Für verschiedene Detailgebiete gibt es auch gute Spezialabhandlungen; solche sind am Schluß in Auswahl angegeben.

Einleitung – Geschichtliches

Unterricht und Forschung auf rechtsmedizinischen Gebieten gibt es an verschiedenen Universitäten des deutschen Sprachraums seit etwa 300 Jahren. Als erstes Lehrbuch des Fachs gilt das chinesische »Si-yuan-lu« aus dem 13. Jahrhundert; in Europa erschienen 1621 Paolo Zacchias »Quaestiones medicolegales«. In Deutschland gab es etwa ab 1730 regelmäßige Vorlesungen über die »Medicina forensis«. In Göttingen veranschlagte Albrecht v. Haller die Bedeutung des Unterrichts in der »Medicina legalis« so hoch, daß er bereits 1751 den Erlaß einer behördlichen Verordnung erwirkte, wonach die Studenten auch im Examen Zeugnis ablegen mußten über ihre »Fähigkeit in der Beurteilung tödlicher Verletzungen«. In Österreich und den deutschen Ländern findet man wechselnde Bezeichnungen der Vorlesungen, wie »Medicinische Policey« und »Gerichtliche Arzneiwissenschaft«.

Der für die folgenden 150 Jahre gebräuchliche Name »Gerichtliche Medizin« taucht mit dem Mendeschen Lehrbuch um 1820 auf. Das Fach hatte vielfach auch Schwerpunkte auf geburtshilflichem Gebiet, weil die Beurteilung des Kindesmordes und seine Unterscheidung von unehelicher Totgeburt angesichts des Art. 131 der »Peinlichen Halsgerichtsordnung« Kaiser Karl V. (Carolina) besondere Bedeutung hatte: Danach drohte noch Ende des 18. Jahrhunderts den unglücklichen Müttern ohne Entlastungsbeweis die Folter, wenn sie heimlich geboren hatten.

Im 19. Jahrhundert trat die forensische Psychiatrie hinzu; die Bismarckschen Sozialgesetze wurden zur Grundlage der Versicherungsmedizin. Neben der forensischen Traumatologie gewannen in den Entwicklungsjahren der europäischen Industriegesellschaft die toxikologische Analytik, im zwanzigsten Jahrhundert Spurenkunde und Blutgruppen-Serologie besondere Bedeutung.

Alle diese Teilgebiete, insbesondere die seit den 30iger Jahren hinzugekommene »Rechts- und Berufskunde des Arztes«, lassen sich nicht den klinischen Hauptfächern integrieren, weil es einerseits auf den spezifischen »Aufschluß« des medizinisch-naturwissenschaftlichen Erkenntnismaterials für die juristische Fragestellung ankommt, andererseits die Bearbeitung des praktischen Falles ad hoc ein Zusammenwirken der verschiedenen Arbeitsrichtungen (forensische Traumatologie, Toxikologie, Serologie, Kriminalistik) erfordert.

Die Methodik medizinischen und juristischen Denkens ist teilweise recht verschieden. Für den Juristen sind empirische Daten erst dann verwertbare Fakten, wenn sie beweiskräftig »festgestellt« sind; der Mediziner arbeitet, – und er muß dies tun, – mit mehr oder weniger evidenten Wahrscheinlichkeiten: er kann nicht mit dem Beginn einer Therapie in allen Fällen warten, bis die Diagnose »absolut« feststeht, die sich vielfach »ex juvantibus« ergibt; er ist nicht gewohnt, bei Angaben seiner Patienten zunächst in Erwägung zu ziehen, daß es sich auch um Unwahrheiten handeln könnte; die Basis seines Schlußfolgerns ist vielfach, um es einmal sozial-juristisch auszudrücken, die überwiegende Wahrscheinlichkeit; er handelt pragmatisch, helfend und nicht rechtlich entscheidend.

Dabei weisen die arbeits- und versicherungsrechtlichen Strukturen dem Arzt eine Schlüsselposition zu, die er nur ausfüllen kann, wenn er über die speziellen Verflechtungen medizinischer Wissensgebiete mit den verschiedenen Rechtsnormen und deren Bedeutung für den Staatsbürger unterrichtet ist. Andererseits ist es notwendig, den werdenden Juristen mit den Möglichkeiten und Grenzen des medizinischen Sachverständigenbeweises und der naturwissenschaftlichen Kriminalistik bekannt zu machen. Traditionsgemäß finden deshalb an den Instituten des Faches auch Lehrveranstaltungen für Studenten der Jurisprudenz statt.

Weil sich diese Gegenstände und Aufgaben des Unterrichts nur noch zum Teil auf die Zusammenarbeit des Arztes mit den Gerichten, insgesamt aber auf die Beziehungen zwischen Medizin und Recht beziehen, hat die Deutsche Gesellschaft für Gerichtliche Medizin im Jahre 1969 die Änderung der Fachbezeichnung in »Rechtsmedizin« beschlossen.

Abkürzungen:	BGB	Bürgerliches Gesetzbuch
	BMV	Bundesmantelvertrag der KV
	StGB	Strafgesetzbuch
	StPO	Strafprozeßordnung
	ZPO	Zivilprozeßordnung
	RGEntsch	Reichsgerichtsentscheidung
	BGH St, Z	Entscheidung des Bundesgerichtshofs in Straf- oder Zivilsachen
	RVO	Reichsversicherungsordnung
	StVO	Straßenverkehrsordnung
	StVZO	Straßenverkehrszulassungsordnung
	KV	Kassenärztliche Vereinigung
	p.m.	postmortal
	OwG	Ordnungswidrigkeitengesetz
	SGG	Sozialgerichtsgesetz
	StVG	Straßenverkehrsgesetz

A. Ärztliche Rechts- und Berufskunde

I. Juristische Grundbegriffe

Für den *Arzt* ergeben sich die hauptsächlichsten Berührungspunkte mit dem Recht auf dem Gebiet des Strafrechts und des Bürgerlichen Rechts einschließlich des jeweils dazugehörigen Verfahrensrechts sowie insbesondere des Versicherungsrechts.

1. Strafrecht

a) Das *materielle Strafrecht* enthält den Teil der Rechtsordnung, der sozialschädliches Verhalten durch Androhung von Strafe zu verhindern sucht. Es nennt die Voraussetzungen, unter denen Verstöße gegen diese Ordnung strafrechtlich verfolgt werden, sowie Art und Maß der Strafe (s. u.).

Es ist niedergelegt im Strafgesetzbuch (StGB) von 1871 in der Fassung v. 25.8.1953 in Verbindung mit den seit 1969 erlassenen vier Gesetzen zur Reform des Strafrechts, von denen das letzte und tiefstgreifende am 1.1.1975 in Kraft getreten ist, ferner in einer großen Zahl von Nebengesetzen. Sie spiegeln die weitgehende Liberalisierung der öffentlichen Meinung in Fragen der persönlichen und gesellschaftlichen Moral, aber auch den Wandel im Verständnis der Wechselbeziehungen zwischen Individuum und öffentlich-rechtlichen Institutionen wider, was schon bei oberflächlicher Betrachtung der *Geschichte* des Strafrechts deutlich wird.

In germanischer Zeit trat mit Konsolidierung der Stammesrechte im 6. Jhdt. an die Stelle der Ausstoßung aus dem Sippenverband bzw. des Prinzips der Fehde (Blutrache) gegenüber Sippenfremden mehr und mehr die Sühne mit Buße an den Verletzten, vielfach mit Friedensgeld an die öffentliche Gewalt. Nach starker Uneinheitlichkeit und teilweise rückläufigen Bewegungen im Mittelalter (Fehderecht der Ritter) gewann mit dem wachsenden Einfluß der Kirche das römisch-kanonische Recht mit seiner frühzeitigen Betonung der öffentlich-rechtlichen Natur der Strafe zunehmende Bedeutung. Als großes Werk der Reichsgesetzgebung blieb die »Constitutio criminalis Carolina« von 1532 das einzige gesamtdeutsche Strafgesetzbuch bis 1871, vielfach freilich ergänzt und verdrängt durch Landesrecht. Erst das Zeitalter der Aufklärung brachte wesentliche Abmilderung der grausamen Leibes- und Lebensstrafen.

Die strafrechtliche Norm besteht aus einem Tatbestand und einer Strafdrohung. Nach der Art der angedrohten Strafe unterscheidet man 2 Kategorien von Straftaten mit unterschiedlichem Schweregrad von Unrecht und Schuld:

§ 12 StGB Verbrechen sind rechtswidrige Taten, die im Mindestmaß mit Freiheitsstrafe von einem Jahr oder darüber bedroht sind.

Vergehen sind rechtswidrige Taten, die im Mindestmaß mit einer geringeren Freiheitsstrafe oder die mit Geldstrafe bedroht sind.

Die *Todesstrafe* wurde in Deutschland 1949 abgeschafft. Kriminologische Vergleichsuntersuchungen bei uns und in anderen Ländern haben erwiesen, daß die kriminalpräventive Wirkung der Todesstrafe praktisch nicht ins Gewicht fällt. Seit 1969 unterscheidet man auch nicht mehr zwischen Gefängnis- und Zuchthausstrafe.

Neben die Bestrafung oder an ihre Stelle (z.B. bei Schuldunfähigkeit) können **Maßregeln der Sicherung und Besserung** treten: Anordnung von Führungsaufsicht, Entziehung der Fahrerlaubnis, Berufsverbot. Ferner gibt es freiheitsentziehende Maßregeln, deren Anordnung im allgemeinen eine ärztliche Begutachtung voraussetzt (§§ 63–65; vgl. S. 89/90).

§ 66 bestimmt Unterbringung in der Sicherungsverwahrung bei Rückfalltätern, wenn »die Gesamtwürdigung des Täters und seiner Taten ergibt, daß er infolge eines Hanges zu erheblichen Straftaten ... für die Allgemeinheit gefährlich ist«. Diese Beurteilung ist jedoch juristische Aufgabe.

Neben dem eigentlichen (Kriminal-)Strafrecht gibt es noch das *Ordnungsstrafrecht*, früher niedergelegt in Polizei- und Verwaltungsstrafrecht, heute begründet im Wirtschaftsstrafgesetz und dem Gesetz über Ordnungewidrigkeiten vom 24.5.1968. § 1 OWiG definiert: (1) Eine Ordnungswidrigkeit ist eine rechtswidrige und vorwerfbare Handlung, die den Tatbestand eines Gesetzes verwirklicht, das die Ahndung mit einer Geldbuße zuläßt.

Die Verfolgung von Ordnungswidrigkeiten erfolgt in der Regel durch die Organe der Verwaltungsbehörde. Für die Strafbarkeit von Ordnungswidrigkeiten gelten ähnliche Prinzipien, wie im folgenden für Kriminal-Straftaten ausgeführt.

Wesen der Straftat

1. Tatbestandsmäßigkeit. Die Handlung des Täters muß, um strafbar zu werden, zunächst den gesetzlich festgelegten Tatbestand erfüllen, wobei ebensowohl ein Unterlassen wie ein aktives Tun vorliegen kann. Ein weiteres Bedingnis ist

2. die Rechtswidrigkeit der Tat. Sie ist nicht gegeben, wenn dem Täter ein Rechtfertigungsgrund zur Seite steht. Solche sind:

die rechtlich relevante *Einwilligung* des Verletzten (Beispiel: § 226 a StGB ärztlicher Eingriff)

die *Notwehr* (§ 32 StGB), also diejenige Verteidigung, welche erforderlich ist, um einen gegenwärtigen, rechtswidrigen Angriff von sich oder einem anderen abzuwehren. Irrtümliche Annahme der Voraussetzungen (sogen. Putativ-Notwehr) beseitigt den Vorsatz als Schuldform.

der *übergesetzliche Notstand*

§ 34 StGB Wer in einer gegenwärtigen, nicht anders anwendbaren Gefahr für Leben, Leib, Freiheit, Ehre, Eigentum oder ein anderes Rechtsgut eine Tat begeht, um die Gefahr von sich oder einem anderen abzuwenden, handelt nicht rechtswidrig, wenn bei Abwägung der widerstreitenden Interessen, namentlich der betroffenen Rechtsgüter und des Grades der ihnen drohenden Gefahren, das geschützte Interesse das beeinträchtigte wesentlich überwiegt. Dies gilt jedoch nur, so weit die Tat ein angemessenes Mittel ist, die Gefahr abzuwenden.

3. Schuldhaftigkeit. Schließlich muß dem Täter ein Schuldvorwurf zu machen, sein Verhalten ihm »persönlich zurechenbar« sein. Zunächst ist jeweils zu untersuchen, welche Schuldform in Rede steht. Die gesetzliche Regelschuldform ist der *Vorsatz* (Dolus) — Wissen und Wollen der Tatumstände. Als gewollt gilt auch, was der Täter als notwendige Folge oder unvermeidliche Nebenwirkung in seine Absicht mitaufnimmt (mittelbarer Vorsatz — Dolus indirectus) oder als mögliche Folge oder Nebenwirkung »billigend in Kauf nimmt« (bedingter Vorsatz – Dolus eventualis: » – und wenn schon.«).

Wer auf einen weit entfernt stehenden Menschen schießt, um festzustellen, ob sein Gewehr so weit trifft, will diesen nicht unbedingt töten, nimmt aber die Tötung in Kauf. Der operierende Arzt, der aus vitaler Indikation eine Operation mit hoher Mortalität durchführt, nimmt dagegen den möglicherweise tödlichen Ausgang nicht »billigend« in Kauf, weil seine Absicht ja im Gegenteil dahin zielt, den Mißerfolg zu vermeiden.

Vorsätzliches Handeln erfordert Kenntnis und Voraussicht der strafbegründenden Tatumstände. Ein *Tatbestandsirrtum* (§ 16 StGB) in diesem Sinne ist ein Schuldausschließungsgrund.

So muß der nach §§ 211, 212 zu Verurteilende wissen, daß z. B. sein Schuß sich gegen einen Menschen richtete, er darf nicht geglaubt haben, daß es sich um ein Stück Wild handelte. Der Dieb muß wissen, daß er eine »fremde bewegliche Sache« wegnimmt; der Unzuchtstäter, daß sein Opfer noch nicht 14 Jahre alt ist etc..

Dagegen wird der *Verbotsirrtum* meist vermeidbar sein (»Unkenntnis der Gesetze schützt nicht vor Strafe«).

Eine leichtere Schuldform ist die **Fahrlässigkeit**, wobei sich der Vorwurf gegen einen ohne Unrechtsbewußtsein, also mit gutem Gewissen handelnden Täter richtet, der jedoch bei Anwendung pflichtgemäßer und zumutbarer Sorgfalt hätte erkennen können, daß sein Handeln gegen die Rechtsordnung verstößt. Dies trifft freilich nur zu, wenn die Außerachtlassung der objektiven, »im Verkehr erforderlichen« Sorgfalt für Nebenfolgen kausal wird, die nach menschlicher Einsicht voraussehbar waren (» – es wird schon gut gehen!«). Der tatbestandsmäßige Erfolg muß schließlich vermeidbar und das Handeln (Unterlassen) nicht durch Rechtfertigungsgründe gedeckt gewesen sein. Eines der wichtigsten Beispiele der Fahrlässigkeit in diesem Sinne ist der sogenannte ärztliche Kunstfehler, wenn er entsprechende Folgen hatte.

Der Schuldvorwurf setzt ganz allgemein die *Entscheidungsfreiheit* des Täters im Sinne der strafrechtlichen Handlungslehre voraus. Grundlage der Handlung ist das Wollen, ihr Wesen besteht in der Steuerung äußeren Geschehens durch einen seelischen Akt. Es liegt auf der Hand, daß in diesem Zusammenhang die Primärstruktur der **Täterpersönlichkeit** von großer Bedeutung ist. Die empirische Forschung hat zur Auffindung weitgehend fixierter kriminologischer Tätertypen (wie berufsmäßige Einbrecher, Taschendiebe, Hochstapler, Sexual- und Gewaltverbrecher) geführt. Hier interessiert besonders die Frage der möglicherweise genetisch veränderten Willensfreiheit des Menschen – ein Thema, welches im Zusammenhang mit Triebverbrechen durch die Entdeckung chromosomaler Varianten (z.B. den XYY-Typ) erneut zur Debatte steht. Jedes Schuldstrafrecht geht – abgesehen von der Unbeweisbarkeit der Hypothese des »erkenntnistheoretischen Determinismus«, daß alles, was auf geistig-seelischem Gebiet geschieht, als (für das Individuum) »notwendig und nicht anders« geschehend anzusehen sei –, von der ebensowenig beweisbaren Vorstellung aus, daß »man« im Bewußtsein der normativen Anforderungen der sozialen Gemeinschaft in der konkreten äußeren und inneren Situation auch anders hätte handeln können (Mezger). Willensfreiheit und Wahlentscheidung sind zwar nicht aus dem biologischen Untergrund der Konstitution, dem ererbten Charaktergefüge und der Umweltkonstellation zu isolieren. Dennoch glauben wir, daß der

Mensch, falls er als gesund im psychiatrischen Sinne angesehen werden kann, im Normalfall in der Lage ist, ja oder nein zu seinen Antrieben und Motivationen zu sagen. Selbstverständlich kann dagegen im speziellen Fall toxischer oder krankhafter Störungen der Urteils- oder Steuerungsfähigkeit die strafrechtliche *Zurechnungsfähigkeit* vermindert oder aufgehoben sein (§ 20, 21 StGB; vgl. S. 86).

Andere Straffolgen und eine die Besonderheiten der Jugendkriminalität berücksichtigende Verfahrensform enthält das **Jugendgerichtsgesetz** v. 7.8.1953 für Straftaten Jugendlicher (14 bis 18 Jahre) und Heranwachsender (18 bis 21 Jahre).

Der **Jugendliche** ist strafrechtlich nur verantwortlich, wenn er zur Zeit der Tat nach seiner sittlichen und geistigen Entwicklung reif genug ist, das Unrecht der Tat einzusehen und nach dieser Einsicht zu handeln. Die (bedingte) *Strafmündigkeit* beginnt mit 14 Jahren.

Während für die Beurteilung der geistigen Entwicklung von Jugendlichen meist Psychologen als Gutachter beigezogen werden, unterbleibt dies oft, wenn es um die Begutachtung des Entwicklungszustandes *Heranwachsender* geht; in wichtigen Fällen sollte angesichts der Schwierigkeiten in der Beurteilung der oft konträren Tendenzen (Acceleration im somatischen, oft auch intellektuellen Bereich, Retardierung auf dem seelisch-gemütlichen Sektor) besser der Arzt als Gutachter wirksam werden.

Folgen einer Jugendstraftat können Erziehungsmaßregeln (Erteilung von Weisungen, Schutzaufsicht, Fürsorgeerziehung) sein; wenn diese nicht ausreichen, erfolgt die Ahndung mit Zuchtmitteln (Verwarnung, Auferlegung besonderer Pflichten, Jugendarrest) oder mit Jugendstrafe (Freiheitsentzug von 6 Monaten bis 5 Jahren oder von unbestimmter, höchstens 4jähriger Dauer in einer Jugendstrafanstalt). Die gleichen Strafmittel sind vorgesehen für Heranwachsende, wenn sie zur Zeit der Tat nach ihrer sittlichen und geistigen Entwicklung einem Jugendlichen gleichstanden oder es sich um eine typische Jugendverfehlung handelt; sonst ist das allgemeine Strafrecht anwendbar, wobei die Strafe allerdings gemildert werden kann.

b) Das *Strafprozeßrecht* ordnet das Verfahren, durch das der Rechtsbrecher wegen seiner Straftat zur Verantwortung gezogen wird. Grundlage des Verfahrens ist die Strafprozeßordnung von 1877 in der Neufassung vom 1.1.1975 (StPO). Es wird eingeleitet durch das *Ermittlungsverfahren,* das der Staatsanwaltschaft und ihrem Hilfsorgan, der Kriminalpolizei, obliegt. Nach Abschluß der Ermittlungen stellt die Staatsanwaltschaft entweder mangels hinreichenden Tatverdachts das Verfahren ein oder sie erhebt die öffentliche Klage durch Einreichung einer Anklageschrift beim entscheidenden Gericht (häufigster Fall) oder durch Antrag auf gerichtliche Voruntersuchung (in Schwurgerichtssachen, sonst nur bei Vorliegen besonderer Gründe). Das Gericht eröffnet sodann das Hauptverfahren, wenn nach dem Ergebnis des Ermittlungsverfahrens oder der Voruntersuchung der Täter hinreichend verdächtig erscheint, und bestimmt den Termin für die *Hauptverhandlung.* Diese Hauptverhandlung ist *öffentlich* (nur bei Gefährdung der Staatssicherheit, der Sittlichkeit oder eines wichtigen Betriebsgeheimnisses kann die Öffentlichkeit ausgeschlossen werden), *mündlich* (dem Urteil darf nur zugrundegelegt werden, was in der Hauptverhandlung mündlich erörtert wurde) und *unmittelbar* (die

Hauptverhandlung findet vor dem Gericht statt, das das Urteil fällt; die Aussage eines Zeugen oder das Gutachten eines Sachverständigen darf in der Regel nicht durch Verlesung eines Protokolls über die frühere Vernehmung ersetzt werden). Sie findet regelmäßig in Anwesenheit des Angeklagten statt, dessen Interessen daneben von einem Verteidiger wahrgenommen werden können. Der Sachverhalt wird durch das Gericht von Amts wegen erforscht; *Beweismittel* sind Zeugen, *Sachverständige* (Näheres über die Tätigkeit des medizinischen Sachverständigen s. S. 50f.), richterlicher Augenschein und Urkunden. Dem Angeklagten muß seine Schuld nachgewiesen werden, nicht er braucht seine Unschuld zu beweisen. Nach der Beweisaufnahme erhält zuerst der Staatsanwalt das Wort zur Antragstellung, sodann der Verteidiger. Das letzte Wort gebührt dem Angeklagten. In geheimer Beratung wird anschließend durch das Gericht kraft freier Überzeugung auf Grund des Ergebnisses der Hauptverhandlung (nicht der Aktenlage) das Urteil gefällt, das öffentlich verkündet wird.

Gegen das Urteil können Staatsanwalt und Angeklagter *Rechtsmittel* (Berufung, Revision) einlegen. In der Berufungsinstanz wird das gesamte Tatsachenmaterial erneut geprüft, in der Revisionsinstanz wird das angefochtene Urteil nur in rechtlicher Hinsicht überprüft, d.h. die »revisio in jure« kann nur darauf gestützt werden, daß das Urteil auf einer Verletzung des Gesetzes beruhe. Wird kein Rechtsmittel eingelegt oder auf die Einlegung verzichtet oder ist der Instanzweg durchlaufen, so wird das Urteil rechtskräftig und damit vollstreckbar.

2. Bürgerliches Recht

a) Das materielle bürgerliche Recht, also die Regelung der Rechtsbeziehungen der einzelnen natürlichen oder juristischen Personen untereinander, ist hauptsächlich im Bürgerlichen Gesetzbuch (BGB) von 1896 enthalten, das in seinem Gedankengut in vieler Hinsicht auf das römische Recht zurückgeht.

In seinem ersten Teil beschäftigt sich das BGB zunächst mit dem *Personenrecht* und den *Rechtsgeschäften,* wobei für den Arzt die Frage der Rechtsfähigkeit (§ 1), Geschäftsfähigkeit (§ 2, §§ 104-115) und Entmündigung (§ 6) von besonderem, vornehmlich psychiatrischem Interesse sind (vgl. S. 83 ff).

Das zweite Buch des BGB behandelt die *Schuldverhältnisse* einschließlich der aus Verträgen sich ableitenden Verpflichtungen. Für den Arzt finden sich hier neben anderen für das tägliche Leben wichtigen Normen die für den Behandlungsvertrag maßgeblichen Bestimmungen der §§ 611–51, 677ff., 823ff. (vgl. S. 29f.). In diesem Zusammenhang (zivilrechtliche Haftung für Kunstfehler) sind ferner wichtig:

§ 276 BGB Der Schuldner hat, sofern nicht ein anderes bestimmt ist, Vorsatz und *Fahrlässigkeit* zu vertreten. Fahrlässig handelt, wer die im Verkehr erforderliche Sorgfalt außer acht läßt.

§ 823 BGB Wer vorsätzlich oder fahrlässig das Leben, den Körper, die Gesundheit, die Freiheit, das Eigentum oder ein sonstiges Recht eines anderen widerrechtlich verletzt, ist dem anderen zum Ersatze des daraus entstehenden Schadens verpflichtet.

Die gleiche Verpflichtung trifft denjenigen, welcher gegen ein den Schutz eines anderen bezweckendes Gesetz verstößt. Ist nach dem Inhalte des Gesetzes ein Verstoß gegen dieses auch ohne Verschulden möglich, so tritt die Ersatzpflicht nur im Falle des Verschuldens ein.

§§ 827 und 828 betreffen Deliktsfähigkeit und Verantwortlichkeit für Schäden; (vgl. S. 85).

Im 4. Buch *(Familienrecht)* finden sich die für die Sachverständigentätigkeit im Abstammungsprozeß maßgeblichen Bestimmungen, soweit sie nicht (§§ 1600 ff.) durch das Gesetz über die rechtliche Stellung der nichtehelichen Kinder v. 22.8.1969 ersetzt sind (vgl. hierzu S. 90 f.). Mit Inkrafttreten dieser Bestimmungen am 1.7.1970 wurden endlich den unehelichen Kindern die gleichen Bedingungen für ihre Stellung in der Gesellschaft verschafft wie den ehelichen Kindern.

Neben dem BGB gelten mehrere ergänzende Gesetze, so das Ehegesetz von 1946.

b) *Das Verfahren* vor den Zivilgerichten regelt die Zivilprozeßordnung (ZPO) von 1877 in der Neufassung von 1950. Im Gegensatz zum Strafverfahren stehen sich im Zivilprozeß zwei Parteien gegenüber, die durch Behauptungen und Gegenbehauptungen Prozeßstoff und Beweismaterial herbeischaffen. Der Richter ist an die Anträge der Parteien weitgehend gebunden und erhebt Beweis nur dann, wenn die Behauptungen voneinander abweichen. Lediglich in Ehe-, Kindschafts- und Entmündigungssachen, die das öffentliche Interesse weit mehr als die vermögensrechtlichen Streitigkeiten berühren, ist diese»Verhandlungsmaxime«zugunsten einer richterlichen Ermittlungstätigkeit zurückgedrängt (vgl. S 91). Die Parteien werden Kläger und Beklagter genannt; vor dem Amtsgericht können sie, vor höheren Gerichten müssen sie sich von Rechtsanwälten vertreten lassen. Beweismittel sind Zeugen, Sachverständige, Augenschein, Urkunden und Parteivernehmung.

3. Sozialversicherungsrecht und Sozialgerichtsbarkeit

Bei Streitigkeiten in Angelegenheiten der *Sozialversicherung* (s. Teil B) entscheiden die durch das Gesetz vom 3.9.1953 eingerichteten *Sozialgerichte*. Ihnen funktionell übergeordnet sind die Landessozialgerichte und das Bundessozialgericht.

Bezüglich des Verfahrens sei hier nur erwähnt, daß der Sozialrichter, im Gegensatz zum Zivilprozeß, gehalten ist, den Sachverhalt von sich aus soweit wie möglich durch Beweiserhebung abzuklären, wobei die Mitwirkung des medizinischen Sachverständigen oftmals große Bedeutung hat. Näheres im Abschnitt über die Versicherungsbegutachtung.

II. Approbation, Niederlassung, Kassenzulassung

Die Ausübung der Heilkunde durch den Arzt erschien im Bewußtsein der Öffentlichkeit schon im frühen Mittelalter als ein Privileg, dessen Besitz von bestimmten, gesetzlich festgelegten Voraussetzungen abhängig zu machen sei. Das Maß von Vertrauen, welches der einzelne Kranke, aber auch die Gesellschaft notgedrungen in die Befähigung wie Integrität des Arztes zu setzen haben, konnte auf die Dauer sein Gegengewicht nicht nur in ethischen Normen haben, wie sie der Ärztestand bereits aus hellenischer Überlieferung selbst entwickelt hatte.

In praxi waren diese nämlich weitgehend unwirksam, und solange dem Privileg der Physici noch keine sozialen Pflichten der Ärzte gegenüberstanden, galt im wesentlichen Lüth's Feststellung: wer arm war, starb unbehandelt. Dabei muß freilich bedacht werden, daß kausal begründete Behandlungsmethoden im Wesentlichen erst mit dem Aufkommen der naturwissenschaftlichen Medizin im 19. Jahrhundert möglich wurden. Nun führte auch der Bedarf an Arbeitskräften in der industriellen Welt allmählich zur Entwicklung eines sozialen Gesundheitssystems.

In der BRD ist es bislang noch nicht zur vollen Sozialisierung ärztlicher Dienstleistungen, wie in England, Schweden, gekommen: noch ist die ärztliche Tätigkeit ein freier Beruf, der trotz Kassenpraxis durchaus nach marktwirtschaftlichen Gesichtspunkten betrieben werden kann und muß: der Arzt ist zwar zur Behandlung der Kassenpatienten verpflichtet; die freie Arztwahl nach § 368 d. RVO, die Möglichkeit, aufgrund besonderer Qualitäten seiner Ordination sowohl Kassen- wie Privatpatienten zu gewinnen, schließlich auch die Konkurrenz der Heilpraktiker motivieren ihn aber sehr wohl (auch) zu merkantiler Verhaltensstrukturierung.

Über das Für und Wider der ständischen oder sozialistischen Orientierung des ärztlichen Berufs kann hier nicht gesprochen werden; nach geltendem Recht jedenfalls ist dieser kein Gewerbe, sondern u.a. die Erfüllung einer öffentlichen Aufgabe. Der Arzt ist zwar genötigt, durch die Berufsausübung seinen Lebensunterhalt zu verdienen; die ärztliche Leistung ist aber keine Ware, seine Tätigkeit nicht ausschließlich auf den Erwerb gerichtet. Deshalb unterliegt sie der Gewerbeordnung nicht. Der Zugang zu diesem Beruf ist an eine staatliche Anerkennung gebunden und die Berufsbezeichnung ist dementsprechend staatlich geschützt. Zur Ausübung des ärztlichen Berufes ist nur befugt, wer von der zuständigen Landesbehörde als Arzt approbiert ist.

Wichtig ist die Kenntnis folgender Bestimmungen der

Bundesärzteordnung
in der Fassung v. 14.10.1977

I. Der ärztliche Beruf

§ 1

(1) Der Arzt dient der Gesundheit des einzelnen Menschen und des gesamten Volkes.

(2) Der ärztliche Beruf ist kein Gewerbe; er ist seiner Natur nach ein freier Beruf.

§ 2

(1) Wer im Geltungsbereich dieses Gesetzes den ärztlichen Beruf ausüben will, bedarf der Approbation als Arzt.

(2) Die vorübergehende Ausübung des ärztlichen Berufs im Geltungsbereich dieses Gesetzes ist auch auf Grund einer Erlaubnis zulässig.

(3) Ärzte, die Staatsangehörige der Mitgliedstaaten der Europäischen Wirtschaftsgemeinschaft sind, dürfen den ärztlichen Beruf im Geltungsbereich dieses Gesetzes ohne Approbation als Arzt oder ohne Erlaubnis zur vorübergehenden Ausübung des ärztlichen Berufs ausüben, sofern sie vorübergehend als Erbringer von Dienstleistungen im Sinne des Artikels 60 des EWG-Vertrages im Geltungsbereich dieses Gesetzes tätig werden. Sie unterliegen jedoch der Anzeigepflicht nach diesem Gesetz.

(4) Für die Ausübung des ärztlichen Berufs in Grenzgebieten durch im Inland nicht niedergelassene Ärzte gelten die hierfür abgeschlossenen zwischenstaatlichen Verträge.

(5) Ausübung des ärztlichen Berufs ist die Ausübung der Heilkunde unter der Berufsbezeichnung »Arzt« oder »Ärztin«.

§ 2a

Die Berufsbezeichnung »Arzt« oder »Ärztin« darf nur führen, wer als Arzt approbiert oder nach § 2 Abs. 2,3 oder 4 zur vorübergehenden Ausübung des ärztlichen Berufs befugt ist.

II. Die Approbation

§ 3

(1) Die Approbation als Arzt ist auf Antrag zu erteilen, wenn der Antragsteller

1. Deutscher im Sinne des Artikels 116 des Grundgesetzes, Staatsangehöriger eines der übrigen Mitgliedstaaten der Europäischen Wirtschaftsgemeinschaft oder heimatloser Ausländer im Sinne des Gesetzes über die Rechtsstellung heimatloser Ausländer vom 25. April 1951 (BGBl. I S. 269), geändert durch das Urheberrechtsgesetz vom 9. September 1965 (BGBl. I S. 1273), ist,

2. sich nicht eines Verhaltens schuldig gemacht hat, aus dem sich seine Unwürdigkeit oder Unzuverlässigkeit zur Ausübung des ärztlichen Berufs ergibt,

3. nicht wegen eines körperlichen Gebrechens oder wegen Schwäche seiner geistigen oder körperlichen Kräfte oder wegen einer Sucht zur Ausübung des ärztlichen Berufs unfähig oder ungeeignet ist,

4. nach einem Studium der Medizin von mindestens sechs Jahren, von denen mindestens acht, höchstens zwölf Monate auf eine praktische Ausbildung in Krankenanstalten entfallen müssen, die ärztliche Prüfung im Geltungsbereich dieses Gesetzes bestanden hat.

5. Ist gegen den Antragsteller wegen des Verdachts einer strafbaren Handlung, aus der sich seine Unwürdigkeit oder Unzuverlässigkeit zur Ausübung des ärztlichen Berufs ergeben kann, ein Strafverfahren eingeleitet, so kann die Entscheidung über den Antrag auf Erteilung der Approbation bis zur Beendigung des Verfahrens ausgesetzt werden.

§ 4

(1) Der Bundesminister für Gesundheitswesen regelt durch Rechtsverordnung mit Zustimmung des Bundesrates in einer Approbationsordnung für Ärzte die Mindestanforderungen an das Studium der Medizin einschließlich der praktischen Ausbildung in Krankenanstalten, sowie das Nähere über die ärztliche Prüfung und die Approbation.

§ 5

... Die Approbation kann zurückgenommen werden, wenn bei ihrer Erteilung eine der Voraussetzungen nach § 3 Abs. 1 Satz 1 Nr. 1 bis 3 nicht vorgelegen hat. ... Die Approbation ist zu widerrufen, wenn nachträglich die Voraussetzung nach § 3 Abs. 1 Satz 1 Nr. 3 weggefallen ist.

§ 6

(1) Das Ruhen der Approbation kann angeordnet werden, wenn

1. gegen den Arzt wegen des Verdachts einer strafbaren Handlung, aus der sich seine Unwürdigkeit oder Unzuverlässigkeit zur Ausübung des ärztlichen Berufs ergeben kann, ein Strafverfahren eingeleitet ist,

2. nachträglich eine der Voraussetzungen nach § 3 Abs. 1 Satz 1 Nr. 3 weggefallen ist oder

3. Zweifel bestehen, ob die Voraussetzungen des § 3 Abs. 1 Satz 1 Nr. 3 noch erfüllt sind und der Arzt sich weigert, sich einer von der zuständigen Behörde angeordneten amts- oder fachärztlichen Untersuchung zu unterziehen.

(2) Die Anordnung ist aufzuheben, wenn ihre Voraussetzungen nicht mehr vorliegen.

(3) Der Arzt, dessen Approbation ruht, darf den ärztlichen Beruf nicht ausüben.

(4) Die zuständige Behörde kann zulassen, daß die Praxis eines Arztes, dessen Approbation ruht, für einen von ihr zu bestimmenden Zeitraum durch einen anderen Arzt weitergeführt werden kann.

§ 7

Der Arzt oder sein gesetzlicher Vertreter ist in den Fällen der §§ 5, 5a und 6 Abs. 1 vor der Entscheidung zu hören.

§ 8

(1) Bei einer Person, deren Approbation oder Bestallung wegen Fehlens oder späteren Wegfalls einer der Voraussetzungen des § 3 Abs. 1 Satz 1 Nr. 2 und 3 zurückgenommen oder widerrufen worden ist und die einen Antrag auf Wiedererteilung der Approbation gestellt hat, kann die Entscheidung über diesen Antrag zurückgestellt und zunächst eine Erlaubnis zur Ausübung des ärztlichen Berufs bis zu einer Dauer von zwei Jahren erteilt werden.

(2) Die Erlaubnis wird nur widerruflich und befristet erteilt; sie kann auf bestimmte Tätigkeiten und Beschäftigungsstellen beschränkt werden. Personen, denen die Erlaubnis erteilt worden ist, haben im übrigen die Rechte und Pflichten eines Arztes.

§ 13

Wer die Heilkunde ausübt, solange durch vollziehbare Verfügung das Ruhen der Approbation angeordnet ist, wird mit Freiheitsstrafe bis zu einem Jahr oder mit Geldstrafe bestraft.

Die Approbation berechtigt zur Ausübung der Heilkunde unter der *Bezeichnung »Arzt«*. Die »Ausübung der Heilkunde« als solche ist demnach nicht nur dem Arzt vorbehalten. Die 1869 eingeführte *Kurierfreiheit*, die es jedem Staatsbürger freistellte, einen anderen bei Erkrankung zu behandeln, wurde durch das Heilpraktikergesetz vom 17.2.1939, durch das Impfgesetz, das Hebammengesetz, sowie durch das Gesetz zur Bekämpfung der Geschlechtskrankheiten eingeschränkt.

Das **Heilpraktikergesetz** hatte ursprünglich die Abschaffung des Kurpfuscher-Unwesens bezweckt, denn es machte die Ausübung der Heilkunde erlaubnispflichtig und verhinderte, daß der Beruf des nichtärztlichen Heilkundigen weiteren Nachwuchs erhielt, indem Heilpraktikerschulen verboten wurden und die Erteilung der Erlaubnis künftighin vom Nachweis eines Medizinstudiums abhängig sein sollte. Leider ließ § 2 Abs. 1 HPG offen, daß die Erlaubnis »in besonderen begründeten Ausnahmefällen« nicht approbierten Personen doch erteilt werden könne. Da diese Bestimmung in Verbindung mit der Definition des Heilpraktikers als eigenem Beruf mit Artikel 12 des Grundgesetzes v. 8.5.1949 unvereinbar war, mußten mit Inkrafttreten des GG der Zugang zum Heilpraktikerberuf und auch die Heilpraktikerschulen wieder geöffnet werden. – Der Anspruch auf Zulassung hängt von ähnlichen Voraussetzungen ab, wie sie § 3 Abs. 1 Nr. 1–3 der Approbationsordnung für den Arzt vorschreiben; als sachliche Qualifikation genügen dagegen abgeschlossene Volksschulbildung und eine Kenntnisprüfung durch das Gesundheitsamt in der Hinsicht, »ob die

Ausübung der Heilkunde durch den Bewerber eine Gefahr für die Allgemeinheit« (also nicht für den einzelnen Patienten!) bedeuten würde (Kenntnis der Seuchengesetze etc.). – Dem Arzt dagegen ist es durch die Berufsordnung (vgl. S. 24) untersagt, Kranke in Zusammenarbeit mit einem Heilpraktiker zu behandeln.

Zur Auslegung der Legaldefinition des Begriffs »Ausübung der Heilkunde« seien im übrigen die Entscheidungen des Bundesverwaltungsgerichts v. 28.9.1965 und 20.1.1966 angeführt, wonach die vom *Kosmetiker* vorgenommene Entfernung von Warzen etc. mittels Kaltkauter (o. ä.) nicht notwendig heilkundliche Verrichtung ist, ebenso nicht die Sehschärfenbestimmung durch den *Optiker.* Lediglich auf dem Gebiet der *Zahnheilkunde* sind Behandlungen durch Nichtapprobierte (»Dentisten«) seit dem Zahnheilk.-Ges. v. 31.3.1952 verboten.

Der Arzt hat aber allein folgende *Rechte:*

den *medizinischen Doktortitel* zu erwerben (das Dr.-Diplom darf erst nach bestandenem Staatsexamen ausgestellt werden). Vor Ausstellung der Promotionsurkunde darf der Arzt den Dr.-Titel nicht führen, selbst wenn er die Dissertation beendet und die mündliche Prüfung bestanden hat;

Die unberechtigte Führung des Doktortitels ist (nach dem Gesetz über die Führung akademischer Grade vom 7.6.1939) strafbar. Führen heißt z.B. Angabe auf Praxisschild, Rezept, Briefkopf, Urkunden, im Telefonbuch und in behördlichen Protokollen, in der Unterschrift; das Hinnehmen der mündlichen Anrede »Herr Doktor« dagegen gilt als unbedenklich.

Nur der Arzt hat weiterhin das Recht,

mit *amtlichen Funktionen* betraut zu werden (Amtsarzt, Fürsorgearzt usw.);

die *Schutzpockenimpfung* vorzunehmen;

Betäubungsmittel und starkwirkende Arzneien zu verschreiben oder zu beziehen. Dem Studenten der Medizin ist, auch während des praktischen Jahres, die Ausstellung von Rezepten nicht gestattet – auch nicht in Vertretung eines Arztes –, außer, wenn eine besondere Erlaubnis vorliegt;

Geschlechtskrankheiten zu behandeln. Der Heilbehandler (und auch der nichtapprobierte Mediziner) macht sich strafbar, wenn er eine derartige Behandlung übernimmt (§ 7 des Gesetzes zur Bekämpfung der Geschlechtskrankheiten). Zum Begriff der Geschlechtskrankheiten zählen auch andere Krankheiten der Geschlechtsorgane, wie Uteruscarzinom, Regelstörungen; nicht aber Erkrankungen der sekundären Geschlechtsmerkmale wie Mammatumoren (RGEntsch. v. 22.2.29);

zur *Kassenpraxis* im Rahmen der Sozialversicherung zugelassen zu werden (s.u.);

Heilpraktiker dürfen auch nach Entscheidung des Bundessozialgerichts III RK 37/81 nicht auf Kosten der gesetzlichen Krankenversicherung (alle Orts-, Innungs- und Betriebs-Krankenkassen sowie Ersatzkassen) tätig werden.

Man sieht also, daß das durch die Überwindung erheblicher Barrieren zu erwerbende Privileg des ärztlichen Berufes (Abitur, numerus clausus, abgeschlossenes Studium mit drei staatlichen Prüfungen über ein riesiges Wissensgebiet, Einbindung in stringente Rechts- und Berufspflichten) in Bezug auf die Behandlung von Krankheiten schlechthin gar nicht existiert: auch ohne Abitur und Studium kann praktisch jeder, der sich dazu berufen fühlt, nach Erledigung geringer Formalitäten »die Heilkunde« ausüben. Liegt hierin nicht ein gesundheitspolitischer Widersinn? – An dieser Stelle muß man sich der langen Geschichte medizinischer Mystizismen erinnern (die übrigens noch gar nicht völlig zu Ende ist): Groß ist einerseits das unkonturierte Mißtrauen weiter Bevölkerungskreise in die (»Schul«-)medizinischen Künste, andererseits das z.T. irrationale Bedürfnis nach Hilfe im (breitesten) psychosomatischen Bereich, die man der naturwissenschaftlich akzentuierten (und verwalteten) »Schulmedizin« nicht genügend zutraut. »Vult mundus decipi!«, möchte man angesichts des leidenschaftlichen Interesses an manchen zweifelhaften Naturheilpraktiken sagen (Prokop).

Der Arzt kann es sich jedenfalls nicht leisten, sich eines Verhaltens schuldig zu machen, »aus dem sich seine Unwürdigkeit oder Unzuverlässigkeit zur Ausübung des ärztlichen Berufes ergibt«. Gemeint sind hier in erster Linie Kriminalstraftaten, die zu einer gerichtlichen Verurteilung führen. Nach § 5 Abs. 2 der Bundesärzteordnung **muß** in einem solchen Fall die Approbation widerrufen werden. Im Falle der Unfähigkeit zur Berufsausübung »wegen eines körperlichen Gebrechens . . . oder wegen einer Sucht« **kann** die Approbation widerrufen werden.

Unabhängig von diesen Folgen kann z.B. wegen Straftaten bereits im Zuge des Hauptverfahrens durch das Gericht ein **Berufsverbot** gem. § 70 StGB ausgesprochen werden, wenn die Verfehlungen »unter Mißbrauch des Berufs« zustandegekommen sind. Auch der gem. § 20 StGB Schuldunfähige kann mit Berufsverbot belegt werden, weil diese Maßregel (nicht Strafe!) die Allgemeinheit schützen soll; Voraussetzung ist jedoch die Gefahr künftiger, erheblicher Straftaten. In diesem Sinne kommt ein Berufsverbot auch bei Verurteilung wegen gravierender, gehäufter Kunstfehler in Betracht (»Unzuverlässigkeit, Unfähigkeit«). Das Verbot wird für die Dauer von 1–5 Jahren, kann jedoch auch für dauernd ausgesprochen werden, wenn zu erwarten ist, daß die Höchstfrist »zur Abwehr der vom Täter ausgehenden Gefahren nicht ausreicht«.

Mangelnde Eignung infolge eines körperlichen Gebrechens, Schwäche der geistigen Kräfte oder Sucht kann ohne die schwerwiegendere Zurücknahme der Approbation zum Berufsverbot auch im Rahmen eines *Berufsgerichtsverfahrens* (s. S. 26) führen, welches nach Wegfall der begründenden Tatsachen auf Antrag (frühestens nach 1 Jahr) zurückgenommen werden muß *(Ruhen der Befugnis zur Ausübung des ärztlichen Berufes; Ländergesetze über die Berufsgerichtsbarkeit)*.

Die **Niederlassung** als praktischer Arzt zur selbständigen Tätigkeit ist von keiner besonderen Erlaubnis abhängig; erforderlich ist lediglich die Kenntlichmachung durch ein Praxisschild und persönliche Meldung bei dem für den Niederlassungsort zuständigen Gesundheitsamt und der Ärztekammer. Niederlassung bedeutet die Einrichtung einer mit den nötigen Voraussetzungen ausgestatteten Sprechstelle zur Ausübung ärztlicher Tätigkeit an einem frei gewählten Ort mit der Folge, daß der Arzt in Ausübung seiner Praxis an diesen gebunden ist. Mit ihr ist zunächst nur die Berechtigung zur Behandlung von

Privatpatienten verbunden. Die notwendigen Formalitäten für die **Zulassung als Kassenarzt** sind mit der Zulassungsordnung vom 24.7.1978 bundeseinheitlich geregelt. Voraussetzung für die Eintragung in das Arztregister bei der zuständigen kassenärztlichen Vereinigung ist seit 1980 nur noch die Teilnahme an einem von der KV veranstalteten Vorbereitungslehrgang (§ 3, 17 Zulassungsordnung). Näheres entnimmt man einer Schriftenreihe »Niederlassungs-Service« des Zentralinstituts für die Kassenärztliche Versorgung in der BRD.

In der **Praxisgemeinschaft** werden Räume und Einrichtungen (Apparate, Labor, Personal) gemeinsam genutzt, während die beteiligten Ärzte selbständig abrechnen. Möglich ist aber auch der Betrieb einer **Gemeinschaftspraxis** im Sinne einer gesamtschuldnerisch haftenden Gesellschaft (§§ 705 ff. BGB) durch zwei oder mehrere Ärzte mit gemeinsamer Organisation; eine solche bedarf allerdings der Genehmigung durch den Zulassungsauschuß der KV. Das gilt auch für die Tätigkeit als **Belegarzt,** der auf der Grundlage eines Vertrages mit einem Krankenhausträger im Rahmen seiner Praxis Patienten dort auch stationär behandeln kann (vgl. auch § 19 der Berufsordnung im nächsten Kapitel).

III. Standesethik und Berufspflichten

1. Berufsordnung

Die vom 59. deutschen Ärztetag beschlossene neue Berufsordnung ist im wesentlichen in die gleich oder ähnlich lautenden rechtsgültigen Berufsordnungen der Länder übernommen worden.

Ein Teil der Bestimmungen der Berufsordnung (z. B. Lebenserhaltung, Schweigepflicht) ist bereits anderweitig gesetzlich geregelt; Verstöße hiergegen werden auch strafrechtlich verfolgt, Verstöße gegen die übrigen in der BO niedergelegten Berufspflichten behandeln die Berufsgerichte (s. u.). Allgemein sorgt für die Einhaltung die Landesärztekammer. Wer sich niederläßt, muß die Berufsordnung genau kennen und beachten!

Im Folgenden sind nur die Bestimmungen erwähnt, die sich nicht mit Bundesrecht überschneiden; wörtliche Formulierungen sind der Berufsordnung der Ärztekammer Niedersachsen v. 20.7.1980 entnommen.

Allgemeinverhalten: Der Arzt ist verpflichtet, seinen Beruf gewissenhaft auszuüben und sich bei seinem Verhalten innerhalb *und außerhalb* seines Berufes der Achtung und des Vertrauens würdig zu zeigen, die der ärztliche Beruf erfordert (§ 1 Abs. 3). Unter »**gewissenhafter Ausübung**« ist auch die Vermeidung leichthin gefertigter Krankschreibungen (§ 11 BMV zur Krankenversicherung) zu verstehen! Der Arzt sei sich stets bewußt, daß sein Attest meistens nicht unerhebliche öffentlich- und privatrechtliche Konsequenzen hat mit vielfach sehr wesentlichen Kostenfolgen. **Standesgemäßes Verhalten** meint Vermeidung allzu geschäftstüchtigen Betragens, aber auch anstößigen Verhaltens im Privatleben (Unsauberkeit, Trunkenheit, Zügellosigkeit).

Zusammenarbeit der Ärzte (§ 3)

(1) Der Arzt ist zu kollegialer Zusammenarbeit mit denjenigen Ärzten verpflichtet, die gleichzeitig oder nacheinander denselben Patienten behandeln.

(2) Der Arzt ist verpflichtet, einen weiteren Arzt hinzuzuziehen oder den Patienten an einen anderen Arzt zu überweisen, wenn dies nach seiner ärztlichen Erkenntnis angezeigt erscheint.

Den Wunsch des Patienten oder seiner Angehörigen, einen weiteren Arzt zuzuziehen oder einem anderen Arzt überwiesen zu werden, soll der behandelnde Arzt in der Regel nicht ablehnen.

(3) Überweist der Arzt den Patienten an einen anderen Arzt, so hat er ihm die erhobenen Befunde zu übermitteln und ihn über die bisherige Behandlung zu informieren, es sei denn, daß der Patient etwas anderes bestimmt. Dies gilt insbesondere auch bei der Krankenhauseinweisung und Krankenhausentlassung. Originalunterlagen sind zurückzugeben.

Fortbildung: Der Arzt ist verpflichtet, sich beruflich fortzubilden.

Nach § 7 BO sind geeignete Mittel der Fortbildung insbesondere: Teilnahme an allgemeinen oder besonderen Fortbildungsveranstaltungen (Kongresse, Seminare, Übungsgruppen, Kurse, Kolloquien), klinische Fortbildung (Vorlesungen, Visiten, Demonstrationen und Übungen), Studium der Fachliteratur. Eine entsprechende Fortbildung muß gegenüber der Ärztekammer nachgewiesen werden können.

Ausübung der Praxis

Ort und Zeitpunkt der Niederlassung wie jede Veränderung hat der Arzt der Ärztekammer unverzüglich mitzuteilen. Dem Arzt ist es nicht gestattet, an mehreren Stellen Sprechstunden abzuhalten. Die Ärztekammer kann, soweit es die Sicherstellung der ärztlichen Versorgung der Bevölkerung erfordert, die Genehmigung für Zweigpraxis (Sprechstunde) erteilen (§ 9).

Ärztliche Aufzeichnungen

Gemäß § 11 m ü s s e n »über die gemachten Feststellungen und getroffenen Maßnahmen die erforderlichen Aufzeichnungen« gemacht werden. »Ärztliche Aufzeichnungen sind nicht nur Gedächtnisstützen für den Arzt, sie dienen auch dem Interesse des Patienten an einer ordnungsgemäßen Dokumentation. Sie sind 10 Jahre nach Abschluß der Behandlung aufzubewahren.«

Zur Herausgabe von ärztlichen Aufzeichnungen, Krankenblättern, Sektionsbefunden, Röntgenaufnahmen und anderen Untersuchungsbefunden ist der Arzt nur verpflichtet, soweit er von der Schweigepflicht entbunden worden ist oder »soweit die Offenbarung zum Schutze höheren Rechtsgutes erforderlich ist«. Die Herausgabe soll, auch wenn sie nach diesen Grundsätzen zulässig ist, an nichtärztliche Stellen in der Regel nur in Verbindung mit der Erstattung eines Berichtes oder Gutachtens erfolgen.

Eine neuere Tendenz der Rechtsprechung in Haftpflichtstreitfällen geht dahin, daß dem Patienten zumindest nach Abschluß der Behandlung vor Erhebung der Klage bzw. vor dem Anrufen der Schlichtungsstelle der Landesärztekammer Einblick in die Aufzeichnungen ermöglicht werden soll.

Kollegiales Verhalten: Unterlassen von herabsetzenden Äußerungen über die Person und Behandlungsweise anderer Ärzte (§ 15). Überweisung gegen Entgelt oder Beteiligung ist verboten (§ 18). Behandlungen in Zusammenarbeit mit Nichtärzten sind nicht zulässig (§ 23). Weitergehende Erläuterung findet sich in § 16:

Behandlung von Patienten anderer Ärzte

(1) In seiner Sprechstunde darf der Arzt jeden Patienten behandeln. Wird der Arzt von einem Patienten in Anspruch genommen, der bereits in Behandlung eines anderen Arztes steht, so hat er darauf hinzuwirken, daß der vor ihm zugezogene Arzt durch den Patienten oder dessen Angehörige verständigt wird.

(2) Wird ein Arzt in einem Notfall zu einem Patienten gerufen, der bereits in Behandlung eines anderen, nicht erreichbaren Arztes steht, so hat er nach Notfallbehandlung diesen baldmöglichst zu unterrichten und ihm die weitere Behandlung zu überlassen.

(3) Nach Entlassung aus stationärer Behandlung ist der Patient, soweit er nichts anderes wünscht, dem Arzt zurückzuüberweisen, in dessen Behandlung er vor der Krankenhauseinweisung stand. Wiederbestellung zur ambulanten Behandlung oder Überwachung ist nur mit Zustimmung des behandelnden Arztes gestattet.

(4) Der Arzt darf den von einem anderen Arzt erbetenen Beistand ohne zwingenden Grund nicht ablehnen.

(5) Der Arzt hat Patienten, die ihm von einem anderen Arzt überwiesen worden sind, soweit sie nichts anderes wünschen, nach Beendigung seiner Behandlungtätigkeit wieder zurückzuüberweisen, wenn noch eine weitere Behandlung erforderlich ist.

(6) Bei Konsilien sollen die beteiligten Ärzte ihre Beratung nicht in Anwesenheit des Patienten oder seiner Angehörigen abhalten. Sie sollen sich darüber einigen, wer das Ergebnis des Konsiliums mitteilt.

Ärztlicher Notfalldienst (§ 20)

(1) Der niedergelassene Arzt ist verpflichtet, am Notfalldienst teilzunehmen. Auf Antrag eines Arztes kann aus schwerwiegenden Gründen eine Befreiung vom Notfalldienst ganz, teilweise oder vorübergehend erteilt werden.

Dies gilt insbesondere:

1. wenn er wegen körperlicher Behinderung hierzu nicht in der Lage ist.

2. wenn ihm auf Grund besonders belastender familiärer Pflichten die Teilnahme nicht zuzumuten ist.

3. wenn er an einem klinischen Bereitschaftsdienst mit Notfallversorgung teilnimmt.

(2) Für die Errichtung und Durchführung eines Notfalldienstes im einzelnen sind die von der Ärztekammer erlassenen Richtlinien maßgebend. Die Verpflichtung zur Teilnahme am Notfalldienst gilt für den festgelegten Notfalldienstbereich.

(3) Die Einrichtung eines Notfalldienstes entbindet den behandelnden Arzt nicht von seiner Verpflichtung, für die Betreuung seiner Patienten in dem Umfange Sorge zu tragen, wie es deren Krankheitszustand erfordert.

(4) Der Arzt hat sich auch für den Notfalldienst fortzubilden, wenn er gemäß Absatz (1) nicht auf Dauer von der Teilnahme am Notfalldienst befreit ist.

Beschäftigung von Vertretern und Assistenten muß der Ärztekammer angezeigt werden, wenn die Behinderung, die die Vertretung auslöst, insgesamt länger als drei Monate im Kalenderjahr dauert.

(4) Der Arzt, der sich vertreten lassen will, hat sich darüber zu vergewissern, daß die Voraussetzungen für eine ordnungsgemäße Vertretung in der Person des Vertreters erfüllt sind.

(5) Die Praxis eines verstorbenen Arztes kann zugunsten seiner Witwe oder eines unterhaltsberechtigten Angehörigen in der Regel bis zur Dauer von drei Monaten nach dem Ende des Kalendervierteljahres durch einen anderen Arzt fortgeführt werden.

(6) Die Beschäftigung eines ärztlichen Mitarbeiters setzt die Leitung der Praxis durch den niedergelassenen Arzt voraus. Sie ist der Ärztekammer anzuzeigen (§ 17).

Gemeinsame Ausübung ärztlicher Tätigkeit (§ 19)

Der Zusammenschluß von Ärzten zur gemeinsamen Ausübung des Berufes, zur gemeinschaftlichen Nutzung von Praxisräumen, diagnostischen und therapeutischen Einrichtungen ist der Ärztekammer anzuzeigen.

Bei allen Formen gemeinsamer Berufsausübung muß die freie Arztwahl gewährleistet bleiben.

Werbung und Anpreisung ist in jeder Form verboten, insbesondere Veröffentlichung von Danksagungen, Ankündigung unentgeltlicher Behandlung, lobende Zusätze in Schildern, Anpreisung von Heilverfahren in Laienvorträgen etc. Über Inhalt und Umfang von **Anzeigen und Praxisschildern** bestehen genaue Vorschriften: gestattet ist nur Ankündigung der Niederlassung, länger dauernde Abwesenheit und Praxisverlegung; Annoncen und Schilder dürfen zur Vermeidung eines Reklameeindruckes außer dem Namen und akademischen Titel nur die Arzt- bzw. Facharztbezeichnung, Sprechzeit und Tel.-Nr. enthalten, weiterhin ggf. den Zusatz »Geburtshelfer«, Hinweis auf Kassenzulassung, Gemeinschaftspraxis. Die Größe des Praxisschildes darf 35 − 50 cm nicht überschreiten, zweites Schild (Hinweisschild) nur mit Genehmigung (§§ 26–28).

Die **Weiterbildungsordnungen** der Ärztekammern bestimmen, welche Facharztbezeichnungen geführt werden dürfen. Die Facharztanerkennung erfolgt durch einen Ausschuß der Landesärztekammer nach Ableistung der im einzelnen verlangten klinischen Ausbildungszeiten, die sich zwischen 4 und 6 Jahren bewegen; dazu kommen für »Teilgebiete« evtl. weitere 2 Jahre. Die Anerkennung als Facharzt kann zurückgenommen werden, wenn »die für die Anerkennung erforderlichen Voraussetzungen nicht gegeben waren«. Allgemeinärztliche Tätigkeit neben derjenigen als Facharzt ist nicht zulässig.

Für die **kassenärztliche Praxis** gelten eine Reihe von Sonderbestimmungen (vgl. Seite 27, 31, 57).

2. Standesorganisationen und Berufsgerichte. Meldepflichten

Die **Berufsvertretung der Ärzte** besteht aus den ärztlichen Kreis- und Bezirksverbänden und den Landesärztekammern. Die Bezirksverbände und Ärztekammern sind Körperschaften des öffentlichen Rechts. Der ärztlichen Bezirksvereinigung gehört jeder in ihrem Bereich wohnende Arzt an. Die Bezirksverbände unterstehen ihrerseits der Ärztekammer, die sich aus den gewählten Delegierten der Kreisverbände zusammensetzt. Der Ärztekammer ist vom Staat ein bestimmter Rechtsbereich zur Selbstverwaltung durch den Ärztestand überlassen: Fortbildung und Überwachung von Berufsgestaltung und -ausübung im Sinne eines Schutzes des ärztlichen Berufsethos gegen berufsfremde bürokratische Einengung ebenso wie gegen materialistische Entartung; Schlichtung von Streitigkeiten zwischen Ärzten; Ahndung von Verstößen gegen die Berufsordnung, evtl. Einleitung eines berufsgerichtlichen Verfahrens.

Die **Berufsgerichte** sind in den Ländern teils selbständig, teils bei den Oberlandesgerichten der Regierungsbezirke eingerichtet; durch das Justiz- oder Innenministerium werden die juristischen Mitglieder des Gerichtshofes ernannt, die Beisitzer werden von den Ärztekammern vorgeschlagen. Das BG-Verfahren wird, in den einzelnen Ländern wiederum unterschiedlich, auf Antrag der Regierung oder der Ärztekammer (oder eines Arztes gegen sich selbst) wegen »berufsunwürdiger Handlungen« eröffnet. In leichteren Fällen kann ohne Verhandlung durch Beschluß auf Warnung, Verweis oder Geldbuße bis zu 200,– DM erkannt werden; sonst muß das Urteil auf dem Beweisergebnis der Hauptverhandlung aufgebaut werden. Über die genannten Maßnahmen hinaus gibt es Geldbußen bis 20000,– DM. Gegen das Urteil kann Berufung zum Landesberufsgericht eingelegt werden. Bei beamteten und angestellten Ärzten kommt ein berufsgerichtliches Verfahren nur in soweit in Betracht, als das Dienststrafrecht nicht berührt wird.

Als **berufsunwürdige Handlungen** sind z.B. angesehen worden: Ausstellung falscher Atteste, Weigerung zur Teilnahme am Bereitschaftsdienst, unkollegiales Verhalten durch Therapiekritik vorbehandelnder Ärzte, unzulässige Werbung, grobe Unhöflichkeit gegenüber der Kammer, Behandlung von männlichen Patienten durch einen Gynäkologen, ungerechtfertigte Opiatverschreibungen, Forderung eines Honoraranteils für Überlassung von Frischzellenmaterial, Unterlassung ärztlicher Aufzeichnungen.

Der **öffentliche Gesundheitsdienst** liegt in Händen der Gesundheitsämter, welche für die Stadt- und Landkreise am jeweiligen Sitz der unteren Verwaltungsbehörde eingerichtet sind. Sie sind Berater der Landratsämter im Rahmen der gesundheitspolizeilichen Aufgaben (Seuchenbekämpfung, Lebensmittelaufsicht); ihnen obliegt die Überwachung des Medizinal-, Apotheken-, Leichenwesens, die Gesundheitsfürsorge mit Ehe- und Mütterberatung, Schulgesundheitspflege, Tuberkulose- und Krüppelfürsorge u.a.m.

Für den praktischen Arzt ergeben sich folgende

Meldepflichten

1. **Persönliche Meldepflicht** für jeden Arzt beim zuständigen ärztlichen Kreisverband, bei Niederlassung auch beim Gesundheitsamt. Dieses führt Ärztelisten nach den Zu- und Abgangsmeldungen der Ortspolizeibehörde.

2. Nach dem Personenstandsgesetz vom 3.2.1967 ist der behandelnde Arzt zur Meldung von **Geburten** und **Sterbefällen** verpflichtet, sofern Angehörige (Wohnungsinhaber, Hebamme) nicht vorhanden sind. Bei Durchführung von **Leichenschauen** ist der Verdacht eines nicht natürlichen Todes der Ortspolizeibehörde anzuzeigen.

3. Nach den von den Gesundheitsämtern herausgegebenen Richtlinien sind

die in verschiedenen Gesetzen und Verordnungen genannten **Seuchen** und übertragbaren **Krankheiten** anzuzeigen.

4. **Geschlechtskrankheiten.** Der Patient ist nach dem Ges. z. Bek. d. Geschl.-Krh. v. 23.7.1953 der Gesundheitsbehörde zu melden, wenn der Kranke sich der ärztlichen Behandlung oder Nachuntersuchung entzieht, sonst genügt die Meldung des Falles.

5. **Berufskrankheiten.** Meldung an die Berufsgenossenschaft oder den Landesgewerbearzt. Abschrift an das Gesundheitsamt.

6. **Verkrüppelung** i.S. des Körperbehindertengesetzes bei Personen unter 21 Jahren. Meldung beim Gesundheitsamt, wenn Verdacht besteht, daß die Sorgepflichtigen zum Nachteil des Pat. die Behandlung vernachlässigen.

IV. Rechtliche Stellung des Arztes zum Patienten

1. Die Pflicht zur Hilfeleistung

Eine **Behandlungspflicht** für den Arzt besteht an sich *nicht;* er kann ihm nicht zusagende Behandlungen ablehnen. Diese Freiheit ist für den Kassenarzt insoweit eingeschränkt, als er zur Behandlung der Kassenpatienten seines Bezirks verpflichtet ist und die Behandlung oder Weiterbehandlung eines Patienten nur in besonders begründeten Fällen ablehnen kann (BMV v. 8. 3. 1966, § 4 Abs. 6). Diese Verpflichtung dehnt sich entsprechend aus bei Übernahme des Bereitschaftsdienstes (BGH St 7, 211).

Spezielle Garantenschaften bestehen auch für Schiffsärzte, Werksärzte usw.

Für die Frage, ob im konkreten Einzelfall trotz Fehlens einer solchen Verpflichtung vielleicht doch Behandlungspflicht besteht, ist zwischen Übernahme und Weiterbehandlung zu unterscheiden. Hat der Arzt den Patienten in seine Obhut genommen, sei es auch nur durch schlüssiges Verhalten beim erstmaligen Aufsuchen in der Sprechstunde oder beim ersten telefonischen Anruf des Kranken, so verpflichten ihn das eingegangene Vertragsverhältnis (s.u.) und der Gesichtspunkt der Garantenschaft zunächst zur Behandlung. Das gilt auch für Fachärzte und auch für den Fall, daß ein Hausbesuch erforderlich wird. Die grundsätzliche Ablehnung von Hausbesuchen ist im Zutreffensfalle des §§ 611 BGB unzulässig (sie kann auch als unterlassene Hilfeleistung strafrechtlich verfolgt werden; s.u.). Dabei ist es dem Arzt unbenommen, offensichtlich transportfähige Patienten zur besseren Versorgung zu sich in die Praxis zu bestellen. Allerdings kann aus der Behandlungspflicht nach Fallübernahme nicht hergeleitet werden, daß diese zeitlich unbegrenzt besteht; der Arzt kann die Behandlung des Kranken aufgeben, jedoch nicht jederzeit, sondern nur zu einem Zeitpunkt, an welchem der Patient nicht gerade seiner unmittelbaren Hilfe bedarf.

Lehnt ein praktischer Arzt *ohne besonderen Grund* die Aufforderung eines Patienten zu einem nächtlichen Krankheitsbesuch ab, und kommt es infolgedessen zu einer durch rechtzeitiges Eingreifen abwendbaren Verschlechterung der Krankheit oder gar zum Tode des Patienten, so haftet der Arzt im übrigen unter dem strafrechtlichen Gesichtspunkt der Körperverletzung oder Tötung nach §§ 230 bzw. 222 StGB (da es sich im allgemeinen doch wohl um ein fahrlässiges Delikt handeln wird; unter dem Gesichtspunkt des bedingten Vorsatzes (dolus eventualis) – also bei bewußter Verweigerung der Fallübernahme auf jede Gefahr hin – käme auch Verurteilung aus §§ 223, 224 bzw. 212 StGB in Betracht!). Darüber hinaus wäre mit zivilrechtlicher Haftung gemäß §§ 276, 823 ff. BGB zu rechnen (vgl. bezügl. der genannten §§ S. 164, 15).

Stichhaltige Gründe für die Ablehnung eines Falles sind z. B.: Bereits übernommene, anderweitige (dringliche) Fälle; Ruf aus dem Praxisbereich eines anderen Arztes (es sei denn, daß dieser nicht erreichbar ist), offensichtliche Banalität des Falles (hier aber Vorsicht, da lebensgefährliche Erkrankungen auch durch harmlose Initialerscheinungen kaschiert sein können!).

Fachärzte und Krankenhausärzte werden im allgemeinen nur dann einem Ruf von außerhalb Folge zu leisten brauchen, wenn sie behandelnde Ärzte sind; andernfalls nur, wenn ein praktischer Arzt nicht erreichbar ist.

Unabhängig von diesen Gesichtspunkten ist der Arzt wie jeder andere Staatsbürger lt. § 330 c StGB **bei Unglücksfällen** oder gemeiner Gefahr oder Not zur Hilfeleistung verpflichtet. Mit der Annahme, daß man aus irgendwelchen Gründen dieser Verpflichtung enthoben sei, wird man sehr vorsichtig sein müssen, nachdem einmal der diensttuende Arzt eines Krankenhauses aus § 330 c verurteilt wurde, weil er einen Verkehrsverletzten wegen Bettenmangel gleich weitertransportieren ließ, ohne ihn wenigstens untersucht zu haben. Auch der Umstand, daß der Verletzte ohnehin todgeweiht war und jede ärztliche Maßnahme vergeblich gewesen wäre, vermochte den Arzt nicht zu entlasten. Denn die Hilfspflicht bei Unglücksfällen, die nicht nur den Arzt, sondern jeden Bürger betrifft, ist keine Erfolgsabwendungspflicht; sie endet mit dem Tod des Verunglückten.

Aber auch unter dem Gesichtspunkt eines Notrufes braucht der Arzt nicht unter *allen* Umständen zu kommen; als Grund für die Ablehnung würde z.B. anerkannt werden die gefährdende Bedrohung des Wohls anderer Patienten, die man gerade betreut. Zur Anerkennung innerer Gründe (Übermüdung, Alkoholisierung) besteht auf juristischer Seite nur geringe Neigung, »weil ein physisch leicht beeinträchtigter Arzt immer noch besser ist als keiner« (Kohlhaas). Das gilt auch für mangelnde fachliche Zuständigkeit und räumliche Entfernung, wenn der angerufene Arzt der einzige ist, der erreicht werden kann; über die Erreichbarkeit der Kollegen gebe man sich keinen Illusionen hin.

Der Krankheitsfall eines einzelnen Menschen ist normalerweise nicht geeignet, die Voraussetzungen des § 330 c zu erfüllen; es muß sich um Fälle »gemeiner Gefahr oder Not« handeln oder eben um einen »Unglücksfall«. Allerdings versteht die Rechtsprechung (im Gegensatz zum Unfallbegriff im Sozialrecht! vgl. S. 59) unter Unglücksfall im Sinne des § 330 c nicht notwendigerweise ein von außen her einwirkendes Ereignis; es muß nur »plötzlich« eintreten und »erheblichen Schaden« an Menschen (oder Sachen) verursachen bzw. zu verursachen drohen (BGH St 6, 147). Die Strafrechtstheoretiker meinen jedenfalls, daß deshalb auch jedes »rapide Sichverschlechtern« einer Krankheit, die nichts mit einem Unfall zu tun hat, auch jähe Veränderungen in einer Schwangerschaft sowie die Krampfanfälle eines Epileptikers »Unglücksfall« im Sinne des § 330 c StGB sein können (Eb. Schmidt u. RG St 75, 70). – Die Erfahrungen der Praxis lehren jedenfalls, daß in Fällen primärer Beschuldigung von Ärzten wegen fahrlässiger Körperverletzung oder Tötung, bei denen der Nachweis, daß die Handlung (Unterlassung) für die Schädigung kausal war, nicht mit der erforderlichen Sicherheit geführt weden kann, in zunehmendem Maße schließlich aus § 330 c StGB verurteilt wird (Pribilla).

Nicht unumstritten ist die Einordnung des **Suizids** unter den Begriff des Unglücksfalles, wie ihn die Rechtsprechung jedenfalls dann vornimmt, wenn der Suizidant das Bewußtsein verliert und handlungsunfähig wird. Nach herrschender Auffassung ist der Arzt in diesem Fall hilfspflichtig, auch wenn er annehmen muß oder gar konkret erfährt, daß der Patient ärztliches Eingreifen nicht wünscht.

Während der Arzt den Willen des einsichtsfähigen Kranken (auch bei vitaler Indikation!), unbehandelt zu bleiben, unter Strafdrohung zu respektieren hat (vgl. »Ärztlicher Eingriff«, S. 35, verlangt die Rechtssprechung von ihm, sich über den erklärten Willen des bewußtlosen Suizidanten hinwegzusetzen (NJW 1960 S. 1821). Die Erfahrung, daß der mutmaßliche Wille des Patienten zu *diesem* Zeitpunkt doch wieder auf Rettung gerichtet sein würde (vgl. Abschnitt »Suizid« auf S. 166), entschärft die Problematik sicher in den meisten Fällen. Die Begründung des BGH zu BGH St 11, 111, 114, welche den Willen des Menschen zu sterben mit einem sittlichen Unwerturteil belegt und für unbeachtlich erklärt, besteht heute nicht mehr unangefochten; eine Differenzierung im Einzelfall ist aber kaum möglich, so daß für den Arzt jedenfalls Hilfeleistungspflicht besteht.

Den **Hungerstreik** könnte man als protrahierten Akt der Selbstbeschädigung bezeichnen, wobei neben verschiedenen körperlichen und psychischen Störungen in manchen Fällen wohl sogar die Todesfolge in Kauf genommen wird. Nach § 101 des Strafvollzugsgesetzes vom 1. 1. 1977 ist der Staat verpflichtet, bei Ausschluß der freien Willensbestimmung und bei Bestehen akuter Lebensgefahr einzugreifen. Die **Zwangsernährung** darf nur unter ärztlicher Leitung stattfinden. Die Behandlung gegen den Willen des Betroffenen verbietet sich aus Gründen des Selbstbestimmungsrechtes; ähnlich wie beim bewußtlosen Selbstmörder, wird man aber beim bewußtlosen Hungerstreikenden davon ausgehen, daß der Verhungernde bei klarem Verstand seine Meinung geändert hätte.

2. Der ärztliche Vertrag

Ein rechtsgültiger Vertrag kann nicht nur durch schriftliche oder mündliche Abmachung, sondern auch *stillschweigend* ohne besondere Vereinbarung abgeschlossen werden, wenn dies den allgemeinen Verkehrssitten entspricht. In diesem Sinne gilt der ärztliche Vertrag als abgeschlossen, wenn der Patient den Arzt aufsucht bzw. holen läßt und dieser seine Klagen anhört.

Man unterscheidet zwischen Werkverträgen und Dienstverträgen. Der Werkvertrag beinhaltet die Pflicht zur Herbeiführung eines bestimmten Erfolges der zu leistenden Arbeit. Beim Dienstvertrag ist Vertragsinhalt die Tätigkeit als solche; dabei bleibt es dem Auftraggeber frei, weitere Anweisungen im Rahmen der übernommenen Arbeit zu geben. Dienstleistungen höherer Art liegen vor, wenn der Dienstverpflichtete für die Durchführung des erhaltenen Auftrages im einzelnen selbst verantwortlich ist.

Der ärztliche Vertrag ist demnach ein **Dienstvertrag,** wobei sich der Arzt zu einer Dienstleistung **höherer Art** verpflichtet: nämlich den Patienten nach bestem Wissen zu behandeln und seine Gesundheit zu fördern. Ein **Werkvertrag** läge vor, wenn er sich dazu verpflichten wollte, den Patient gesund zu machen.

Nur in Ausnahmefällen kann der ärztliche Vertrag einen Werkvertrag einschließen (z.b. Anfertigung einer Zahnprothese). Die Rechtssprechung hat zwar noch nicht zu neuesten Entwicklungen Stellung genommen (z.b. Endoprothesen in der Orthopädie, Gefäß- u. Herzchirurgie); es ist aber zu erwarten, daß der ärztliche Anteil an den Maßnahmen immer unter dem Gesichtspunkt des Dienstvertrages gesehen wird: der Arzt muß sein Bestes tun, um den gewünschten Erfolg (z.b. plastische Chirurgie, Sterilisation; OLG Düsseldorf vom 31. 1. 1974, NJW 1975, 595) herbeizuführen, er kann ihn aber nicht garantieren.

Während der Patient als Auftraggeber jederzeit vom Dienstvertrag zurücktreten, den Arzt z.b. bitten kann, von weiteren Besuchen abzusehen, hat der Arzt nicht ohne weiteres das Recht, die Behandlung niederzulegen. Ohne besondere Gründe ist dies nur möglich, wenn die Weiterbehandlung durch einen anderen Arzt gesichert ist (§ 627 BGB); fristlose Niederlegung nach § 626 BGB wäre möglich z.b. bei Beleidigung durch den Patienten oder, wenn dieser hinter dem Rücken des Arztes andere Ärzte oder Laienbehandler konsultiert.

Bei Überweisung des Patienten an einen Facharzt oder in ein Krankenhaus kommt ein neues Vertragsverhältnis zwischen Patient und **Facharzt** bzw. der Krankenanstalt zustande.

Zur **Honorierung** der ärztlichen Leistung verpflichtet sich der Patient durch die stillschweigende Eingehung des Dienstvertrages. Der Arzt muß seine Forderung im Rahmen der üblichen Grenzen halten, die durch die amtlichen **Gebührenordnungen** gegeben sind.

Zur Zeit gilt die Gebührenordnung für Ärzte vom 12. 11. 1982 (Bundesgesetzblatt I, 1522), welche die früheren Gebührenordnungen (PREUGO und ADGO) abgelöst hat. Die Vergütung bemißt sich nach dem einfachen bis 3,5fachen der Sätze des Gebührenverzeichnisses, wobei das Überschreiten der »Regelgrenze« (= das 2,3fache des Einfachsatzes) einer besonderen Begründung bedarf. Soweit es sich um Leistungen mit überwiegendem apparativem Aufwand (z. B. Röntgen) handelt, sind der Bemessungsrahmen auf das 2,5fache und die Regelgrenze auf das 1,8fache beschränkt. Im Falle der Kassenpraxis erfolgt natürlich die Abrechnung über die kassenärztliche Vereinigung.

Auch für die Behandlung von **Bewußtlosen** steht dem Arzt eine den Verhältnissen entsprechende Honorierung zu. Da hier von einem Vertragsabschluß nicht die Rede sein kann, nimmt man juristisch eine Geschäftsführung ohne Auftrag an (§ 677 ff BGB): der Arzt ist zu der Annahme berechtigt, daß es dem Willen des Kranken entspricht, sich behandeln zu lassen.

Diesen Willen kann der Arzt nicht ohne weiteres unterstellen, wenn er einen **bewußtlosen Selbstmörder** in Behandlung nimmt. Da es aber von der Rechtssprechung als sittliche Pflicht angesehen wird, sich selbst zu erhalten und die Hilfepflicht des Arztes gem. § 330 c StGB in diesem Falle als gegeben ansieht (BGH, St. 6, 147: NJW 1954, 1049), bleibt der

– möglicherweise auch jetzt noch – entgegengesetzte Wille des Patienten außer Betracht, und der Arzt hat auch hier berechtigten Anspruch auf Honorierung (§ 679 BGB).

Für **Kassenärzte** sind die im Bundesmantelvertrag vom 28. 8. 1978, vereinbart zwischen der kassenärztlichen Bundesvereinigung und den Bundesverbänden der Orts-, Land-, Innungs- u. Betriebskrankenkassen, niedergelegten (durch Landesmantelverträge ergänzten) Bestimmungen verbindlich. Dieser Vertrag regelt Art, Umfang und Modalitäten der ärztlichen Versorgung gem. § 368 Abs. 2 RVO (vgl. hierzu auch S. 57).

Zwischen Kassenarzt und Kassenpatient kommt zwar kein privatrechtlicher Vertrag zustande, Kassenärzte und ermächtigte Ärzte haften aber dennoch nach den Vorschriften des bürgerlichen Vertragsrechts (§ 368, Abs. 4 RVO).

Bei Aufnahme in ein **Krankenhaus** mit öffentlich-rechtlicher Trägerschaft erhält der Patient eigene vertragliche Ansprüche gegen die Krankenanstalt aus dem zwischen dieser und der Kasse geschlossenen »Vertrag zugunsten Dritter« (§ 328 BGB).

3. Schweigepflicht und Schweigerecht

Die Einhaltung des ärztlichen Berufsgeheimnisses als Vertrauensgrundlage des Arzt-Patient-Verhältnisses ist nicht nur eine Standespflicht (§ 2 Berufsordnung), sondern auch (seit 1953 wieder) eine Rechtspflicht:

§ 203 StGB I. Wer unbefugt ein fremdes Geheimnis, namentlich ein zum persönlichen Lebensbereich gehörendes Geheimnis oder ein Betriebs- oder Geschäftsgeheimnis, offenbart, das ihm als

1. Arzt, Zahnarzt, Tierarzt, Apotheker oder Angehöriger eines anderen Heilberufes, der für die Berufsausübung oder die Führung der Berufsbezeichnung eine staatlich geregelte Ausbildung erfordert, ... anvertraut worden oder sonst bekanntgeworden ist, wird mit Freiheitsstrafe bis zu einem Jahr oder mit Geldstrafe bestraft.

II. Ebenso wird bestraft, wer unbefugt ein fremdes Geheimnis, namentlich ein zum persönlichen Lebensbereich gehörendes Geheimnis oder ein Betriebs- oder Geschäftsgeheimnis, offenbart, das ihm als

1. Amtsträger,

2. für den öffentlichen Dienst besonders Verpflichteten, ...

5. öffentlich bestelltem Sachverständigen, der auf die gewissenhafte Erfüllung seiner Obliegenheiten auf Grund eines Gesetzes förmlich verpflichtet worden ist,

anvertraut worden oder sonst bekanntgeworden ist.

III. Den in Absatz 1 Genannten stehen ihre berufsmäßig tätigen Gehilfen und die Personen gleich, die bei ihnen zur Vorbereitung auf den Beruf tätig sind. Den in Absatz 1 und den in Satz 1 Genannten steht nach dem Tode des zur Wahrung des Geheimnisses Verpflichteten ferner gleich, wer das Geheimnis von dem Verstorbenen oder aus dessen Nachlaß erlangt hat.

IV. Die Absätze 1 bis 3 sind auch anzuwenden, wenn der Täter das fremde Geheimnis nach dem Tode des Betroffenen unbefugt offenbart.

Der **strafrechtliche** Tatbestand kann nur durch vorsätzliches Handeln erfüllt werden. Die (vorsätzliche *und* fahrlässige) Verletzung des Berufsgeheimnisses kann auch **zivilrechtliche** Folgen haben, wenn der betroffene Patient nachweisen kann, daß er durch die Indiskretion einen Schaden erlitten hat.

Das **Berufsgeheimnis** umfaßt alles, was der Arzt bei der Ausübung seines Berufes wahrgenommen hat (auch nichtmedizinische Belange!); es muß sich also nicht um ausdrücklich anvertraute Dinge handeln.

Befugt zur Offenbarung eines Berufsgeheimnisses ist der Arzt als »Geheimnisträger« (»-bewahrer«),

1. wenn ihn der »Geheimnisherr« von der Schweigepflicht entbunden hat;
2. wenn er mit der Offenbarung eine Rechtspflicht (Meldepflichten!) erfüllt, oder wenn sie zu dem Zweck erfolgt, durch die Bekanntgabe ein gefährdetes höheres Rechtsgut zu schützen.

»Geheimnisherr« ist im allgemeinen der Patient, bei **Begutachtung** der Auftraggeber, jedoch nicht uneingeschränkt: der Gutachter ist aussageberechtigt im Rahmen und in den Grenzen des ihm erteilten Auftrages; alles andere unterliegt der Schweigepflicht. Hierzu bemerkt § 2 Abs. 5 der Berufsordnung: »Der Arzt ist auch dann zur Verschwiegenheit verpflichtet, wenn er im amtlichen oder privaten Auftrag eines Dritten tätig wird, es sei denn, daß dem Betroffenen vor der Untersuchung oder Behandlung bekannt ist oder eröffnet wurde, inwieweit die von dem Arzt getroffenen Feststellungen zur Mitteilung an Dritte bestimmt sind.« Dieser Grundsatz ist besonders für die Anamneseerhebung und Tatschilderung im psychiatrischen Gerichtsgutachten wichtig.

Der Arzt ist auch nicht ohne weiteres befugt, an den Angehörigen eines Patienten Auskunft zu erteilen. Im allgemeinen wird es sich freilich, etwa bei akuter Erkrankung und Mitteilung der Sachlage an die pflegenden Familienmitglieder, um eine »stillschweigend befugte Offenbarung« handeln.

Bei **Minderjährigen** hat der Arzt zwar grundsätzlich die **Befugnis,** den Eltern Auskunft zu geben; diese haben ihn auch von der Schweigepflicht zu entbinden, wie sie auch das alleinige Strafantragsrecht wegen etwaigen Bruchs der Schweigepflicht haben. Erst der über 18 Jahre alte Patient ist primärer Herr seines Geheimnisses, es sei denn, die Eltern hätten ihn ausdrücklich geschickt und die Kosten übernommen (Kohlhaas). – Ein **Anspruch** der Eltern auf Auskunft über den Befund bei Minderjährigen besteht aber grundsätzlich nicht, auch dann nicht, wenn sie die Behandlung angefordert haben und bezahlen. Hauptsächlich im gynäkologischen und venerologischen Bereich können durchaus Situationen gegeben sein, in denen der Arzt sich an den Geheimhaltungswillen des minderjährigen Patienten wird gebunden betrachten müssen: Jeder Patient hat das Recht, bestimmte Personen, auch die ihm nächststehenden, aus dem Kreis der »zum Wissen Berufenen« auszuschließen (Bockelmann). Gegebenenfalls hat der Arzt nach dem Gesichtspunkt des höherwertigen Interesses zu entscheiden, etwa im Falle der Gefahr sittlichen Abgleitens oder der Ansteckung anderer Personen (s.u.).

Beim Tode des Patienten kann der Arzt nicht mehr von der Schweigepflicht entbunden werden; das Recht hierzu geht jedenfalls *nicht* auf die Angehörigen über (wohl aber das Recht, wegen »unbefugter Offenbarung« einen Strafantrag zu stellen). Es gibt zwar einige Gerichtsentscheidungen, in denen die Ansicht vertreten wird, mit dem Tod eines Menschen verlören dessen persönliche Eigenschaften an Bedeutung, so daß auch der Geheimhaltungsbereich eine Einengung erfahren müsse (Geisteskrankheiten z.B. könnten nunmehr ausgenommen werden); diese Auffassung widerspricht jedoch dem Sinn des ärztlichen Berufsgeheimnisses als Vertrauensgrundlage für das Arzt-Patient-Verhältnis: Dieses Vertrauen ist unteilbar und muß sich grundsätzlich auch auf den Fall des Ablebens beziehen können. –

Strittig ist dagegen, ob auch **Ergebnisse einer Sektion** des verstorbenen Patienten der Geheimhaltungsmaterie des § 203 zu subsumieren sind. Diese Frage wird, sicher zu Recht, von Kohlhaas bejaht: »auch bei einer Sektion erhobene Befunde sind Geheimnis und können schützenswert sein.« – Insgesamt gilt für die Befugnis des Arztes, nach dem Tode des Patienten Befunde mitzuteilen, das Prinzip der mutmaßlichen Einwilligung des verstorbenen Patienten; die Umstände müssen so beschaffen sein, daß der Geheimnisherr im Falle seiner Befragung eingewilligt haben würde (Beispiel: der Patient ist durch einen Unfall ums Leben gekommen; die Abklärung des Kausalzusammenhanges zwecks Feststellung des Rentenanspruchs der Hinterbliebenen liegt natürlich im vermuteten Interesse des Verstorbenen); andernfalls könnte nur der Gesichtspunkt des »höherwertigen Interesses« nach den Grundsätzen des übergesetzlichen Notstandes den Bruch der Schweigepflicht rechtfertigen (s.u.).

Zu den **Rechtspflichten,** welche u.U. die Durchbrechung der Schweigepflicht verlangen, gehören

1. die Anzeige von meldepflichtigen Krankheiten usw.,

2. die Anzeige geplanter Verbrechen oder Mitteilung an den Bedrohten, sofern sie noch verhindert werden können (§ 138 StGB). Geplanter Mord und Totschlag müssen in diesem Sinne stets angezeigt werden; bei allen anderen Verbrechen kann der Arzt die Anzeige unterlassen, wenn er sich »ernstlich bemüht hat, den Täter von der Tat abzuhalten oder den Erfolg abzuwenden« (§ 139 StGB).

3. Auskunfterteilung an den Versicherungsträger in bestimmten Fällen, z. B. Mitteilung der Diagnose auf den Krankenscheinen oder Auskunft über Behandlung und Zustand des Verletzten an die Unfall-Versicherung gem. § 1543 RVO. Diesbezüglich ist aber nach § 141 RVO bzw. § 203 Abs. II Nr. 2 StGB die Schweigepflicht auf die Angestellten des Versicherungsträgers ausgedehnt.

Die Rechtsprechung hat hierzu den Grundsatz entwickelt (§ 60 des Sozialgesetzbuches von 11. 12. 1975), daß derjenige, der Sozialleistungen beansprucht, alle Tatsachen bekanntzugeben hat, die für die Leistung erheblich sind. Die Abgabe des Krankenscheines ist in diesem Sinne eine »schlüssige Handlung«, durch die der Versicherungsnehmer insoweit auf die Einhaltung der ärztlichen Schweigepflicht verzichtet. Dieser Verzicht gilt aber nicht für die Mitteilung der Diagnose an den Arbeitgeber gegen den Wunsch des Patienten! Ist der Arbeitgeber in einem solchen (eher seltenen) Fall mit der Mitteilung bestehender Arbeitsunfähigkeit nicht zufrieden, so kann er, z.B. aufgrund § 7 Abs. 2 BAT, von sich aus eine vertrauensärztliche

Untersuchung veranlassen; diese muß der Arbeitnehmer dulden, der Arbeitgeber bezahlen.

Das Prinzip des »höheren Rechtsgutes« verlangt eine Güter- und **Pflichtenabwägung** in dem Sinne, daß der Arzt zu prüfen hat, ob das überwiegende Interesse gegenüber dem Geheimhaltungsinteresse des Patienten objektiv den Vorrang verdient und ob es nur durch die Offenbarung geschützt werden kann. Ein solcher Fall kann z.B. gegeben sein, wenn ein Arzt Fällen von Kindesmißhandlung gegenübersteht. Sicher verdient der Schutz des Kindes vor weiterer Mißhandlung den Vorrang vor dem Interesse der Eltern, ihr Tun zu verheimlichen.

Eine polizeiliche Vernehmung in derartigen Belangen ändert die Situation *nicht:* der Arzt kann unter dem Gesichtspunkt des »überwiegenden Interesses« aussagen, er muß es aber nicht. – Die Geheimnisoffenbarung gilt auch dann nicht als »unbefugt«, wenn es sich um eine Warnung ansteckungsgefährdeter oder durch Betrugsabsichten bedrohter Personen handelt (RG Entsch. StBd. 38 S. 62) oder die Allgemeinheit vor Gefährdung bewahrt werden soll (z.B. epileptische Kraftfahrer). Die Offenbarungsbefugnis des Arztes über den Gesundheitszustand des Patienten gegenüber der Verwaltungsbehörde (Fahrerlaubnis!) aus diesem Gesichtspunkt setzt aber voraus, daß der Arzt vorher seinen Patienten (vergeblich!) auf die Notwendigkeit des Verzichts, Kraftfahrzeuge im Straßenverkehr zu führen, aufmerksam gemacht hat (BGH VI ZR 168/67 v. 8.10.1968; vgl. auch S. 113).

Schweigerecht und Aussagepflicht vor Gerichten bemessen sich ausschließlich nach der Frage, ob der Geheimnisherr (der Patient) den Arzt von der Schweigepflicht entbunden hat oder nicht. Ist dies nicht der Fall, so hat der Arzt gem. § 53 StPO ein definiertes Schweigerecht. Hat der Patient ihn aber von der Schweigepflicht entbunden (was in der Regel durch das Gericht herbeigeführt wird; keinesfalls könnte etwa das Gericht selbst von der Schweigepflicht entbinden!), so *muß* er, als Zeuge geladen, aussagen (vgl. auch S. 61).

Besondere Bestimmungen liegen über die **Herausgabe von Krankengeschichten** vor. Einer Beschlagnahmebeschränkung unterliegen nach § 97 StPO Aufzeichnungen über Umstände und Mitteilungen, für welche ggf. ein Zeugnisverweigerungsrecht besteht (außer der ärztlichen Schweigepflicht: Verwandte und Verschwägerte des Beschuldigten, mögliche Selbstbelastung von Zeugen). Die Herausgabe braucht nur zu erfolgen, wenn eine Entbindung von der Schweigepflicht vorliegt. Auch bei anderweitiger Anforderung von Krankenblättern, z.B. durch Sozialgerichte, sollte man eine ausdrückliche Entbindung von der Schweigepflicht durch den Kranken verlangen.

Die Beschlagnahmebeschränkung des § 97 gilt nicht für Fälle, in denen der Arzt selbst Beschuldigter ist, z.B. durch Kunstfehler den Tod seines Patienten verschuldet zu haben. Hier kann er zwar als Beschuldigter gem. § 136 StPO die Aussage zur Sache verweigern, er kann sich jedoch nicht hinter der ärztlichen Schweigepflicht verschanzen, um die Aufklärung des Sachverhaltes zu verhindern.

4. Ärztlicher Eingriff und Aufklärungspflicht

Nach geltendem Recht sind nicht nur die ärztliche Operation, sondern alle invasiven Verfahren, wie Injektionen, endoskopische und Kontrastmittel-Untersuchungen, Katheterisierung, auch Bestrahlungen etc. als Körperverletzung im Sinne der §§ 223 ff StGB bzw. § 823 BGB anzusehen, die nur durch rechtsgültige Einwilligung des Patienten in die Vornahme des Heileingriffs gerechtfertigt wird.

§ 226 a StGB »Wer eine Körperverletzung *mit Einwilligung* des Verletzten vornimmt, handelt nur dann rechtswidrig, wenn die Tat trotz der Einwilligung gegen die guten Sitten verstößt.«

Der Nachsatz dieses Paragraphen bezieht sich außer auf sadistische Akte etc. auf die medizinische **Indikation,** welche auch vom ethischen Standpunkt Voraussetzung eines jeden Eingriffes ist.

Eine medizinische Indikation im engeren Sinne fehlt meist bei **kosmetischen Operationen;** trotzdem besteht Einigkeit darüber, daß ein auf Verschönerung zielender Eingriff nicht »gegen die guten Sitten« verstößt, im Gegensatz etwa zu operativen Veränderungen, die ein Straftäter vornehmen läßt, um seine Identifizierung zu verhindern.

Die **Sterilisation** ist nach § 6 der Berufsordnung für Ärzte zulässig, »wenn sie aus medizinischen, genetischen oder schwerwiegenden sozialen Gründen indiziert ist«. Eine davon unabhängige Durchführung des Eingriffs, die nur noch auf dem Wunsch des Patienten basiert, ist hinsichtlich ihrer sittlichen Rechtfertigung umstritten. Die BGH-Entscheidung von 1976 (NJW 1790) verlangt, daß die Entscheidungsfreiheit des Betroffenen abgewogen werden muß gegenüber der »Persönlichkeitsverkürzung« durch den irreversiblen Verzicht auf die Fortpflanzungsfähigkeit; das Ergebnis könne nach Lebensalter und jeweiliger Lebensgestaltung verschieden ausfallen. Danach muß der Arzt die erkennbaren Umstände in jedem Einzelfall abwägen; in der derzeitigen Praxis wird der Eingriff hauptsächlich bei Frauen durchgeführt, deren Lebensalter sich dem Ende der 4. Dekade nähert, vor allem, wenn schon mehrere Kinder geboren wurden. – Bei fehlender medizinischer Indikation muß das Aufklärungsgespräch (s.u.) besonders sorgfältig geführt werden, nicht nur was Versagerquote und Aussichten einer Refertilisierungs-Operation anbetrifft, sondern auch hinsichtlich seltener Komplikationen und Nebenfolgen, besonders beim endoskopischen Eingriff.

Es ist ratsam, die erforderliche **Einwilligung** des Patienten in jedem Fall ausdrücklich einzuholen.

Diese Einwilligung kann natürlich nur eine einsichtsfähige Person geben: Nach der RGEntsch. 68, 341 kann der Arzt bei *Bewußtlosen,* bei gegebener Notwendigkeit zur Operation, die Einwilligung des Patienten unterstellen. Zu beachten ist ferner, daß bei *Minderjährigen* die Einwilligung zur Operation vom gesetzlichen Vertreter, also meist den Eltern eingeholt werden muß.

Es kann vorkommen, daß z.B. ein Vater infolge besonderer Uneinsichtigkeit der Operation nicht zustimmt, obwohl nur eine solche nach medizinischem Ermessen das Leben des Kindes retten könnte. In solchen Fällen besteht die Möglichkeit, über das Jugendamt beim Vormundschaftsgericht beschleunigt eine Pflegschaft zu erwirken: Nach § 1666 BGB können den Eltern, die ihrer Pflicht nicht nachkommen und hierdurch die Kinder schädigen, die Elternrechte generell oder für bestimmte Gebiete entzogen werden. Der zu bestellende Pfleger könnte dann die Erlaubnis zur Operation geben.

Aufklärungspflicht. Eine den Arzt entlastende Einwilligung kann nur dann vorliegen, wenn der Patient aus klarer Einsicht in die Situation dem ärztlichen Eingriff zustimmt. Diese Einsicht kann er aber nur durch ausreichende Aufklärung gewinnen. Dabei ist es Sache des Artzes, Mißverständnissen vorzubeugen: Hat der Patient nicht verstanden, um was es sich (auch im Detail) handelt, so ist seine Einwilligung nicht rechtswirksam. Natürlich brauchen nicht alle Einzelheiten des Eingriffs und der medizinischen Zusammenhänge erörtert zu werden; jedoch muß der Patient in großen Zügen wissen, was geplant ist und warum, wie in etwa die Operation verlaufen wird und welche Risiken damit in der Regel verbunden sind. Dabei stehen das Maß der Genauigkeit und der Ernst der Forderung, auch seltenere Gefahren und Nebenfolgen des Eingriffs mit dem Patienten zu erörtern, im umgekehrten Verhältnis zur Dringlichkeit der Operation.

Früher hatte die Rechtssprechung weitgehend auf die **Komplikationsdichte** abgestellt: die Aufklärung mußte die notwendigen Folgen des Eingriffs sowie die »typischen damit verbundenen Gefahren« umfassen; die Grenze der nicht-mehr-typischen, seltenen Folge wurde etwa bei 3 % gesehen. In neuerer Zeit hat sich die Auffassung durchgesetzt, daß allein die Frage maßgebend sei, ob die Möglichkeit des Eintritts der Nebenfolge für die Entscheidung eines verständigen Menschen ernsthaft ins Gewicht fällt (BGH, Z. NJW 1963, 393), was natürlich umso mehr der Fall sein wird, je gewichtiger die Operations-Indikation ist: nach der **Dringlichkeit des Eingriffs** richten sich Umfang und Intensität der Aufklärung (BGH, St. 12, 379; NJW 1959, 825). So kann es auch bei klarer medizinischer, nicht aber vitaler Indikation notwendig sein, Zwischenfallrisiken z.B. mit einer Häufigkeit von 1 zu 2000 zu erwähnen (BGH vom 4.11.1975, NJW 1976, 363). Erst recht sind bei kosmetischen Operationen auch seltene und entlegene Nebenfolgen zu erörtern. Demgegenüber werden bei sehr dringenden Eingriffen am leidenden und somatisch beeinträchtigten Patienten u.U. wenige Worte genügen müssen und schließlich am bewußtlosen Notfallpatienten nach dem Gesichtspunkt der mutmaßlichen Zustimmung zu verfahren sein. In bestimmten Fällen käme auch eine Unterlassung der Detailaufklärung nach den Prinzipien des übergesetzlichen Notstandes infrage (Krebspatienten). Die völlige Nichtaufklärung als »therapeutisches Privileg« erscheint aber nur ausnahmsweise gerechtfertigt, z.B. bei erheblicher Erhöhung des Zwischenfallrisikos bei besonders labilen Patienten (BGH, Z. 2946 und 176; NJW 1959, 811 und 814).

Die Verletzung der ärztlichen Aufklärungspflicht gewinnt Bedeutung besonders im Haftungsprozeß beim Vorwurf von Behandlungsfehlern (s.u.). Hier muß der Arzt die Einwilligung des Patienten und damit dessen hinreichende

Aufklärung beweisen, was natürlich am einfachsten durch Vorlage eines schriftlichen Nachweises gelingt. Die **schriftliche Einwilligungserklärung** ist aber weder für jeden Eingriff gesetzlich gefordert, noch ist ein von der Stationsschwester vorgelegtes unterschriebenes Routineformular zum Beweise ausreichend: der Arzt muß **selbst** mit dem Patienten gesprochen haben; auch differenzierte Formulare bedürfen der sich auf den Einzelfall beziehenden Ergänzung. Zu empfehlen ist Eintrag ins Krankenblatt!

Anders liegen die Verhältnisse bei der Forderung, daß der Arzt (unabhängig von irgendwelchen Eingriffen) aufgrund des Behandlungsvertrages die Pflicht habe, seinem Patienten Diagnose und Befund mitzuteilen. Von ärztlicher Seite ist seit jeher gegen diese zweifellos gegebene Rechtspflicht unter Hinweis auf die therapeutische Notwendigkeit opponiert worden, daß Genesungshoffnung und Genesungswille des Patienten nicht durch »brutale« Mitteilung von Krankheiten mit schlechter oder infauster Prognose zerstört werden dürften. Die obergerichtliche Rechtsprechung hat jedoch gezeigt, daß der Arzt die vom Patienten eindeutig verlangte Aufklärung nicht ohne weiteres verweigern kann. Grundsätzlich gilt, daß sich der Arzt der »barmherzigen Lüge« nur dann bedienen darf, wenn bei rückhaltloser Aufklärung eine Schädigung des Patienten nach allgemeiner wissenschaftlicher Erfahrung ernstlich zu befürchten ist (BGH, Z. 29, 176; NJW 1959, 814).

Sonderbestimmungen gibt es für die Kastration nach dem »Gesetz über die freiwillige Kastration und andere Behandlungsmethoden« vom 15.8.1969: auch hier steht die Einwilligung des über Bedeutung und Folgen des Eingriffs aufgeklärten Patienten im Mittelpunkt (vgl. Seite 81).

5. Klinische Forschung und wissenschaftlicher Versuch am Menschen.

Auch hier ist die Zustimmung der Versuchspersonen erforderlich und, damit diese rechtswirksam ist, eine so weit gehende Aufklärung über Sinn und Zweck der geplanten Maßnahmen, insbesondere über etwaige Gefahren und mögliche Nebenwirkungen oder sonstige Nachteile, daß der Betreffende auch wirklich in der Lage ist, das Risiko seiner Beteiligung zu überblicken.

Abgesehen von § 226 a StGB wird der normative Rahmen durch §§ 40/42 Arzneimittelgesetz und §§ 41/43 Strahlenschutzverordnung gegeben; er wird ergänzt durch die in der Deklaration des Weltärztebundes von Helsinki bzw. Tokio (1975) formulierten Grundsätze, deren Einhaltung durch bei den medizinischen Fakultäten und den Landesärztekammern bestehende »Ethik-Kommissionen« überwacht werden soll. Als Beispiel möge die in Göttingen geltende Formulierung (auszugsweise) dienen:

Biomedizinische Forschung am Menschen muß den allgemein anerkannten wissenschaftlichen Grundsätzen entsprechen; sie hat dementsprechend auf ausreichenden Laboratoriums- und Tierversuchen sowie einer umfassenden Kenntnis der wissenschaftlichen Literatur aufzubauen; die zugrundeliegende Fragestellung muß die experimentelle Weiterführung als klinische Studie rechtfertigen. Der Versuch muß durch wissenschaftlich qualifizierte und klinisch erfahrene Ärzte geleitet werden.

Bei der biomedizinischen Forschung am Menschen wird unterschieden zwischen Verfahren, die im wesentlichen im Interesse des Patienten liegen und solchen, die mit rein wissenschaftlichem Ziel ohne unmittelbaren diagnostischen oder therapeutischen Wert für die Versuchsperson sind. »Heilversuch« und therapieimmanentes wissenschaftliches Experiment in diesem Sinne bedingen unterschiedliche rechtliche und ethische Anforderungen (Deutsch). Der Entschluß zur Einwilligung darf nicht von einem Abhängigkeitsverhältnis beeinflußt sein. Bei Minderjährigen und sonst nicht voll geschäftsfähigen Personen ist stets die Einwilligung des gesetzlichen Vertreters erforderlich; bei Jugendlichen soll aber auch die eigene Einwilligung vorliegen.

Jedem biomedizinischen Forschungsvorhaben am Menschen muß eine sorgfältige Abschätzung der voraussehbaren Risiken im Vergleich zu dem voraussichtlichen Nutzen für die Versuchsperson oder die Allgemeinheit vorausgehen. Die Sorge um das Risiko für die Versuchsperson muß ausschlaggebend sein im Vergleich zu den Interessen der Wissenschaft und der Gesellschaft. Besteht die ernsthaft in Betracht kommende Gefahr einer schweren Gesundheitsschädigung oder gar des Todes, dann ist das Experiment auch bei Aufklärung und Einwilligung der Versuchsperson aus ethischer und rechtlicher Sicht unzulässig. Desgleichen muß ein Versuch abgebrochen werden, wenn sich herausstellt, daß das Wagnis den möglichen Nutzen doch übersteigt.

Erfolgt der Versuch an Patienten, so müssen diese, einschließlich einer eventuellen Kontrollgruppe, die beste bisher bekannte diagnostische und therapeutische Basis-Behandlung erhalten. Das bedeutet insbesondere, daß Patienten mit schwerwiegenden Erkrankungen nicht zu Kontrollzwecken eine unwirksame (Placebo) oder weniger wirksame Behandlung erfahren dürfen, sondern jedenfalls die beste Standardbehandlung erhalten müssen. Stellt sich bei einer vergleichenden Studie heraus, daß die geprüfte neue Behandlungsmethode besser oder schlechter ist, als die bisher bekannte (und angewendete) Therapie, so muß die Studie zugunsten der wirksameren Methode abgebrochen werden.

Bei klinischen Arzneimittelprüfungen wird u.a. vom Versuchsleiter, der ein Arzt sein muß, mindestens 2-jährige einschlägige Erfahrung verlangt; für die Anwendung des zu prüfenden Arzneimittels muß eine entsprechende Indikation vorliegen. Der Doppelblindversuch bedarf der »alternativen Einwilligung« des Patienten und der Definition von Abbruchkriterien. Bei Arzneimittelprüfungen und bei Anwendung radioaktiver Stoffe müssen für die Versuchsteilnehmer besondere Versicherungen abgeschlossen werden.

6. Haftpflicht und Kunstfehler

Wenn der Arzt im Rahmen seiner Tätigkeit vorsätzlich oder fahrlässig Schaden anrichtet, so hat er seiner Vertragspflicht nicht genügt und muß den entstehenden Schaden ersetzen. (Haftpflicht aus Vertragsverletzung, § 276 BGB.) Außerdem kann sich die Haftpflicht des Arztes auch aus einer unerlaubten Handlung im Sinne der §§ 823 ff. BGB (Verletzung des Lebens, des Körpers, der Gesundheit etc.) ableiten. Im ersteren Fall hat der Patient Anspruch auf Ersatz des Vermögensschadens (Kosten der Behandlung, evtl. des Begräbnisses, des entgangenen oder des in Zukunft entgehenden Verdienstes), im letzteren kann er außerdem wegen des Schadens, der nicht Vermögensschaden ist, eine »billige« Entschädigung in Geld verlangen (Schmerzensgeld; § 847 BGB, vgl. S. 71). Die zivilrechtliche Schadenshaftung setzt Adäquanz des Kausalzusammenhanges voraus; diese fehlt, wo eine bestimmte Folge ganz außerhalb dessen liegt, womit nach der Lebenserfahrung im Verfolg der verursachenden Handlung zu rechnen ist (RGZ 155, 41).

Über die zivilrechtliche Haftung hinaus kann ein Kunstfehler auch strafrechtlich verfolgt werden, und zwar ex officio, wenn er den Tod des Patienten zur Folge hatte (§ 222, fahrlässige Tötung), ebenso oder auf Antrag, wenn er als Körperverletzung aufzufassen ist (vgl. Kap. C, S. 70). Die Anklage muß dem Arzt nachweisen, daß die Gesundheitsschädigung infolge seiner Behandlung entstanden und nicht auf andere Gründe zurückzuführen ist, und daß sie bei anderer, sachgemäßerer Behandlung hätte vermieden werden können.

Im Straf- wie im Zivilrecht kommt es nicht nur darauf an, daß der »Kunstfehler« (= Verstoß gegen die Regeln der ärztlichen Kunst) Schadensfolgen nach sich zog, er muß auch schuldhaft (= vorsätzlich oder fahrlässig) begangen worden sein; denn natürlich gibt es auch Abweichungen von den »anerkannten Regeln der ärztlichen Wissenschaft«, die keine Verletzung der Sorgfaltspflicht darstellen.

Fahrlässigkeit ist eine Vernachlässigung der »im Verkehr erforderlichen«, d.h. der nach den jeweiligen Umständen gebotenen Sorgfalt (§ 276 BGB). Von Außerachtlassung der Sorgfalt kann nur gesprochen werden, wenn der Schaden vorhersehbar gewesen ist; man könnte also auch sagen, daß es sich um einen pflichtwidrigen Voraussichtsmangel gehandelt haben muß. Diese Voraussetzungen sind immer dann gegeben, wenn gegen konkrete Vorschriften, Gesetze, die Berufsordnung (Fortbildung!!) verstoßen worden ist. Im übrigen sind für die Auslegung dés Begriffes »Regeln der ärztlichen Kunst« die Anschauungen der Allgemeinheit maßgebend. Hierbei kann u.U. entscheidend sein, ob die speziellen Erfahrungen des betreffenden Fachgebietes berücksichtigt wurden. Grundsätzlich liegt also ein schuldhaftes Verhalten des Arztes nur dann vor, wenn er gegen Regeln der Wissenschaft und Praxis verstoßen hat, die (im Fach) allgemeine Anerkennung gefunden haben. Hält der Arzt eine bestimmte Maßnahme z.B. nicht für erforderlich, so ist dies unbedenklich, sofern über die Notwendigkeit ihrer Anwendung in der Fachwelt Meinungsverschiedenheiten bestehen. Allerdings ist der Arzt grundsätzlich zur Anwendung *des* Verfahrens verpflichtet, das den besseren Erfolg verspricht.

Von Bedeutung für die Rechtsfolgen, die fahrlässiges Handeln mit Schadensfolge (Fahrlässigkeit ohne Schaden als reine Gesundheitsgefährdung ist irrelevant!) nach sich zieht, ist ein begrifflicher Unterschied im Straf- und Zivilrecht. Während sich der zivilrechtliche Fahrlässigkeitsbegriff (§ 276 BGB) nur an der objektiv gebotenen Sorgfalt orientiert, wirft das Strafrecht fahrlässiges Handeln nur *dem* Täter vor, der zur Einhaltung der gebotenen Sorgfalt auch (subjektiv) in der Lage war. Das bedeutet, daß der Arzt strafrechtlich (dringlicher Eingriff, Übermüdung, kein anderer Arzt schnell erreichbar) einer Verurteilung aus subjektiven Gründen entgehen kann, während er möglicherweise wegen der Außerachtlassung der objektiv gebotenen Sorgfalt zivilrechtlich haftet. Der zivilrechtliche Sorgfaltsmaßstab orientiert sich dabei am Wissen und Können des durchschnittlichen Fachkollegen.

Beweispflichtig für Art und Umfang des Schadens, das Verschulden des Arztes und den Kausalzusammenhang zwischen beiden ist zunächst der Anspruchsteller; nicht also muß der Arzt sich *entlasten.* Zu einer solchen **Umkehr der Beweislast** kann es aber dann kommen, wenn das Vorliegen eines groben Behandlungsfehlers von vornherein feststeht (BGH NJW 1974, 1424 und 1975, 1463). Der Arzt haftet aber nicht nur für den durch Fahrlässigkeit verschuldeten Mißerfolg, sondern u.U. auch bei Behandlung lege artis, z.b. wenn keine wirksame Einwilligung des Patienten für den Eingriff vorlag, weil der Eingriff dann nach § 226 a StGB mit dem Makel der Rechtswidrigkeit behaftet bleibt.

In dieser Situation kommt es auf die Kausalität des ärztlichen Handelns für den Schaden nicht an und der Patient ist seiner sonst bestehenden Beweislast im Zivilprozeß ledig. Aus der Schwierigkeit der Beweisführung für den Patienten im Kunstfehlerprozeß resultiert denn auch die Tendenz, den prozessual einfacheren Weg zu beschreiten und das Vorliegen einer (rechtswirksamen) Einwilligung zu bestreiten. In diesem Fall nämlich liegt die Beweislast beim Arzt: er hat den Einwilligungsbeweis anzutreten.

Daher kommt der Dokumentation der Einwilligung unter Darlegung der im Einzelfall erfolgten konkreten Aufklärung eine erhebliche Bedeutung zu. Das Gleiche gilt für die ordnungsgemäße Führung der Krankengeschichte, »für deren Vertrauenswürdigkeit und Vollständigkeit« der Arzt haftet (BGH NJW 1975, 1681 u. 2337).

Der behandelnde Arzt haftet nicht nur für sein eigenes Verhalten, sondern auch für das seiner **Gehilfen** und eines etwaigen Vertreters. Strafrechtlich kann der Arzt nur belangt werden, wenn er bei der Auswahl oder Überwachung seines Personals unvorsichtig war.

Zivilrechtich haftet er aus demselben Grunde, wenn der Patient unerlaubte Handlung (§ 823 BGB) geltend macht, für seinen (Verrichtungs-) Gehilfen. Beruft sich der Patient dagegen auf Vertragsverletzung, so haftet der Arzt als Vertragspartner *stets* für seine Gehilfen (Erfüllungsgehilfe) wie für eigenes Verschulden.

Wird der Patient eines **Krankenhauses** geschädigt, so kann er sich auf die Haftpflicht aus Vertragsverletzung berufen und den Eigentümer der Anstalt (z.B. die Stadtverwaltung) auf Schadenersatz verklagen. Nebenher wird oft Strafanzeige gegen den schuldigen Krankenhausarzt gestellt und von ihm wegen unerlaubter Handlung Schmerzensgeld verlangt; darüber hinaus kann die Stadtverwaltung bei Verurteilung Regreßansprüche geltend machen.

Durch Eingehen einer **Haftpflichtversicherung** kann sich der Arzt weitgehend gegen materiellen Schaden aus Haftpflichtansprüchen sichern; Kosten, die aus strafrechtlicher Verfolgung entstehen, übernimmt die Versicherung dagegen nicht.

Ohne auf Einzelheiten einzugehen, sei daran erinnert, daß auch die Unterlassung moderner Behandlungsmethoden aus Unkenntnis als Kunstfehler gewertet wird, wenn sich die betreffende therapeutische Maßnahme inzwischen allgemein eingebürgert hat. Reichen die Kenntnisse oder Hilfsmittel des behandelnden Arztes nicht aus, um eine notwendige Behandlung durchzuführen (z.B. Operationen), so ist er zur Heranziehung eines Konsiliarius (Krankenhauseinweisung) verpflichtet. Auch diagnostische Irrtümer, die sich durch Anwendung einer modernen Untersuchungsmethode hätte vermeiden lassen, fallen unter den Begriff der ärztlichen Fahrlässigkeit.

Die Erfahrungen der letzten Jahre haben gezeigt, daß besonders der überlastete Krankenhausarzt an verschiedenen Stellen des Stations- und Operations-»betriebes« der Gefahr ausgesetzt ist, u.U. die ständige Verantwortung unter der Verdünnungswirkung der täglichen Gewohnheit in Details außer Acht zu lassen. Immer wieder einmal kommt es zur Verwechslung oder Fehldosierung von Medikamenten infolge unpräziser mündlicher oder schriftlicher Anweisung an Hilfskräfte oder Patienten. Eine besondere Gefahrenquelle ist das übliche Anreichenlassen von aufgezogenen Spritzen durch die Schwester.

Gerade in derartigen Fällen mit Fehlleistungen von **Hilfskräften** hat sich eine Verschärfung der oberstgerichtlichen Rechtssprechung bemerkbar gemacht. Der *Schwerpunkt der Verantwortung liegt beim Arzt:* Er wird weder ohne weiteres durch Fehlleistungen des Personals gedeckt, noch durch mehr oder minder unbestimmt gehaltene Weisungen ärztlicher Vorgesetzter. Das gleiche gilt auch für den **Operationsbetrieb:** Versehen der Instrumentenschwester, Assistenz und Narkose entlasten den Operateur nicht immer; er muß zumindest in Planung und Einbau von Kontrollmöglichkeiten (z.B. Beigabe leerer Ampullen zur Spritze, Zählung der Klemmen und Bauchtücher vor Schluß der Leibeshöhle, sorgfältige Auswahl und Schulung der Hilfskräfte) das Mögliche getan haben, um Zwischenfälle zu verhüten.

Bei Aufteilung eigenverantworteter Tätigkeit zwischen Chirurg und **Fachanaesthesist** haftet allerdings der Letztere allein für etwaige Narkosezwischenfälle.

Heute ist die moderne Anaesthesie integrierender Bestandteil jeder operativen Therapie geworden; es besteht kein Zweifel daran, daß hierdurch auf den meisten Gebieten eine entscheidende Senkung der Operationsmortalität erreicht werden konnte. Ist also die Hinzuziehung eines Fachanaesthesisten geeignet, das Operationsrisiko zu senken«, so sollte sie folgerichtig Bestandteil der Sorgfaltspflicht des Operateurs sein; da aber noch immer ein Mangel an Fachanaestesisten besteht und auch die apparative Ausrüstung in manchen Krankenhäusern unzureichend ist, verlagert sich die Verantwortung z.T. auf die Dispositionen des leitenden Arztes bzw. des Krankenhausträgers. Bei groben Unzulänglichkeiten könnte sich der narkoseführende Arzt auch unter dem rechtlichen Aspekt des Übernahmeverschuldens verantworten müssen.

Die steigende Zahl der Schadensersatzansprüche gegen Ärzte hat zur Institution von *Schlichtungs- und Gutachterstellen* bei den ärztlichen Bezirksstellen der Ärztekammern geführt, die Vorwürfe und Streitfälle außergerichtlich klären sollen.

42

V. Spezialfragen um Beginn und Ende des Lebens

1. Insemination und In-vitro-Befruchtung

Die künstliche Samenübertragung wird ungeachtet aller Bedenken offensichtlich – im angloamerikanischen Ausland in größerem Umfang als in Europa – in der Praxis vielfach durchgeführt.

Wenn an den Arzt ein derartiges Ersuchen von Patienten gestellt wird, sind derzeit folgende Erwägungen notwendig:

Die *homologe Insemination* mit Sperma des Ehemannes kann ggf. als ärztlich indizierter Heileingriff angesehen werden. Unbedingt notwendig ist das Einverständnis beider Ehegatten. Das durch homologe Insemination erzeugte Kind ist ehelich, auch wenn die diesbezüglichen Bestimmungen des BGB (§ 1591) nicht dem Wortlaut nach (»Beiwohnung«) erfüllt sind; es kommt auf die biologische Abstammung an.

Die *heterologe Insemination* bei Ehefrauen mit dem Sperma eines Dritten (Spender, Donor) bringt eine Reihe schwieriger Probleme mit sich. Auch dann, wenn das Einverständnis beider Ehegatten vorliegt (fehlendes Einverständnis der Frau würde den Eingriff nach § 226 a StGB strafbar machen und zur unerlaubten Handlung gem. § 826 BGB qualifizieren!) und sich der Arzt durch Abschluß eines schriftlichen Vertrages über den Ausschluß seiner Haftung zu sichern versucht, ist die Rechtslage keineswegs unbedenklich:

Als Vater des Kindes gilt an sich der Ehemann der Mutter, das Kind gilt als ehelich, wenn es in der Ehe geboren wurde. Eine spätere Anfechtung der Ehelichkeit durch den Ehemann ist zwar unwahrscheinlich, wenn er der Insemination zugestimmt hat, auch rechtlich umstritten, aber doch nicht ausgeschlossen. Nach § 1596 BGB kann insbesondere das Kind seine Ehelichkeit anfechten und würde dadurch zu einem Nichtehelichen. Auf Klage des Kindes müßte dann gem. § 1600 o BGB »der Mann festgestellt werden, der das Kind gezeugt hat«, also der Donor, da die Samenspende als der genetisch entscheidende Akt auch den rechtlichen Begriff der Zeugung erfüllt, nicht etwa die Instillation des Ejakulates durch den Arzt. Ihn würde dann auch eine Unterhaltspflicht treffen. Kann aus irgendwelchen Gründen (z. B. Nichtauffindbarkeit, Samengemisch, Weigerung zur Namensnennung) der Unterhaltsanspruch gegen den Donor nicht verwirklicht werden, so würde u.U. schließlich der Arzt für den Unterhalt haften.

Bei der ledigen Frau ist das durch Insemination erzeugte Kind natürlich nicht ehelich, der Spender grundsätzlich unterhaltspflichtig; ist er nicht aufzufinden, kann der Arzt zum Schadensersatz aus unerlaubter Handlung (wegen Verletzung des Persönlichkeitsrechts des Kindes – Artikel 1 Grundgesetz –) und auch zur Alimentation herangezogen werden.

Das Donorwesen mit ungenanntem und auch dem Kinde unbekanntem Spender hat im übrigen auch erbbiologisch eine bedenkliche Kehrseite.

Der Arzt, der eine heterologe Insemination übernimmt, tut zwar nichts ausdrücklich Verbotenes, er sollte aber die möglichen straf- und zivilrechtlichen

Folgen seines Handelns genau bedenken. Entschließt er sich in besonders gelagerten Fällen kinderloser Ehen (bei der unverheirateten Frau ist der Eingriff unter den geschilderten Umständen ohnehin nicht praktikabel) zur Durchführung einer heterologen Insemination, so müssen mindestens folgende Voraussetzungen gewährleistet sein (Laufs):

Inanspruchnahme nur eines Samenspenders je Insemination; Aufklärung des Spenders darüber, daß das Kinde seine Ehelichkeit anfechten und dann die Vaterschaft des Spenders mit allen Rechtsfolgen feststellen lassen kann; Zustimmung der Ehefrau des Spermators; Hinweis darauf, daß der Arzt im Falle der Ehelichkeitsanfechtung den Namen des Spenders nicht geheimhalten darf; Unterrichtung der Ehegatten über diese Situation; schließlich einwandfreie Dokumentation aller Vorgänge beim Rechtsanwalt oder Notar, der die Befugnis erhält, nach etwaiger Ehelichkeitsanfechtung den Namen des Spenders zu offenbaren.

Da es unter diesen Kautelen praktisch nicht möglich ist, einen Donor zu gewinnen, versuchen manche Vertragspartner, durch entsprechende Klauseln der Möglichkeit vorzubeugen, daß das Kind später von den Umständen seiner Zeugung etwas erfährt. Das ist jedoch aus den oben angeführten Gründen rechtlich weder zulässig noch tragfähig.

Gegen die **Eizellengewinnung, In-vitro-Befruchtung** und **Implantation** des befruchteten Eies bei Infertilität der Frau wegen Tubenverschluß ist unter den Gesichtspunkten der ehelichen Homologie, wie zuvor erörtert, aus rechtlicher Sicht nichts einzuwenden. Ganz erhebliche Bedenken bestehen aber gegen die Eizellengewinnung von anderen Frauen (womöglich ohne deren Wissen, bei anderweitig indizierter Laparotomie) oder eine Eierstockstransplantation unter ähnlichen Gesichtspunkten wie bei der heterologen Insemination: hier würde dem Kind das Recht genommen, seine genetische Herkunft mütterlicherseits zu erfahren. Aber auch unabhängig hiervon sind die Haftungsmöglichkeiten des Arztes (z.B. bei Geburt eines geschädigten Kindes) umfangreich; im Einzelnen muß auf die juristische Literatur (Giesen u.a.) verwiesen werden.

Das gilt auch für den **Embryotransfer** auf eine gemietete »Amme« bei Austragungsunfähigkeit (oder -unwilligkeit) oder, ganz besonders, nach (teil- oder vollheterologer) »Retortenzeugung« auf die Ehefrau. Jedenfalls müßten entsprechende vertragliche Voraussetzungen geschaffen werden, auf die hier im Einzelnen nicht eingegangen werden kann.

2. Kontrazeption, Sterilisation

Angesichts der verbreiteten Möglichkeiten der modernen Kontrazeption treten ärztliche Maßnahmen mit »Eingriffs«-Charakter im engeren Sinne, wie Sterilisation (vgl. S. 35) und Interruption (s.u.) weitgehend in den Hintergrund. Für die Applikation von **Intrauterinpessaren** gilt, daß sie ebenso wie die »morning-after-pill« die Nidation des befruchteten Eies verhindern. Damit steht fest (so auch die strengere Auffassung der katholischen Moraltheologie), daß die Weiterentwicklung des mit der Konjugation begonnenen menschlichen Lebens verhindert wird (= Abtötung). Obwohl die befruchtete Zygote bekanntlich schon vor der Nidation einen beachtlichen Entwicklungsgrad erreicht, wird aber der Beginn der Individualität von gynäkologischer Seite erst dann als gegeben angesehen, wenn ein Auseinandertreten des Keims in Mehrlinge nicht mehr stattfindet. Dieser Zeitpunkt (12.–13. Tag) fällt ungefähr mit der Nidation zusammen, welche nach juristischer Auffassung erst das Vorliegen einer »Schwangerschaft«, die unterbrochen werden könnte, begründet. Diese Auffassung trägt auch der Tatsache Rechnung, daß die Nidation schon normalerweise nur bei rund 50% aller befruchteten Eier gelingt. Eingriffe, welche die Nidation des Eies verhindern, sind also strafrechtlich nicht als »Abbruch der Schwangerschaft« im Sinne des § 218 StGB anzusehen.

Bezüglich der **Verordnung von Ovulationshemmern an Minderjährige** hat die Bundesärztekammer folgende Richtlinien entwickelt, die vom Eingriffscharakter auch der oralen Kontrazeption ausgehen:

1. Grundsätzlich muß es dem Arzt überlassen bleiben, ob er überhaupt Ovulationshemmer an minderjährige unverheiratete Frauen verordnet.

2. Nach Ansicht der Rechtsberaterkonferenz kann dem Arzt aus der Verordnung von Ovulationshemmern an minderjährige Frauen kein Vorwurf gemacht werden, wenn er Ovulationshemmer vor Vollendung des 16. Lebensjahres der Empfängerin nicht verordnet. (Hierfür ist schon § 182 StGB richtungsweisend, der die Verführung unbescholtener Mädchen vor Vollendung des 16. Lebensjahres unter Strafe stellt.) Bei Empfängerinnen im Alter von 16 bis 18 Jahren gibt es keine bindenden Vorschriften.

3. Schwangerschaftsabbruch

Während früher in den meisten Ländern die »Abtötung der Leibesfrucht« z.T. mit sehr strengen Strafen bedroht war, ist die Frage des Schwangerschaftsabbruchs in den letzten Jahrzehnten im Zusammenhang mit der Liberalisierung des Sexualstrafrechts und den sich wandelnden Anschauungen über Staats- und Persönlichkeitsrechte, vor allem auch angesichts der starken Bevölkerungsexpansion allenthalben in Fluß geraten; die einschlägigen Gesetze wurden in unterschiedlichem Umfang reformiert.

§ 218 StGB Abbruch der Schwangerschaft

(1) Wer eine Schwangerschaft abbricht, wird mit Freiheitsstrafe bis zu drei Jahren oder mit Geldstrafe bestraft.

(2) In besonders schweren Fällen ist die Strafe Freiheitsstrafe von sechs Monaten bis zu fünf Jahren. Ein besonders schwerer Fall liegt in der Regel vor, wenn der Täter

1. gegen den Willen der Schwangeren handelt oder
2. leichtfertig die Gefahr des Todes oder einer schweren Gesundheitsschädigung der Schwangeren verursacht.

Das Gericht kann Führungsaufsicht anordnen (§ 68 Abs. 1 Nr. 2).

(3) Begeht die Schwangere die Tat, so ist die Strafe Freiheitsstrafe bis zu einem Jahr oder Geldstrafe. Die Schwangere ist nicht nach Satz 1 strafbar, wenn der Schwangerschaftsabbruch nach Beratung (§ 218 b Abs. 1 Nr. 1, 2) von einem Arzt vorgenommen worden ist und seit der Empfängnis nicht mehr als zweiundzwanzig Wochen verstrichen sind. Das Gericht kann von einer Bestrafung der Schwangeren nach Satz 1 absehen, wenn sie sich zur Zeit des Eingriffs in besonderer Bedrängnis befunden hat.

(4) Der Versuch ist strafbar. Die Frau wird nicht wegen Versuchs bestraft.

§ 218 a   Indikation zum Schwangerschaftsabbruch

(1) Der Abbruch der Schwangerschaft durch einen Arzt ist nicht nach § 218 strafbar, wenn

1. die Schwangere einwilligt und
2. der Abbruch der Schwangerschaft unter Berücksichtigung der gegenwärtigen und zukünftigen Lebensverhältnisse der Schwangeren nach ärztlicher Erkenntnis angezeigt ist, um eine Gefahr für das Leben oder die Gefahr einer schwerwiegenden Beeinträchtigung des körperlichen oder seelischen Gesundheitszustandes der Schwangeren abzuwenden, und die Gefahr nicht auf eine andere für sie zumutbare Weise abgewendet werden kann.

(2) Die Voraussetzungen des Absatzes 1 Nr. 2 gelten auch als erfüllt, wenn nach ärztlicher Erkenntnis

1. dringende Gründe für die Annahme sprechen, daß das Kind infolge einer Erbanlage oder schädlicher Einflüsse vor der Geburt an einer nicht behebbaren Schädigung seines Gesundheitszustandes leiden würde, die so schwer wiegt, daß von der Schwangeren die Fortsetzung der Schwangerschaft nicht verlangt werden kann.
2. an der Schwangeren eine rechtwidrige Tat nach den §§ 176 bis 179 begangen worden ist und dringende Gründe für die Annahme sprechen, daß die Schwangerschaft auf der Tat beruht, oder
3. der Abbruch der Schwangerschaft sonst angezeigt ist, um von der Schwangeren die Gefahr einer Notlage abzuwenden, die
   a)   so schwer wiegt, daß von der Schwangeren die Fortsetzung der Schwangerschaft nicht verlangt werden kann, und
   b)   nicht auf eine andere für die Schwangere zumutbare Weise abgewendet werden kann.

(3) In den Fällen des Absatzes 2 Nr. 1 dürfen seit der Empfängnis nicht mehr als zweiundzwanzig Wochen, in den Fällen des Absatzes 2 Nr. 2 und 3 nicht mehr als zwölf Wochen verstrichen sein.

§ 218 b   Abbruch der Schwangerschaft ohne Beratung der Schwangeren

(1) Wer eine Schwangerschaft abbricht, ohne daß die Schwangere

1. sich mindestens drei Tage vor dem Eingriff wegen der Frage des Abbruchs ihrer Schwangerschaft an einen Berater (Absatz 2) gewandt hat und dort über die zur Verfügung stehenden öffentlichen und privaten Hilfen für Schwangere, Mütter und Kinder beraten worden ist, insbesondere über solche Hilfen, die die Fortsetzung der Schwangerschaft und die Lage von Mutter und Kind erleichtern, und
2. von einem Arzt über die ärztlich bedeutsamen Gesichtspunkte beraten worden ist, wird mit Freiheitsstrafe bis zu einem Jahr oder mit Geldstrafe bestraft, wenn die Tat nicht in § 218 mit Strafe bedroht ist. Die Schwangere ist nicht nach Satz 1 strafbar.

(2) Berater im Sinne des Absatzes 1 Nr. 1 ist

1. eine von der Behörde oder Körperschaft, Anstalt oder Stiftung des öffentlichen Rechts anerkannte Beratungsstelle oder

46

2. ein Arzt, der nicht selbst den Schwangerschaftsabbruch vornimmt und
   a)   als Mitglied einer anerkannten Beratungsstelle (Nummer 1) mit der Beratung im Sinne des Absatzes 1 Nr. 1 betraut ist,
   b)   von einer Behörde oder Körperschaft, Anstalt oder Stiftung des öffentlichen Rechts als Berater anerkannt ist oder
   c)   sich durch Beratung mit einem Mitglied einer anerkannten Beratungsstelle (Nummer 1), das mit der Beratung im Sinne des Absatzes 1 Nr. 1 betraut ist, oder mit einer Sozialbehörde oder auf andere geeignete Weise über die im Einzelfall zur Verfügung stehenden Hilfen unterrichtet hat.

(3) Absatz 1 Nr. 1 ist nicht anzuwenden, wenn der Schwangerschaftsabbruch angezeigt ist, um von der Schwangeren eine durch körperliche Krankheit oder Körperschaden begründete Gefahr für ihr Leben oder ihre Gesundheit abzuwenden.

§ 219   **Abbruch der Schwangerschaft ohne ärztliche Feststellung**

(1) Wer eine Schwangerschaft abbricht, ohne daß ihm die schriftliche Feststellung eines Arztes, der nicht selbst den Schwangerschaftsabbruch vornimmt, darüber vorgelegen hat, ob die Voraussetzungen des § 218 a Abs. 1 Nr. 2, Abs. 2, 3 gegeben sind, wird mit Freiheitsstrafe bis zu einem Jahr oder mit Geldstrafe bestraft, wenn die Tat nicht in § 218 mit Strafe bedroht ist. Die Schwangere ist nicht nach Satz 1 strafbar.

(2) Ein Arzt darf Feststellungen nach Absatz 1 nicht treffen, wenn ihm die zuständige Stelle dies untersagt hat, weil er wegen einer rechtswidrigen Tat nach Absatz 1 oder den §§ 218, 218 b, 219 a, 219 b oder 219 c oder wegen einer anderen rechtswidrigen Tat, die er im Zusammenhang mit einem Schwangerschaftsabbruch begangen hat, rechtskräftig verurteilt worden ist. Die zuständige Stelle kann einem Arzt vorläufig untersagen, Feststellungen nach Absatz 1 zu treffen, wenn gegen ihn wegen des Verdachts einer der in Satz 1 bezeichneten rechtwidrigen Taten das Hauptverfahren eröffnet worden ist.

§ 219 a   **Unrichtige ärztliche Feststellung**

(1) Wer als Arzt wider besseres Wissen eine unrichtige Feststellung über die Voraussetzungen des § 218 a Abs. 1 Nr. 2, Abs. 2, 3 zur Vorlage nach § 219 Abs. 1 trifft, wird mit Freiheitsstrafe bis zu zwei Jahren oder mit Geldstrafe bestraft, wenn die Tat nicht in § 218 mit Strafe bedroht ist.

(2) die Schwangere ist nicht nach Absatz 1 strafbar.

§ 219 b   **Werbung für den Abbruch der Schwangerschaft**

(1) Wer öffentlich, in einer Versammlung oder durch Verbreiten von Schriften (§ 11 Abs. 3) seines Vermögensvorteils wegen oder in grob anstößiger Weise

1. eigene oder fremde Dienste zur Vornahme oder Förderung eines Schwangerschaftsabbruchs oder
2. Mittel, Gegenstände oder Verfahren, die zum Abbruch der Schwangerschaft geeignet sind, unter Hinweis auf diese Eignung
anbietet, ankündigt, anpreist oder Erklärungen solchen Inhalts bekannt-

gibt, wird mit Freiheitsstrafe bis zu zwei Jahren oder mit Geldstrafe bestraft.

(2) Absatz 1 Nr. 1 gilt nicht, wenn Ärzte oder anerkannte Beratungsstellen (§ 218 b Abs. 2 Nr. 1) darüber unterrichtet werden, welche Ärzte, Krankenhäuser oder Einrichtungen bereit sind, einen Schwangerschaftsabbruch unter den Voraussetzungen des § 218 a vorzunehmen.

(3) Absatz 1 Nr. 2 gilt nicht, wenn die Tat gegenüber Ärzten oder Personen, die zum Handel mit den in Absatz 1 Nr. 2 erwähnten Mitteln oder Gegenständen befugt sind, oder durch eine Veröffentlichung in ärztlichen oder pharmazeutischen Fachblättern begangen wird.

§ 219 c   Inverkehrbringen von Mitteln zum Abbruch der Schwangerschaft

(1) Wer in der Absicht, rechtswidrige Taten nach § 218 zu fördern, Mittel oder Gegenstände, die zum Schwangerschaftsabbruch geeignet sind, in den Verkehr bringt, wird mit Freiheitsstrafe bis zu zwei Jahren oder mit Geldstrafe bestraft.

(2) Die Teilnahme der Frau, die den Abbruch ihrer Schwangerschaft vorbereitet, ist nicht nach Absatz 1 strafbar.

(3) Mittel oder Gegenstände, auf die sich die Tat bezieht, können eingezogen werden.

§ 219 d   Begriffsbestimmung

Handlungen, deren Wirkung vor Abschluß der Einnistung des befruchteten Eies in der Gebärmutter eintritt, gelten nicht als Schwangerschaftsabbruch im Sinne dieses Gesetzes.

II. Art. 2-4   Fünftes Gesetz zur Reform des Strafrechts

(vom 18.6.1974 — BGB/1 S. 1297 —, geändert durch das 15. StrÄG vom 18.5.1976 — BGB/1 S. 1213)

Weigerung

(1) Niemand ist verpflichtet, an einem Schwangerschaftsabbruch mitzuwirken.

(2) Absatz 1 gilt nicht, wenn die Mitwirkung notwendig ist, um von der Frau eine anders nicht abwendbare Gefahr des Todes oder einer schweren Gesundheitsschädigung abzuwenden.

Schwangerschaftsabbruch außerhalb einer geeigneten Einrichtung

(1) Der Schwangerschaftsabbruch darf nur in einem Krankenhaus oder in einer hierfür zugelassenen Einrichtung vorgenommen werden.

(3) Ordnungswidrig handelt, wer eine Schwangerschaft unter Verstoß gegen Absatz 1 abbricht. Die Ordnungswidrigkeit kann mit einer Geldbuße bis zu zehntausend Deutsche Mark geahndet werden.

Man erkennt eine einschneidende Verschiebung der rechtstheoretischen Grundlage: heute zielt die Strafdrohung überhaupt nicht mehr auf den Schutz des fötalen Lebens, da dieses Rechtsgut sich ja wohl in der 15. Woche kaum anders qualifizieren läßt als in der 12., sondern nur noch auf die Gefährdung der Frau durch einen zu späten oder von Laien durchgeführten Eingriff.

Beratung. Jeder Arzt, der nicht selbst den Schwangerschaftsabbruch vornimmt, ist grundsätzlich befugt, die Feststellung zu treffen, ob eine Indikation nach § 218 a Abs. 1–3 gegeben ist und trägt auch die alleinige Verantwortung hierfür, – also auch für die sog. Notlagenindikation. In diesem Fall obliegt ihm aber auch, alle diesbezüglichen Erkenntnisquellen zu konsultieren; er darf sich nicht einfach auf die Angaben der Schwangeren verlassen. Hirsch/Weißauer nennen folgende Beispiele:

> Die Schwangere ist dadurch besonders belastet, daß sie mehrere Kinder aufziehen oder ein behindertes Kind pflegen muß. Die Versorgung eines weiteren Kindes würde schwerwiegende Nachteile für die vorhandenen Kinder – etwa Entwicklungsstörungen – bedeuten.

> Der Zustand des Ehemannes – z. B. eine Geistes- oder Suchtkrankheit – belastet die Verhältnisse in der Familie so sehr, daß die Schwangere befürchten muß, sie werde ihr Kind nicht ausreichend pflegen und erziehen können.

> Die Schwangere kann wegen eigener schwerwiegender Behinderung das erwartete Kind nicht in ausreichendem Maße pflegen und erziehen.

Der Arzt hat ferner zu überprüfen, ob die in § 218 genannten Fristen nicht überschritten sind. – Zu der vorgeschriebenen Beratung ist in den Richtlinien des Bundesausschusses der Ärzte und Krankenkassen über »sonstige Hilfen … und zum Schwangerschaftsabbruch« u.a. vermerkt: »Der Schwangerschaftsabbruch ist keine Methode, die der Geburtenregelung dienen soll. Der Arzt soll daher, soweit nicht medizinische Gründe entgegenstehen, … daraufhinwirken, daß die Schwangerschaft ausgetragen und ein Schwangerschaftsabbruch vermieden wird.«

Die **Sozialberatung** soll über die zur Verfügung stehenden Hilfen für Schwangere, Mütter und Kinder unterrichten. Hierzu ist auch der Arzt berechtigt, wenn er nicht selbst derjenige ist, der den Eingriff vornehmen will und sich »auf geeignete Weise« über die erwähnten Hilfen unterrichtet hat. Auch die ärztliche Beratung liegt nach der Auffassung des Bundesverfassungsgerichtes in »der Abwägung der für die Erhaltung des werdenden Lebens sprechenden Gesichtspunkte« und muß auf diesen Schutz ausgerichtet sein. Sie muß eine Aufklärung über Art und Bedeutung des Eingriffs und seine möglichen Nebenfolgen für die Schwangere umfassen.

Durchführung. Nach dem 15. Strafrechtsänderungsgesetz darf der Eingriff nicht in der Allgemeinpraxis vorgenommen werden. Die KV schließt gem. 368 n Abs. 6 RVO (§ 5, Ziff. 3 Arzt/Ersatzkassenvertrag) mit Krankenhäusern und niedergelassenen Frauenärzten auf deren Verlangen Verträge über die ambulante Ausführung von Schwangerschaftsabbrüchen ab; für das hier einsetzende Zulassungsverfahren ist das Vorhandensein entsprechender Einrichtungen nachzuweisen.

Ob ambulant oder stationär, – die **Freistellungsklausel** des 5. Strafrechtsänderungsgesetzes, Artikel 2 bewirkt jedenfalls, daß sich der angestellte Arzt zwar zur Mitwirkung an zulässigen Schwangerschaftsabbrüchen bereit erklären, daß er dies aber auch verweigern kann, – ohne daß dies sein Dienstverhältnis belasten darf; – es sei denn, daß der Eingriff vital indiziert ist. Dieser Grundsatz gilt auch für Kassenärzte.

Wegen der mit dieser gesetzlichen Situation doch gegebenen (örtlich verschieden wirksamen) Barrieren lassen viele Frauen die Interruptio im Ausland (Niederlande, Österreich) ausführen.

Zusammengefaßt ist insgesamt mit 140000 Abbrüchen jährlich zu rechnen, wobei in 70% die Notlage –, in 20% eine allgemein-medizinische, – zu je 4% eine psychiatrische und eugenische Indikation zugrundeliegt. Die globale **Komplikationsrate** ist auch beim legalen Schwangerschaftsabbruch nicht ganz klein: es werden Zahlen zwischen 5 und 12% angegeben; in der Bundesstatistik gab es 1977 unter 54000 Abbrüchen 2500 Komplikationen, darunter 8 Todesfälle.

4. Euthanasie

Das Leben des Patienten stellt für den Arzt einen absoluten Wert dar, demgegenüber alle anderen Gesichtspunkte in den Hintergrund zu treten haben. Die »Sterbehilfe« für einen moribunden Patienten wird in dem Augenblick, da sie über den Zweck der Schmerzlinderung hinaus lebensverkürzend wirkt, zur strafbaren Handlung; und zwar handelt es sich: wenn die Tötung unabsichtlich erfolgte, um fahrlässige T. im Sinne des § 222 StGB; erfolgte sie auf Wunsch des Patienten, um T. auf Verlangen (§ 216 StGB); geschah sie vorsätzlich, aber ohne Wissen oder sogar gegen den Willen des Kranken, um T. im Sinne des § 212 StGB. – Hierbei ist an aktive Maßnahmen des Arztes gedacht, wie Injektionen etc.

Die leider an vielen Stellen durch Ärzte auf »höhere Weisung« verwirklichten »Maßnahmen zur Vernichtung lebensunwerten Lebens« des Nazi-Regimes in den Jahren 1939–45 führten in den späteren Ärzteprozessen gegen Heyde u.a. (Näheres bei Ehrhardt) zur Verurteilung von (bis 1965) 40 Personen wegen Mordes und Beihilfe zum Mord. Im übrigen ging es hier auch nicht um »Sterbehilfe«, sondern um gezielte Beseitigung politisch und militärisch unerwünschter »Ballastexistenzen«, also um eine ganz andere Motivation, als sie etwa in der programmatischen Euthanasie-Schrift von Binding und Hoche aus dem Jahre 1920 zu finden ist und – nicht nur in Deutschland – angesichts mancher Fälle jammervoll vegetativen Existierens bei schwersten Mißbildungen, Schwachsinnsformen etc. auch in jüngerer Zeit gelegentlich wieder zur Diskussion gestellt wird. Die alten wie die neuen Vertreter einer »begrenzten Euthanasie« begehen aber den Fehler, daß sie den Lebenswert als einen empirisch-wissenschaftlich abgrenzbaren Sachverhalt betrachten (Ehrhardt).

Der Arzt wird nicht immer sicher abzugrenzen vermögen, wo ein leidenserfülltes Dasein im Angesicht des unausweichlichen Endes subjektiv doch noch lebenswert ist, und wo bei nur »vegetativem Dahindämmern« kein achtenswerter Lebenswille mehr vorhanden sein kann.

Bis zu einem gewissen Grade kann und sollte auf den Willen des Patienten abgestellt werden, wenn er z.B. die **Unterlassung lebensverlängernder Maßnahmen** verlangt.

Der technische Fortschritt hat dem Arzt einen enormen Zuwachs an Macht über Leben und Tod vermittelt. In dieser Situation ist der Hinweis nicht unangebracht, daß auch die Lebensverlängerung »um jeden Preis« nicht ohne weiteres moralisch zu begründen ist: Der Arzt muß auch das Recht des Menschen auf »seinen«, d.h. den ihm gemäßen und von ihm akzeptierten Tod achten; die Annahme seines folgerichtig am Leidensende auf ihn zukommenden Todes ist der äußerste Akt der Freiheit, dessen der Mensch fähig ist. In diesem Sinne erscheint das Unterlassen therapeutischer Maßnahmen, die doch nur ein längeres Leiden des Todgeweihten zur Folge hätten, auf ausdrückliches Verlangen des Patienten von ärztlich-ethischen Standpunkt aus vertretbar und bleibt straffrei.

Es versteht sich von selbst, daß der Arzt bei der Prüfung der »Ernsthaftigkeit« des Patientenwunsches agonal-psychische Veränderungen zu beachten hat (vgl. S. 130).

Darüber hinaus gibt es für den Chirurgen, der über alle Mittel der modernen Intensivpflege verfügt, natürlich noch eine Reihe von Fällen, in denen der Wille des bewußtlosen oder nicht willensfähigen Patienten gar nicht ermittelt werden kann. Auskünfte der Angehörigen sind aber in dem Sinne nützlich, den mutmaßlichen Willen des Patienten zu erfahren, wenn man mit ihm aus ethischen oder ärztlichen Gründen nicht (mehr) über die Frage eines Behandlungsabbruchs sprechen kann. Denn auch für den sicher Todgeweihten gilt selbstverständlich, daß sein Wunsch nach Behandlung alle Erörterungen über deren Unterlassung aus Gründen der Humanität abschneidet.

Für den bewußtlosen, beatmeten Hirntraumatiker gilt, daß auf Fortsetzung der lebenserhaltenden Maßnahmen erst dann verzichtet werden kann, wenn der Organtod des Gehirns sicher festgestellt ist, so daß nur noch eine vegetative Existenz des Restkörpers gegeben ist. (Bezüglich der Organ-Transplantation vgl. S. 132, 152).

VI. Der Arzt als Zeuge und als Sachverständiger

1. Rechte und Pflichten des Gutachters vor Gericht

Jeder Arzt kann als Sachverständiger für medizinische Fragen vor Gericht geladen werden. Die »Ernennung« erfolgt durch die Ladung.

§ 75 StPO Der zum Sachverständigen Ernannte hat der Ernennung Folge zu leisten, wenn er zur Erstattung von Gutachten der erforderten Art öffentlich bestellt ist, oder wenn er die Wissenschaft, die Kunst oder das Gewerbe, deren Kenntnis Voraussetzung der Begutachtung ist, öffentlich zum Erwerb ausübt, oder wenn er zu ihrer Ausübung öffentlich bestellt oder ermächtigt ist.

Nach dieser Bestimmung (gleichlautend § 407 ZPO) *muß* der Arzt der Vorladung Folge leisten, weil er »zur Ausübung ... der Wissenschaft, ... deren Kenntnis Voraussetzung der Begutachtung ist, ... öffentlich ... ermächtigt ist« (Approbation). Die Sachverständigenpflicht besteht nur gegenüber dem Gericht, nicht gegenüber der Staatsanwaltschaft und der Polizeit (soweit es sich nicht um beamtete Ärzte handelt). Im Falle des (unentschuldigten) Nichterscheinens bei Gericht ist gem. § 77 StPO mit Geldstrafe und Kostenersatzfolgen zu rechnen.

Der medizinische Sachverständige ist berechtigt, sein Zeugnis zu verweigern aus denselben Gründen, welche einen Zeugen hierzu berechtigen (§§ 76, 52 ff. StPO): als Verlobter, Ehemann oder wegen verwandtschaftlicher Beziehungen zu dem Beschuldigten oder Verletzten. Außerdem ist er berechtigt, in Ansehung dessen, was ihm bei Ausübung seines Berufs anvertraut worden ist, nach § 53 StPO bzw. § 383 ZPO seine Aussage zu verweigern (vgl. S. 34). Im Falle der Arzt mit der Durchbrechung seiner Schweigepflicht eine »sittliche Pflicht« zu erfüllen glaubt, kann er auch aussagen, ohne von der Schweigepflicht entbunden zu sein; im allgemeinen wird dies (nur durch den Patienten möglich!) jedoch ohne weiteres geschehen. Ist er einmal von der Schweigepflicht entbunden, so ist er zur Aussage verpflichtet (§ 53, 2 StPO). Gem. § 74 StPO kann ein Sachverständiger auch von einem der Prozeßbeteiligten »aus Besorgnis der Befangenheit« abgelehnt werden, z. B. wenn seine Ausführungen unangemessenen »Jagdeifer« erkennen lassen; man sei also stets in der Formulierung maßvoll und absolut neutral.

Gem. § 78 StPO leitet der Richter, »soweit ihm dies erforderlich erscheint«, die Tätigkeit des Sachverständigen. Zunächst erfolgt nach dem Aufruf der Sache und Feststellung der Anwesenheit der Prozeßbeteiligten die Belehrung der Zeugen über ihre Pflichten und ebenso des Sachverständigen unter Hinweis auf die Eidesformel des § 79 StPO, wonach der SV das Gutachten »unparteiisch und nach bestem Wissen und Gewissen« zu erstatten hat. Die an das Gutachten anschließende Vereidigung entfällt meistens, da sie in das Ermessen des Gerichts gestellt ist (auf Antrag des Staatsanwalts oder Verteidigers muß sie allerdings stattfinden): Während die Zeugen den Verhandlungsraum verlassen müssen, bleibt der Sachverständige anwesend, damit ihm der Richter im Lauf der Verhandlung die nötigen »Anknüpfungs-Tatsachen« für sein Gutachten zur Kenntnis bringen kann. Er formuliert auch die Fragestellung, zu der sich der Sachverständige äußern soll und fordert ihn ggf. zur näheren Erläuterung von Details und des Beweiswertes erhobener Befunde auf. Anschließend können auch Anklagevertreter und Verteidiger Fragen stellen.

§ 80 StPO Dem Sachverständigen kann auf sein Verlangen zur *Vorbereitung des Gutachtens* durch Vernehmung von Zeugen oder des Beschuldigten weitere Aufklärung verschafft werden. Zu demselben Zweck kann ihm gestattet werden, die Akten einzusehen, der Vernehmung von Zeugen oder des Beschuldigten beizuwohnen und an sie unmittelbar Fragen zu stellen.

§ 81 StPO (1) Zur Vorbereitung eines Gutachtens über den psychischen Zustand des Beschuldigten kann das Gericht nach Anhörung eines Sachverständigen und des Verteidigers anordnen, daß der Beschuldigte in ein öffentliches psychiatrisches Krankenhaus gebracht und dort beobachtet wird. Im vorbereitenden Verfahren entscheidet das Gericht, das für die Eröffnung des Hauptverfahrens zuständig wäre.

(4) Die Unterbringung in einem psychiatrischen Krankenhaus darf die Dauer von sechs Wochen nicht überschreiten.

Bei Jugendlichen und Heranwachsenden ist die Unterbringung auch zur Vorbereitung eines Gutachtens »über den Entwicklungszustand« zulässig (§§ 73, 104 JGG, Anh. B 1).

52

§ 81 a StPO (1) Eine körperliche Untersuchung des Beschuldigten darf zur Feststellung von Tatsachen angeordnet werden, die für das Verfahren von Bedeutung sind. Zu diesem Zweck sind Entnahmen von Blutproben und andere körperliche Eingriffe, die von einem Arzt nach den Regeln der ärztlichen Kunst zu Untersuchungszwecken vorgenommen werden, ohne Einwilligung des Beschuldigten zulässig, wenn kein Nachteil für seine Gesundheit zu befürchten ist.

§ 81 c StPO (1) Andere Personen als Beschuldigte dürfen, wenn sie als Zeugen in Betracht kommen, ohne ihre Einwilligung nur untersucht werden, soweit zur Erforschung der Wahrheit festgestellt werden muß, ob sich an ihrem Körper eine bestimmte Spur oder Folge einer strafbaren Handlung befindet. Die Untersuchung kann aus den gleichen Gründen wie das Zeugnis verweigert werden. Die Untersuchung ist unzulässig, wenn sie dem Betroffenen bei Würdigung aller Umstände nicht zugemutet werden kann.

(2) Bei anderen Personen als Beschuldigten sind Untersuchungen zur Feststellung der Abstammung und die Entnahme von Blutproben ohne Einwilligung des zu Untersuchenden zulässig, wenn kein Nachteil für seine Gesundheit zu befürchten und die Maßnahme zur Erforschung der Wahrheit unerläßlich ist. Die Untersuchungen und die Entnahme von Blutproben dürfen stets nur von einem Arzt vorgenommen werden. Absatz 1 Satz 2 und 3 gilt auch hier.

Nach dem Grundsatz der Öffentlichkeit und Unmittelbarkeit des Verfahrens muß das Gutachten des Sachverständigen mündlich abgegeben werden. Da sowohl die Richter als auch besonders die Schöffen oder Geschworen medizinische Laien sind, kommt es darauf an, in gemeinverständlicher Weise unter Vermeidung von Fremdwörtern und Fachausdrücken das für die Beurteilung des Falles Wesentliche wiederzugeben. Mann äußere sich abschließend in einer Form, aus der das Gericht brauchbare Schlüsse ziehen kann (Wahrscheinlichkeitsformulierungen vgl. nächster Abschnitt).

Zuweilen wird der Arzt nicht als Sachverständiger, sondern als (sachverständiger) **Zeuge** geladen. In diesem Fall braucht er nur über wahrgenommene Tatsachen zu berichten, ist aber nicht verpflichtet, daraus gezogene Schlüsse (z. B. Diagnosen) dem Gericht mitzuteilen. Wird er dennoch nach seinem Urteil über bestimmte Dinge gefragt, so kann er beantragen, daß er als Sachverständiger vernommen wird (Unterschied in der Gebührenanweisung).

Im *Zivilprozeß* gelten die analogen Vorschriften der §§ 402 ff. ZPO. Während im Strafprozeß die Auswahl des Sachverständigen allein dem Gericht überlassen bleibt (§ 73 StPO), gilt für das Zivilverfahren

§ 404 ZPO (4) Einigen sich die Parteien über bestimmte Personen als Sachverständige, so hat das Gericht dieser Einigung Folge zu geben; das Gericht kann jedoch die Wahl der Parteien auf eine bestimmte Anzahl beschränken.

Ähnlich bestimmt für das *Sozialgerichtsverfahren*

§ 109 SGG (1) Auf Antrag des Versicherten, des Versorgungsberechtigten oder Hinterbliebenen muß ein bestimmter Arzt gutachtlich gehört werden. Die Anhörung kann davon abhängig gemacht werden, daß der Antragsteller die Kosten vorschießt etc.

Im übrigen gilt hier nach

§ 106 SGG (2, 3) Der Vorsitzende hat bereits vor der mündlichen Verhandlung alle Maßnahmen zu treffen, die notwendig sind, um den Rechtsstreit möglichst in einer mündlichen Verhandlung zu erledigen. Zu diesem Zweck kann er insbesondere

1. um Mitteilung von Urkunden ersuchen,
2. Krankenpapiere, Aufzeichnungen, Krankengeschichten, Sektions- und Untersuchungsbefunde und Röntgenbilder beiziehen,
3. Auskünfte jeder Art einholen,
4. Zeugen und Sachverständige auch eidlich durch den ersuchten Richter vernehmen lassen,
5. die Einnahme des Augenscheins sowie die Begutachtung durch Sachverständige anordnen und ausführen, etc.

Der Richter ist nicht an das *Gutachten* des Sachverständigen gebunden. Das Gutachten muß so vorgetragen werden, daß sich das Gericht eine eigene Meinung bilden kann. Dazu ist es erforderlich, das Für und Wider, die Beweiskraft einzelner Daten ganz objektiv darzulegen und sich über die Grenzen der Beweisführung im naturwissenschaftlichen Bereich klar zu sein. Was medizinisch wahrscheinlich ist, wird (und muß!) vom Arzt am Krankenbett oft als die ausschlaggebende Möglichkeit »gegeben« unterstellt (werden); was in diesem Sinne »ad hoc« richtig erscheint, ist noch lange nicht im juristischen Sinne »mit an Sicherheit grenzender Wahrscheinlichkeit« erwiesen. Da wir noch weit davon entfernt sind, im konkreten Fall die eine, einzige Wahrheit zu erkennen, gilt nicht zu Unrecht

§ 83 StPO (1) Der Richter kann eine neue Begutachtung durch dieselben oder durch andere Sachverständige anordnen, wenn er das Gutachten für ungenügend erachtet.
(2) Der Richter kann die Begutachtung durch einen anderen Sachverständigen anordnen, wenn ein Sachverständiger nach Erstattung des Gutachtens mit Erfolg abgelehnt ist.
(3) In wichtigeren Fällen kann das Gutachten einer Fachbehörde eingeholt werden.

2. Ärztliche Zeugnisse und Gutachten

Hat der Arzt im Auftrag einer Behörde eine Untersuchung durchzuführen und sich über deren Ergebnis gutachtlich zu äußern, so tut er gut, sich bei der Abfassung des Gutachtens an eine bestimmte Form zu halten, welche ihn an die erforderliche Sachlichkeit erinnert:

Nach Angabe des Aktenzeichens und Bezugsdatums gibt man zunächst die **Fragestellung** des Auftrags im Wortlaut wieder. Es folgt, soweit angebracht, ein kurzer Überblick über den **Sachverhalt** (Aktenauszug). Hiermit wird oft Mißbrauch getrieben, indem der Akteninhalt zu ausführlich referiert wird.

Merke: Der Richter kann die Akten selbst lesen!

Man soll in knapper Form nur die sogenannten »Anknüpfungstatsachen« anführen, die für die folgende gutachtliche Stellungnahme wichtig sind, und zwar in einer Form, die erkennen läßt, daß es sich nicht schon um eigene Aussagen handelt, – also in indirekter Rede: »Der Beschuldigte gibt an, er habe . . . « oder: »N. N. soll am . . . einen Verkehrsunfall dadurch verursacht haben, daß er mit seinem PKW . . . etc.« Im nächsten Abschnitt wird rein objektiv geschildert, welche **Untersuchungen** durchgeführt und was dabei beobachtet wurde. Erst in der eigentlichen »**Beurteilung**« werden Schlüsse gezogen, Diagnosen ausgesprochen, unter Umständen sich ergebende Vermutungen angeführt. Abschließend ist zusammenfassend der Wortlaut der Fragestellung zu beantworten.

Es sollte sich eigentlich von selbst verstehen, daß die *Sprache* des Gutachtentextes für den Juristen als medizinischen Laien von Fremdworten des medizinischen Fachjargons freigehalten wird; gerade das scheint aber vielen Kollegen im Geleise jahrelanger Übung schwerzufallen: Den Fettleibigen können sie nicht mehr anders als »adipös« beschreiben, ein Knochenbruch muß als »Fraktur« bezeichnet werden usw. – Die Überzeugungskraft eines Gutachtens beruht im ürigen auf der Transparenz und Nachvollziehbarkeit seiner *Beweisführung.* Es sollte nichts kraft überlegenen Fachwissens behauptet werden, vielmehr der aufgrund konkreter Befunde gezogene Schluß in seinem Wahrscheinlichkeitsgrad begründet sein. Wenn man einmal die in der täglichen Praxis geübten Annahmen und Verknüpfungen unter mathematisch-naturwissenschaftlichem Aspekt auf ihre Schlüssigkeit prüft, stellt sich oft heraus, daß es sich nur um mehr oder weniger wahrscheinliche Vermutungen handelt. Mit solchen muß der Therapeut natürlich arbeiten, er will ja rasch handeln und helfen, er steht unter dem Zwang fließender Notwendigkeit, die Maxime des Handelns ist das Optimierungsprinzip und nicht dasjenige der Wahrheitsfindung. Das Letztere ist aber im Rechtsleben das einzig mögliche. Das Sachverständigen-Gutachten ist (nur) *ein* Beweismittel, daß nach eigener Würdigung durch den Richter eingesetzt werden muß. Damit er das kann, muß er erkennen können, auf welche Weise Schlußfolgerungen abgeleitet wurden und welchen Wahrscheinlichkeitsgrad Feststellungen (Diagnosen) haben. Denn: nicht etwa nur naturwissenschaftlich gesicherte Erkenntnisse können einem gerechten Urteil dienen; die rechtliche Entscheidung erfüllt über die (oft nicht bis ins letzte mögliche) Wahrheitsfindung hinaus eine Ordnungsfunktion. Der gleiche Wahrscheinlichkeitsgrad kann je nach der rechtlichen Fragestellung einmal ausreichen (z. B. im Sozialrecht), einmal nicht (z. B. Strafrecht).

Kausalitätstheorien und Beweisanforderungen

Im Strafrecht wird der Grad der »an Sicherheit grenzenden Wahrscheinlichkeit« für den Nachweis eines Kausalzusammenhanges und für die Schlüssigkeit sonstiger Feststellungen gefordert. Als kausal für eine bestimmte Folge gilt jede Bedingung, die nicht hinweggedacht werden kann, ohne daß auch der Erfolg entfiele (Conditio sine qua non; Bedingungstheorie). Dabei gilt jede Einzelbedingung als gleichwertig: Äquivalenztheorie.

Im Zivilrecht wird zwar der gleiche Wahrscheinlichkeitsgrad für die Feststellung des Kausalzusammenhanges gefordert; alleine hierdurch wird jedoch noch nicht eine Haftung begründet: Es muß vielmehr das schädigende Ereignis »nach der allgemeinen Lebenserfahrung« auch normalerweise geeignet sein, die in Rede stehende Schadensfolge herbeizuführen (Adäquanztheorie). Ein ungewöhnlicher, nicht vorhersehbarer Ablauf führt zur Ablehnung der Haftung für die Folgen.

Im Sozialrecht schließlich gilt die Theorie der wesentlichen Bedingung. Gleichhohe Beweisanforderungen wie im Straf- und Zivilrecht würden die soziale Zielsetzung beeinträchtigen: Die Leistungspflicht des Versicherungsträgers ergibt sich bereits, wenn der Versicherte den Zusammenhang zwischen Ereignis und Körperschaden schlechthin wahrscheinlich machen kann. Eine bloße Möglichkeit genügt jedoch nicht.

Prozentzahlen sollen im Gutachten nicht angegeben werden. Die folgenden Hinweise sind zur Erläuterung des zuvor Gesagten gedacht: Die (einfache) Wahrscheinlichkeit bedeutet mehr als 50%, eine »große« Wahrscheinlichkeit oder die Formulierung »sehr wahrscheinlich« entspricht 90–95%, die »größte« Wahrscheinlichkeit oder der Terminus »höchstwahrscheinlich« 99%, die »an Sicherheit grenzende« Wahrscheinlichkeit oder die Formulierung »praktisch erwiesen« entspricht der 3-Sigma-Grenze der statistischen Signifikanz-Berechnung mit 99,8%.

Bei **Ausstellung von Attesten** und Bescheinigungen auf Ersuchen von Patienten ist der Arzt ebenfalls zu größter Objektivität verpflichtet.

In diesem Fall ist er nicht (nur) Helfer seines Patienten, sondern muß auch die Interessen der Allgemeinheit berücksichtigen. Unter Umständen müßte er also auch gegen die Interessen des Patienten Stellung nehmen. **Falsche Gutachten,** gern bagatellisierend als »Gefälligkeitsatteste« bezeichnet, schädigen nicht nur das Ansehen des Arztes und seines Standes, sondern können, wenn sie nachweisbar wider besseres Wissen (vorsätzlich) ausgestellt wurden, nach § 278 StGB mit Geld- oder Freiheitsstrafe bestraft werden. Das fahrlässige Fehlgutachten kann zivilrechtliche Folgen (Schadensersatz) nach sich ziehen.

B. Versicherungsmedizin

I. Sozialversicherung

Die Sozialversicherungs-Gesetzgebung wurde 1881 durch die »Kaiserliche Botschaft« Wilhelms I. eingeleitet, die verschiedenen Gesetze 1911 in der Reichsversicherungsordnung zusammengefaßt.

Der Zweck der Sozialversicherung ist, dem Arbeitnehmer im Falle von Krankheit, Unfall und Invalidität die entsprechende Versorgung zu gewährleisten, für die er selbst nicht aufkommen könnte.

Die Sozialversicherung ist eine öffentlich-rechtliche und (im Gegensatz zur Privatversicherung) eine Zwangsversicherung. Sozialversicherungspflichtig sind Lohnempfänger und Angestellte bis zu einer gewissen Einkommensgrenze. Die Versorgung von Beamten erfolgt nach den Bestimmungen des Beamtengesetzes.

1. Die Krankenversicherung

Die ärztliche Versorgung des kranken Arbeiters (Angestellte nur bis zu einer bestimmten Einkommensgrenze) sichert die Krankenversicherung, **Träger** sind die Orts-, Land-, Betriebs- und Innungskrankenkassen. Die für die kassenärztliche Versorgung verbindlichen Grundsätze sind in der RVO, im BMV und den Landesmantelverträgen mit den KV niedergelegt, zusätzliche Bestimmungen enthalten das Lohnfortzahlungsgesetz und das Krankenversicherungsänderungsgesetz, ferner das Angestellten-Versicherungsgesetz. Versicherungsträger bei Angestellten sind vielfach gem. § 504 ff. RVO die sogen. Ersatzkassen. Im letzteren Fall ist der Versicherte selbst beitragspflichtig, der Unternehmer muß den Arbeitgeberanteil an den Arbeitnehmer auszahlen. Der Nachweis der Mitgliedschaft in einer Ersatzkasse befreit von der Mitgliedschaft in der AOK.

Die **Beiträge** zur Krankenkasse richten sich nach der Höhe des Einkommens des Versicherten; sie werden vom Arbeitgeber und Arbeitnehmer je zur Hälfte getragen.

Die **Leistungen** der Versicherung bestehen in

a) Vorsorgeunter-   Maßnahmen zur Früherkennung von Krankheiten.
   suchung:

b) Krankenhilfe: ärztliche Behandlung, Arzneimittel, Krankengeld in Höhe von 80% des Grundlohnes ab 7. Woche bei Lohnfortzahlung, sonst ab Krankschreibung.

c) Familienhilfe: ärztliche Behandlung, Arzneikosten zur Hälfte, Wochenhilfe, Sterbegeld (Kann-Leistung).

d) Mutterschafts-   für weibliche Versicherte Vorsorgeuntersuchungen
   hilfe: in der Schwangerschaft, Stellung der Hebamme, er-

forderlichenfalls ärztliche Behandlung, Arzneien, einmaliger Beitrag zu sonstigen Entbindungskosten, Mutterschaftsgeld in Höhe des Krankengeldes 6 Wochen vor bis 8 Wochen nach der Niederkunft, Stillgeld.

e) Sterbegeld: im Todesfall des Versicherten bekommt seine Familie den 30fachen Betrag des Grundlohnes.

Die Muß-Leistungen der Krankenkasse erfolgen bezüglich der Krankenpflege unbegrenzt, bezüglich des Krankengeldes jedoch nur auf die Dauer von 26 Wochen (nach 6 Wochen wird nur noch der halbe Grundlohn gezahlt). Wenn der Versicherte dann noch nicht gesund ist, müssen andere Versicherungszweige (Renten-V.) die weitere Versorgung übernehmen (Aussteuerung).

Die Versicherten haben freie Arztwahl, die Behandlung von Krankenkassenmitgliedern darf aber nur ein *Kassenarzt* übernehmen. Diesem muß der Patient einen Krankenschein vorlegen, in welchem u.a. folgende Fragen zu beantworten sind:

1. Ist der Versicherte krank?
2. Ist er arbeitsunfähig?
3. Ist Krankenhausbehandlung notwendig?

Im Sinne der Krankenversicherung gelten hierfür folgende Definitionen:

Krank ist, wer ärztlicher Behandlung bedarf. Nicht jeder regelwidrige Zustand löst also das Eintreten der Versicherungsleistung aus.

Arbeitsunfähig ist, wer seine gegenwärtige Arbeit infolge der Krankheit nicht verrichten kann.

Die *Ausstellung eines Krankenscheines* (Urkunde!) mit der Qualifikation »arbeitsunfähig« ist mit einer erheblichen Verantwortung belastet, weil es sich praktisch um eine Anweisung von Geld handelt. Das verbreitete »Krankfeiern« muß im Interesse der Allgemeinheit weitmöglichst verhindert werden (§ 12 BMV).

Nach § 3 Abs. 1 des Lohnfortzahlungsgesetzes ist der Arbeiter verpflichtet, dem Arbeitgeber die *Arbeitsunfähigkeit* und deren voraussichtliche Dauer unverzüglich anzuzeigen und vor Ablauf des 3. Kalendertages nach Beginn der Arbeitsunfähigkeit eine ärztliche Bescheinigung über die Arbeitsunfähigkeit sowie deren voraussichtliche Dauer nachzureichen. Dauert die Arbeitsunfähigkeit länger als in der Bescheinigung angegeben, so ist der Arbeiter verpflichtet, eine neue AU-Bescheinigung vorzulegen. Die Bescheinigungen müssen einen Vermerk des Arztes enthalten, daß der Krankenkasse unverzüglich eine AU-Bescheinigung mit Angaben über den Befund und die voraussichtliche Dauer der Arbeitsunfähigkeit übersandt wird.

Die neue Arbeitsunfähigkeitsbescheinigung besteht aus drei Teilen. Teil 1 ist für den Arbeitgeber bestimmt, Teil 2 für die Krankenkasse, Teil 3 verbleibt beim Arzt.

Nur der 2. und 3. Teil enhält im wesentlichen Angaben über die Diagnose und den Befund, Daten also, die die Arbeitsunfähigkeitsbescheinigung für den Arbeitgeber nicht enthält.

Die Angabe der Diagnose ist zum Beginn der Arbeitsunfähigkeit oft nicht möglich. Da andererseits die Krankenkasse verpflichtet ist, bei begründeten Zweifeln hinsichtlich des Bestehens von Arbeitsunfähigkeit eine vertrauensärztliche Untersuchung zu veranlassen, sollen besonders in diesen Fällen ausreichende Angaben über den »Befund« gemacht werden.

§ 182 RVO schreibt vor: »Die Krankenhilfe muß ausreichend und zweckmäßig sein, sie darf das Maß des Notwendigen jedoch nicht übersteigen.« Die Nachprüfung bezüglich Art und Umfang der ärztlichen Behandlung (Arzneiverordnung!) obliegt nach dem Kassenarztrecht der Kassenärztlichen Vereinigung (§§ 22-24 BMV).

Die Honorierung des Arztes erfolgt nach bestimmten Sätzen durch die KV gegen Einreichung des Krankenscheines; mit diesem gewährt die Kasse pro Patient eine Gesamtvergütung, deren Höhe sich nach dem durchschnittlichen Jahresbedarf je Kassenmitglied bestimmt (Kopfpauschale).

Die vom Versicherten vorgelegten **Krankenscheine** gelten für das Kalendervierteljahr, für das sie ausgestellt worden sind. **Überweisungsscheine** werden vom behandelnden Arzt zum Zweck der konsiliarischen Untersuchung, der fachärztlichen Mit- oder Weiterbehandlung, vor allem zur Durchführung bestimmter ärztlicher Sachleistungen (Labor, Röntgen etc.) ausgestellt.

Nach Erlaß des Krankenversicherungs-Kostendämpfungsgesetzes sind seit 1977 paritätisch von Seiten der RVO-Kassen und der KV besetzte **Prüfgremien** tätig, zu deren Aufgaben nach § 368 n. Abs. 5 RVO in Verbindung mit § 34 BMV gehören:

a) die Beratung des Arztes hinsichtlich der **Wirtschaftlichkeit** seiner Behandlungs- und Verordnungsweise,

b) die Überprüfung der Honoraranforderungen evtl. verbunden mit Abstrichen bei Feststellung von Unwirtschaftlichkeit,

c) die Entscheidung über von den Kassen gestellte Regressforderungen.

Neben dem behandelnden Arzt haben die Kassen **Vertrauensärzte** als medizinische Berater, die der Landesversicherungsanstalt (LVA) unterstehen. Zu ihren Aufgaben gehört die Nachuntersuchung arbeitsunfähiger Kranker, die Begutachtung von Anträgen auf Sonderleistungen, Krankenhausbehandlungen etc.

Untersuchungen durch den Vertrauensärztlichen Dienst sind nach der Neufassung des § 369 b RVO angezeigt, wenn es um die Sicherung des Heilerfolges, insbesondere um die Einleitung von Maßnahmen zur Wiederherstellung der Arbeitsfähigkeit oder um die Beseitigung von begründeten Zweifeln an der Arbeitsunfähigkeit geht.

2. Die Unfallversicherung

Träger der Unfallversicherung sind die Berufgenossenschaften. Die Beiträge werden allein vom Arbeitgeber getragen und richten sich nach der Gefährlichkeit des Betriebes für den Arbeitnehmer.

Die **Leistungen** der Unfallversicherung bestehen in der Entschädigung des Arbeitnehmers für Betriebsunfälle, auch in Maßnahmen zur Verhütung von Arbeitsunfällen, z.B. im Erlaß von Unfallverhütungsvorschriften. Im Einzelnen:

a) *Krankenbehandlung* für die Unfallfolgen

Der von den BG bestellte *»Durchgangsarzt«* führt die Erstversorgung durch, legt Befund und Diagnose nieder und entscheidet darüber, ob besondere fachärztliche Behandlung erforderlich ist. In diesem Zusammenhang ist auch das *»Verletzungsarten-Verfahren«* zu erwähnen, nach dem die Behandlung bestimmter schwerer Unfallfolgen nur in besonders zugelassenen Krankenhäusern erfolgen darf, da nur diese über die optimalen Einrichtungen verfügen (z.B. ausgedehnte Verbrennungen, Gelenktraumen, neurochirurgische Affektionen, Thoraxverletzungen etc.).

b) *Tagegeld* und *Familiengeld* für die Dauer der Behinderung

c) *Sterbegeld* und *Hinterbliebenenrente* im Todesfall

d) *Unfallrente* bei Einbuße oder Minderung der Erwerbsfähigkeit

e) *Berufsfürsorge* in Form einer etwa notwendigen Umschulung.

Die Krankenbehandlung muß von der Berufsgenossenschaft erst nach Aussteuerung aus der Krankenkasse, kann aber auch sofort übernommen werden. Im allgemeinen hat die Genossenschaft Interesse an einer guten Behandlung, damit möglichst keine Erwerbsbeschränkung zurückbleibt.

Für die **Unfallbegutachtung** ist die Kenntnis folgender Begriffe wichtig:

Ein **Betriebsunfall** ist ein von außen kommendes, plötzliches Ereignis, das bei einer versicherten Tätigkeit *unfreiwillig* zu einer Gesundheitsbeschädigung führt. »Ziemlich plötzlich« sind noch Ereignisse, welche die Dauer einer Arbeitsschicht nicht überschreiten. Als Betriebsunfall gelten auch Unfälle auf dem (direkten) Weg von und zur Arbeitsstätte. Nicht entschädigt wird ein Unfall, wenn er die Folge grober Fahrlässigkeit oder von Trunkenheit des Verunglückten oder einer strafbaren Handlung ist. Nach der Rechtsprechung des Bundessozialgerichtes gilt für den Wegeunfall des Kraftfahrers der aus dem Strafrecht bekannte Begriff der Fahruntüchtigkeit (S. 127); für den Fußgänger entfällt der Versicherungsschutz erst dann, »wenn er sich infolge Volltrunkenheit nicht mehr zweckgerichtet fortbewegen kann«.

Erwerbsunfähig im Sinne der Unfallversicherung ist, wer infolge eines Betriebsunfalles nicht imstande ist, seinen Unterhalt zu verdienen. Im Falle einer vollständigen Erwerbsunfähigkeit erhält der Verunglückte eine Vollrente, die 2/3 seines letzten Grundlohnes beträgt.

Ist die Erwerbsfähigkeit lediglich vermindert, so errechnet sich die Höhe der Rente nach dem Grade der **Erwerbsbeschränkung,** die in Prozenten ausgedrückt wird. Bei der Begutachtung der Erwerbsminderung gilt als Maßstab der allgemeine Arbeitsmarkt (der erlernte Beruf bleibt außer Betracht) sowie die individuelle Erwerbsfähigkeit vor dem Unfall (= 100% zu setzen).

Die Tabelle auf Seite 60 bringt hierzu einige Beispiele.

Rententabelle
(Nach Rostock, Unfallbegutachtung, 5. Aufl. 1968)

Art der Unfallfolge: **Erwerbsbeschränkung in %:**

Totale Erblindung	100
Verlust eines Auges	25
Doppelseitiger Verlust des Gehörs	70
Einseitiger Verlust des Gehörs	15
Totalverlust der Nase	40
Leistenbruch ein- oder beidseitig	10-20
Verlust des Armes im Schultergelenk	re 80
	li 70
Verlust der ganzen Hand	re 60
	li 50
Verlust aller Finger	re 50
	li 45
Versteifung des Ellenbogengelenks in Streckstellung	re 50
	li 40
Verlust des Daumens	re 20
	li 15
Verlust des Zeigefingers	re 10
	li 0
Verlust eines der anderen Finger	re 0
	li 0
Verlust mehrerer Finger je nach Kombination und Wichtigkeit für die Greiffunktion	re 20-50
	li 15-45
Verlust beider Oberschenkel	100
Verlust beider Unterschenkel	70
Verlust eines Beines im Hüftgelenk	80
Verlust eines Beines i.d. Mitte des Oberschenkels	75
Verlust eines Beines dicht über dem Knie	60
Verlust aller Zehen	20
Verlust einzelner Zehen	0
Versteifung eines Hüftgelenkse in ungünstiger Stellung	50
Versteifung eines Hüftgelenkes in günstiger Stellung	30
Versteifung des Knies in Streckstellung	30
Versteifung des Knies in Beugestellung	40-60

Bei Erwerbsbeschränkung unter 20% wird keine Rente gewährt. Bei prozentual geringen Erwerbsbeschränkungen kann an Stelle der Berentung Kapitalabfindung erfolgen.

Nachuntersuchungen sollen der Neufestsetzung der Erwerbsbeschränkung auf Grund allmählicher Besserung dienen. Bei **Gewöhnung** an die Unfallfolgen kommt Herabsetzung oder Aufhebung der Rente in Frage.

In § 624 RVO ist die **Duldungspflicht ärztlicher Behandlung** niedergelegt. Entzieht sich ein Verletzter ohne triftigen Grund einer zumutbaren Maßnahme der Heilbehandlung oder der Berufshilfe oder einer Nachuntersuchung oder Beobachtung, so können die Leistungen ganz oder teilweise versagt werden, wenn er auf diese Folgen vorher schriftlich hingewiesen worden ist. Nicht zumutbar ist eine Operation z.B. dann, wenn sie »einen erheblichen Eingriff in die körperliche Unversehrtheit« bedeutet; als solcher wird z.B. die Eröffnung einer Körperhöhle angesehen.

Bei der **Begutachtung des Kausalzusammenhanges** zwischen Unfall und Schadensfolge läßt man nicht nur die adäquate, sondern auch die inadäquate Verursachung in weitem Maße gelten. Wenn an dem Zustandekommen des Schadens mehrere Ursachen mitgewirkt haben, so kann allerdings der Arbeitsunfall nur dann als kausal anerkannt werden, wenn er eine *wesentliche* Teilursache der Schadensfolge gewesen ist (BSG v. 14.7.1955). Das gilt z.b. auch für extreme Fälle wie den zweiten folgenden, sofern nur der Unfall als Glied der Ursachenkette nicht weggedacht werden kann, ohne daß zugleich die Endfolge entfiele.

> Erleidet ein Arbeiter durch einen Betriebsunfall einen Schädelbruch und stirbt an Hirnlähmung, so ist für den Todeseintritt allein das Trauma conditio sine qua non: adäquater Zusammenhang. Wird er dagegen mit einer an sich harmlosen Verletzung ins Krankenhaus eingeliefert und kommt bei einem Brand dieses Gebäudes zu Tode, so ist jedes Einzelereignis dieser Verkettung conditio sine qua non: inadäquater Zusammenhang.

Im Straf- und Zivilrecht gilt ein Kausalzusammenhang nur dann als vorhanden, wenn er mit Sicherheit oder an Sicherheit grenzender Wahrscheinlichkeit erwiesen wird. Im Versicherungsrecht genügt dagegen die *Wahrscheinlichkeit;* Möglichkeiten bleiben allerdings außer Betracht.

Bei **Auslösung von Krankheiten** durch einen Unfall geht man von der Vorstellung aus, daß durch das Trauma ein locus minoris resistentiae geschaffen wird, an dem anderweitige Noxen angreifen können. Für die Annahme des Unfallzusammenhanges verlangt man im allgemeinen die Erfüllung folgender Bedingungen:

1. Es muß ein nennenswertes Unfallereignis nachgewiesen sein.
2. Die Krankheit darf nicht vor dem Unfall bestanden haben.
3. Es muß durch diesen Unfall eine Alteration des späteren Krankheitsortes ausgelöst worden sein.
4. Die Krankheit darf nicht zu lange Zeit nach dem Unfall manifest werden.
5. Meist wird noch der Nachweis von Brückensymptomen verlangt.

Nach ähnlichen Gesichtspunkten ist auch die **Verschlimmerung** bestehender Leiden zu bewerten; der Unfall muß hierfür eine »wesentliche Teilursache« darstellen. Bei Todeseintritt wird der Unfall im Sinne einer »richtunggebenden Verschlimmerung« dann anerkannt, wenn das Leben des Kranken durch das Unfallereignis wenigstens um ein Jahr verkürzt wurde (vgl. S. 162).

Unfallneurosen sollten nicht als wirkliche Unfallfolge anerkannt werden, da sie nach Erfüllung des unterbewußt zugrundeliegenden Wunsches (Rente) oder letztinstanzlicher Ablehnung in der Regel verschwinden.

Damit soll nicht gesagt sein, daß seelische Unfallfolgen nicht berücksichtigt würden; sogar ein Selbstmord im Rahmen einer seelischen Störung, welche ihrerseits durch die Auswirkungen eines Unfalls hervorgerufen wurde (z.B. reaktive Depression bei schwerer Bewegungsbehinderung), kann als entschädigungspflichtige Folge anerkannt werden (BSG v. 18.12.62).

Auf die Zusammenhangsbegutachtung bei Todesfolge wird in den verschiedenen Kapiteln des Abschnittes E, Forensische Traumatologie, noch wiederholt eingegangen. Bezüglich der klinischen Begutachtung muß auf die am Schluß aufgeführten Werke verwiesen werden.

Berufskrankheiten im Sinne des Gesetzes werden ebenso entschädigt, als wenn es sich um Betriebsunfälle gehandelt hätte. Gegenwärtig sind in Westdeutschland 47 meldepflichtige B. bekannt, von denen hier nur die wichtigsten erwähnt werden können.

Vielfach handelt es sich um *Vergiftungen,* wie sie in den verschiedenen Betrieben je nach ihrer Eigenart auftreten können (*Blei, Quecksilber, Arsen, Benzol, CO, Methanol* etc.); sie sind größtenteils auf S. 247 ff. behandelt. Sondergruppen stellen die Erkrankungen durch *Cadmium* (chronischer Katarrh der Atemwege, Nasenschleimhautgeschwüre, Pneumonien, Verlust des Geruchssinns, Knochenentkalkung), *Mangan* (akut: grippearti ge Allgemeinsymptome; chronisch: neurologische Ausfälle, Gelbfärbung des Zahnschmelzes), *Beryllium* (atypisch-chronische, karnifizierende Pneumonie, Fernwirkungen auf Nieren, Leber, Herz, Nerven und Haut) dar, ferner die *Fluorose* (Erkrankungen der Knochen, Gelenke und Bänder durch F-Verbindungen), die *Zahnschäden durch Mineralsäuren,* die *Hornhautschäden durch Benzochinon,* die *Krebsentstehung* durch Ruß, Paraffin, Teer, aromatische Amine etc.

Am häufigsten sind die *Silikosen* (Staublungenerkrankungen mit und ohne Tuberkulose).

Am zweithäufigsten treten die *beruflichen Hautkrankheiten* auf, verursacht durch den chronischen Kontakt mit berufseigentümlichen chemischen Substanzen.

Große Bedeutung haben in letzter Zeit die *chronischen Erkrankungen der Sehnenscheiden, der Sehnen- und Muskelansätze durch Überbeanspruchung* (auch Ermüdungsbrüche) erlangt, ferner die Erkrankungen durch Erschütterung bei der Arbeit mit *Preßluftwerkzeugen.*

Als Besonderheit der Bergbauunternehmen sind Meniskusschäden und Wurm-Befall (Ankylostoma duodenale oder Anguillula intestinalis) genannt, bei metall- oder textilverarbeitenden Betrieben *Lärm-Taubheit,* bei Glas- und Metallschmelzern etc. der graue *Star,* bei Krankenanstalten etc. auch alle *Infektionskrankheiten* (Insgesamt siehe Lehrbücher der Arbeitsmedizin!).

3. Die Rentenversicherung

Die Rentenversicherung (früher Invaliden-V.) sichert die Altersversorgung der Arbeiter und Angestellten. Versicherungspflichtig sind alle Lohnempfänger und Angestellte bis zu einer bestimmten Einkommensgrenze.

Träger der Rentenversicherung sind die Landesversicherungsanstalten.

Die **Beiträge** werden je zur Hälfte vom Arbeitgeber und vom Versicherten getragen.

Die **Leistungen** der Rentenversicherung bestehen vor Gewährung einer Altersrente nach Erreichen des 65. (bei Frauen des 60.) Lebensjahres, deren Höhe sich nach der Zeit der Beitragsleistung richtet, in medizinischen, berufsfördernden und ergänzenden Leistungen zur Rehabilitation. Es besteht eine Wartezeit von 780 Wochen. Die Rente kann schon früher gewährt werden, wenn der Versicherte erwerbsunfähig im Sinne des Gesetzes wird; in diesem Fall wird eine Wartezeit von 260 Wochen verlangt. Im Falle des Todes wird ggf. Hinterbliebenenrente gewährt.

Berufsunfähig (invalide) ist der Versicherte, dessen Erwerbsfähigkeit infolge von Krankheit oder anderen Gebrechen oder Schwäche seiner körperlichen oder geistigen Kräfte auf weniger als die Hälfte derjenigen eines körperlich oder geistig gesunden Versicherten mit ähnlicher Ausbildung und gleichwertigen Kenntnissen und Fähigkeiten herabgesunken ist.

Erwerbsunfähig ist der Versicherte, der infolge von Krankheit oder anderen Gebrechen oder Schwäche seiner körperlichen oder geistigen Kräfte auf nicht absehbare Zeit eine Erwerbstätigkeit in gewisser Regelmäßigkeit nicht mehr ausüben oder nicht mehr als nur geringfügige Einkünfte durch Erwerbstätigkeit erzielen kann.

Bei der **Begutachtung** der Erwerbsunfähigkeit spielt die Entstehungsweise des Leidens keine Rolle. Im Gutachten sind die verschiedenen Diagnosen anzugeben und abzuschätzen, wieviel % Erwerbseinbuße auf die einzelnen Leiden entfallen. Die Gesamtbeurteilung darf natürlich andrerseits nicht auf einfacher Addition beruhen. Es soll ferner angegeben werden, seit wann der Untersuchte erwerbsunfähig ist und ob die EU. als dauernde anzusehen ist.

4. Die Knappschaftsversicherung

In Bergbaubetrieben besteht vielfach an Stelle der üblichen Sozialversicherung eine Versicherung im Sinne des Knappschaftsgesetzes. Sie vereinigt in sich Krankenversicherung, Invalidenversicherung und für die Bergbauangestellten eine besondere Pensionsversicherung. Die Behandlung wird in besonderen Knappschaftskrankenhäusern durchgeführt.

5. Die Arbeitslosenversicherung

Der Versicherte hat im Falle der Arbeitslosigkeit Anspruch auf Zahlung einer Arbeitslosenunterstützung auf die Dauer von 13 Wochen, in besonderen Fällen bis zu 26 Wochen. Anspruch auf die Leistung haben nur *arbeitsfähige* Versicherte.

Arbeitsunfähig im Sinne der Arbeitslosenversicherung ist, wer nicht mindestens ein Drittel seiner normalen Arbeitsfähigkeit besitzt.

6. Die Versorgung der Kriegsbeschädigten und -hinterbliebenen

Die Betreuung des durch das Bundesversorgungsgesetz v. 20.12.1950 erfaßten Personenkreises erfolgt durch die Landesversorgungsämter. Voraussetzung für einen Versorgungsanspruch ist, daß der Betroffene durch Unfall oder Kriegseinwirkungen anläßlich militärischen oder militärähnlichen Dienstes oder durch die diesem Dienst eigentümlichen Verhältnisse eine Gesundheitsbeschädigung oder den Tod erlitten hat.

Die bei der Bestellung von KB-Ansprüchen angewendeten Grundsätze entsprechen im wesentlichen denen der Unfallversicherung. Wie beim Arbeitsunfall richtet sich die Entschädigung nach dem Umfang des Schadens und dem ärztlich ermittelten Grad der

Erwerbsunfähigkeit. Für die Anerkennung einer Gesundheitsstörung oder des Todes als Folge einer *Dienstbeschädigung* genügt die Wahrscheinlichkeit des ursächlichen Zusammenhangs (vgl. S. 55).

Die Begutachtung erfolgt durch Versorgungsärzte nach Maßgabe der vom Bundesarbeitsministerium herausgegebenen »Anhaltspunkte für die Gutachtertätigkeit im Versorgungswesen«.

7. Entschädidung der Opfer der NS-Verfolgung

Nach dem Bundesentschädigungsgesetz v. 29.6.56 i.d.F.v. 14.9.65 genügt auch für den Nachweis eines Kausalzusammenhanges mit der Verfolgung (z.b. KZ-Mißhandlungen, Dystrophie etc.) Wahrscheinlichkeit.

II. Private Versicherung

1. Krankenversicherung

Der Privatversicherte erscheint beim Arzt als Privatpatient, er bezahlt das Honorar selbst. Die Krankenkassen ersetzen ihm die entstandenen Unkosten auf Grund der vorgelegten Rechnungen, und zwar meist nur zu einem bestimmten Prozentsatz. Ferner werden nur die Kosten *notwendiger* ärztlicher Leistungen ersetzt. Die Wartezeit bis zum Leistungsbeginn beträgt 3–6 Monate. Mit der Aufnahme in die Versicherung ist meist eine vertrauensärztliche Untersuchung verbunden (das gleiche gilt auch für Lebensversicherungen).

2. Die Unfallversicherung

Die Versicherungsbedingungen sind je nach Art des Abschlusses recht verschieden. Im allgemeinen wird für die Zeit der unfallbedingten Erwerbsunfähigkeit (hier gleichbedeutend mit Arbeitsunfähigkeit im Sinne der Krankenversicherung) ein Tagegeld, bei Todesfall je nach Vereinbarung Kapitalabfindung oder Rente an die Angehörigen gezahlt. Bleibt nach dem Unfall eine Erwerbsminderung zurück, so spricht man hier von Invalidität, die gleich der Erwerbsbeschränkung in der sozialen Unfallversicherung nach Prozenten bemessen wird.

Die Bewertung des **Kausalzusammenhanges** ist bei der privaten Unfallversicherung viel ungünstiger für den Versicherungsteilnehmer als im Rahmen der Sozialversicherung. Haben neben dem Unfall noch bereits bestehende Leiden an der Entstehung der Unfallfolgen mitgewirkt, so wird der auf sie entfallende prozentuale Anteil von der Versicherungssumme abgezogen. Das gleiche gilt für den inadäquaten Zusammenhang bezüglich äußerer Momente.

Von der Versicherungsleistung sind ferner gem. § 3, Abs. 4 der Allgemeinen Unfall-Versicherungs-Bedingungen Unfälle ausgeschlossen, welche auf Schlag- und Krampfanfälle oder Geistes- und Bewußtseinsstörungen zurückzuführen sind; zu den letzteren zählt auch der *Alkoholeinfluß* etwa von der Grenze der Verkehrstüchtigkeit ab (vgl. S. 127). »Bewußtseinsstörung« liegt dann vor, wenn »die Aufnahme- und Reaktionsfähigkeit nicht nur unwesentlich gestört ist« (RG Entsch. 164,49).

Selbstbeschädigung, Aggravation und **Simulation** spielen in der Begutachtungspraxis bei privaten Unfallversicherungen eine größere Rolle als in der Sozialversicherung. Immerhin kommen bei den Versicherungsgesellschaften im Lauf der Jahre doch Hunderte von Fällen zusammen, in denen Selbstverstümmelungen zum Zweck des Versicherungsbetruges vorgenommen wurden. Meist handelt es sich um das Abhacken oder Absägen von Daumen oder (und) Fingergliedern, seltener der ganzen Hand bei Holzarbeiten, wobei Kreis- und Motorsägen eine große Rolle spielen. Die Beweislast liegt nach § 180 a. Vers.Ges. beim Versicherer. Für die Begutachtung entscheidend ist meist die genaue technische Rekonstruktion des behaupteten Unfallereignisses mit Untersuchung der Unfallstelle und -werkzeuge im Vergleich mit der tatsächlichen Verletzungscharakteristik. – Die schwierige Objektivierung behaupteter subjektiver Beschwerden und Funktionsstörungen mit neurologischen und orthopädischen Methoden ist Aufgabe der vertrauensärztlichen Dienststellen bzw. von Spezialgutachtern der Versicherungsgesellschaften.

Manchmal ist das Motiv für **artefizielle Krankheitsbilder** auch Geltungssucht. Beispiel: Die Hypoglykaemia factitia durch heimliche Insulin-Injektionen; »unerklärliche« Durchfälle durch Abführmittel. Die Internisten sprechen vom »Münchhausen-Syndrom«. Bezüglich Selbstbeschädigung zur Vortäuschung einer Straftat vgl. S. 81.

C. Forensisch-Klinische Untersuchungen

I. Die Gerichtsärztliche Beurteilung von Körperverletzungen

1. Im Strafrecht

a. Die leichte Körperverletzung

§ 223 StGB Wer einen anderen körperlich mißhandelt oder an der Gesundheit beschädigt, wird mit Freiheitsstrafe bis zu 3 Jahren oder Geldstrafe bestraft.

Unter Mißhandlung ist eine Einwirkung auf den Körper eines anderen zu verstehen, durch die eine nicht unerhebliche Störung des körperlichen Wohlbefindens verursacht wird. Im übrigen fällt alles unter den Begriff der leichten Körperverletzung, was nicht durch gefährliche Werkzeuge bzw. Handlungen (§ 223 a) verursacht oder durch die in § 224 genannten Folgen gekennzeichnet ist.

Es kommt vor, daß nach Raufhändeln Verletzte sich zum Arzt begeben und die Ausstellung einer Bescheinigung über ihre Verletzungen verlangen. In solchen Fällen stellt man dem Attest am besten die Angaben des Antragstellers zur Vorgeschichte und über subjektive Beschwerden voran, beschreibt dann den objektiv wahrnehmbaren Befund (Hautabschürfungen, Blutunterlaufungen etc.) und schließt mit einer gutachtlichen Äußerung darüber, was sich nach den objektiven Befunden über die mutmaßliche oder mögliche Entstehung der Verletzungen sagen läßt.

b. Die gefährliche Körperverletzung

§ 223 a StGB Ist die Körperverletzung mittels einer Waffe, insbesondere eines Messers oder eines anderen gefährlichen Werkzeuges, oder mittels eines hinterlistigen Überfalles, oder von mehreren gemeinschaftlich, oder mittels einer das Leben gefährdenden Behandlung begangen, so ist die Strafe Freiheitsstrafe bis zu 5 Jahren.

Die juristische Auffassung des Begriffes »gefährlich« deckt sich also nicht mit der medizinischen. Hat z.B. jemand durch einen Fausthieb gegen die Schläfe eine Infraktion des Schläfenbeins mit lebensgefährlicher Meningeablutung erlitten, so handelt es sich, wenn er mit dem Leben davongekommen ist, u.U. im Sinne des Gesetzes nur um eine »leichte Körperverletzung«. Hat der Betreffende jedoch einen an sich oberflächlichen Messerstich in die Armweichteile erhalten, der nach entsprechender Versorgung p.i. geheilt ist, so handelt es sich, juristisch gesehen, um eine gefährliche Körperverletzung.

In der **Begutachtung** kommt es hier darauf an, die Beschaffenheit vorhandener Wunden zu beschreiben und über ihren Entstehungsmodus eine Aussage zu machen. Vielfach soll auch festgestellt werden, ob die Verletzungen durch ein bestimmtes Werkzeug (Messer, Beil, Hammer usw.), von einem oder mehreren Tätern verursacht sein können, ob räumlich verschiedene Verletzungen zu gleicher Zeit entstanden sind usw. (Bezüglich der Diagnose des verletzenden Werkzeuges aus der Form der Wunden vgl. die entsprechenden Kapitel des Abschnitts Forensische Traumatologie.)

c. Die Kindsmißhandlung

Voraussetzung für die Strafbarkeit einer Körperverletzung ist die Rechtswidrigkeit; so sind innerhalb des (elterlichen) Züchtigungsrechtes begangene leichte Körperverletzungen straflos. Die Überschreitung des Züchtigungsrechtes ist dagegen als qualifizierte Körperverletzung definiert:

§ 223 b StGB Wer Personen unter 18 Jahren oder wegen Gebrechlichkeit oder Krankheit Wehrlose ... quält oder roh mißhandelt oder wer durch böswillige Vernachlässigung seiner Pflicht, für sie zu sorgen, sie an der Gesundheit schädigt, wird mit Freiheitsstrafe von 3 Monaten bis zu 5 Jahren bestraft.

Fortgesetzte rohe Mißhandlung ehelicher Kinder durch die eigenen Eltern ist leider nicht mehr ganz selten. Während früher die Vernachlässigung unehelicher Kinder im Vordergrund stand, hat man heute den Eindruck, daß die Neigung zur Entwicklung unbeherrschter Aggressionen gegen das (manchmal primär verhaltensgestörte) Kleinkind bei jüngeren, gefühlsmäßig noch unausgereiften Personen zu einer erschreckenden Vermehrung der Mißhandlungsfälle geführt hat; amerikanische Berichte nennen Zahlen von 10–15000 Fälle pro Jahr mit 5% tödlichen Ausgängen und 25% Dauerschäden. Viele Täter sind selbst als Kind in einem »Prügelmilieu« aufgewachsen; Alkoholabusus und beengte Wohnverhältnisse spielen meist eine dominierende Rolle. Aus den pädiatrischen Statistiken ergibt sich eine Bevorzugung der ersten 2–3 Lebensjahre. Weniger gut zu überblicken sind jene Fälle, in denen es durch Vernachlässigung zu Pflegeschäden, ja zum Hungertod gekommen ist (vgl. S. 225).

Die Aufdeckung der oft unglaublich rohen Mißhandlungsserien und die Erlösung des unglücklichen Kindes durch Einschaltung des Jugendamtes hängt wesentlich von der Aufmerksamkeit des Arztes ab. Dabei stößt der objektive Nachweis des Tatbestandes oft auf Schwierigkeiten. Vielfach schützen die Beschuldigten Schwererziehbarkeit oder häufiges Hinfallen des Kindes vor. Auch ungerechtfertigte Beschuldigungen durch Nachbarn kommen vor.

Bei der Beurteilung von Mißhandlungsspuren am Körper des Kindes ist zu beachten, daß beim Hinfallen bestimmte Körperstellen (Streckseiten der Gelenke) bevorzugt beschädigt werden. Stock- und Peitschenhiebe sind durch charakteristische striemenförmige Beschaffenheit zu erkennen (Abb. 1).

Bei multiplen Sugillationen besonders in der Umgebung der Gelenke ist die Differentialdiagnose gegenüber hämorrhagischen Diathesen zu erwägen. Entscheidend ist der röntgenologische Nachweis von Skelettveränderungen, die in Form von Aussprengung kleiner Metaphysenfragmente, oft kombiniert mit Epiphysenlösung, oder von mantelförmigen Verkalkungsschatten um den Schaft von Röhrenknochen nach Periostlösung durch Blutunterlaufung (Latenz 2–3 Wochen) sehr kennzeichnend für grobe Schläge sind (Auftreten nur in den ersten 2 Lebensjahren). Traumatisierung des Schädels kann ein rezidivierendes subdurales Hämatom auslösen. Bei Kombination der Skelettveränderungen mit leptomeningealer Blutung und Zeichen der Hirnkontusion spricht man vom »battered child syndrome«.

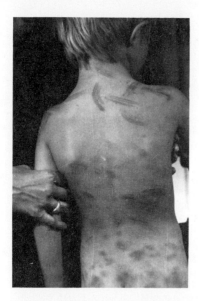

Abb. 1: Mißhandlungsspuren an Rücken und Schultern eines 6jährigen Knaben, z.T. mit gerundeten Doppelstriemen von einem Teppichklopfer herrührend.

Die Verantwortung des Arztes, der sich zur Anzeige entschließt, ist groß; nicht nur, weil er die Schweigepflicht gegenüber den Eltern bricht; diesbezüglich steht ihm der Rechtfertigungsgrund des Notstandes zur Seite: Leben und Gesundheit des Kindes sind zweifellos das schutzwürdigere Rechtsgut gegenüber dem Geheimhaltungsinteresse der Eltern. Mit abzuwägen ist aber, daß ein Heimdasein für das den Eltern weggenommene Kind auch wieder ein seelisches Trauma darstellt, daß manches »streng gehaltene«, aber doch auch wieder geliebte Kind es letztlich in seiner Familie doch noch besser hat usw. Letztlich handelt es sich um ein »quantitatives Problem«. Genaue Anamnese, auch Erkundigungen, das Gespräch mit den Eltern, psychologische Einfühlung, vielleicht auch eine »inoffizielle« Rückfrage beim Jugendamt müssen den richtigen Weg weisen, vor allem aber der Befund nach Schwere und spezifischer Eigenart.

d. Die schwere Körperverletzung

§ 224 StGB Hat die Körperverletzung zur Folge, daß der Verletzte ein wichtiges Glied des Körpers, das Sehvermögen auf einem oder beiden Augen, das Gehör, die Sprache oder die Zeugungsfähigkeit verliert, oder in erheblicher Weise dauernd entstellt wird, oder in Siechtum, Lähmung oder Geisteskrankheit verfällt, so ist auf Freiheitsstrafe von einem bis zu 5 Jahren zu erkennen.

Die Begutachtung der »Schwere« einer Körperverletzung hat also in erster Linie die Verletzungsfolgen zu beschreiben, wobei der Kausalzusammenhang eingehend zu berücksichtigen ist; ferner sind Angaben über die Prognose des festgestellten Zustandes erforderlich.

»**Glied**« ist jeder nach außen in Erscheinung tretende Körperteil, der eine in sich abgeschlossene Existenz mit besonderer Funktion im Gesamtorganismus hat (RGEntsch. 3, 126), z.B.: Arme, Beine, Füße, Hände; aber nicht: innere Organe, Ohrmuscheln usw. Für den Begriff der »*Wichtigkeit*« kommt nicht der relative Wert in Betracht, den das betr. Glied für den Verletzten besitzt (etwa der linke Ringfinger für einen Violinspieler), sondern nur die allgemeine Bedeutung des Gliedes für den Gesamtorganismus (etwa des Daumens für den Handschluß) (RGEntsch. 64, 201). Mit *»Verlust«* ist der wirkliche physische Verlust des Gliedes gemeint, während eine zur Gebrauchsunfähigkeit führende Versteifung höchstens unter den Begriff der »Lähmung« fallen kann.

Dem Verlust des **Sehvermögens** entspricht auch eine erhebliche Herabsetzung desselben – etwa, daß Gegenstände auf 30 cm Entfernung nicht mehr erkannt werden.

Der Verlust des **Gehörs** muß, was selten vorkommen wird, im Gegensatz zum Sehvermögen auf beiden Seiten eingetreten sein; er liegt vor, wenn artikulierte Laute nicht mehr verstanden werden.

Verlust der **Sprache** bedeutet das Unvermögen, sich durch gesprochene Worte verständlich zu machen. Dies kann durch Verletzung des Sprachzentrums (sensorische, motorische Aphasie etc.), aber auch durch schwere Artikulationsstörungen infolge von Zungen- und Mundverletzungen, oder Unfähigkeit zur Stimmbildung (Avokalie) verursacht werden; heisere oder aphonische Sprache (z.B. bei Recurrenslähmung) fällt dagegen nicht unter den Begriff.

Verlust der **Zeugungsfähigkeit** beim Manne liegt vor bei Verletzungen der Hoden oder des Gliedes, die eine Impotentia coëundi oder Azoospermie bedingen. Bei der Frau ist z.B. auch eine Impotentia parturiendi bei in erheblicher Dislokation geheilten Beckenbrüchen denkbar.

»**Erhebliche dauernde Entstellung**« liegt vor, wenn die äußere Gesamterscheinung wesentlich verändert ist. Die Veränderung braucht aber nicht unmittelbar den Gesamtorganismus zu erfassen, es genügt auch die Entstellung einzelner Teile. Die Entstellung von Körpergegenden, die bedeckt zu werden pflegen, ist im allgemeinen nicht ausreichend (wohl aber Verlust der weiblichen Brust). Die Möglichkeit einer Verbesserung durch plastische oder prothetische Eingriffe bleibt dabei außer Betracht; so wurde der Verlust mehrerer Frontzähne in diesem Sinne anerkannt. *»Dauernd«* ist ein Zustand, dessen Ende sich nicht im voraus bestimmen läßt (er muß mindestens zur Zeit der Verurteilung noch bestehen).

Unter »**Siechtum**« sind chronische Krankheitszustände mit erheblicher Beeinträchtigung des Allgemeinbefindens, also nicht nur der Erwerbsfähigkeit, sondern auch des allgemeinen Lebensgefühls, zu verstehen. Der Begriff ist zeitlich nicht näher definiert; nach üblicher Auslegung schließt auch hier die grundsätzliche Heilbarkeit eines langdauernden Prozesses nicht aus, daß er als Siechtum im Sinne des Gesetzes betrachtet wird.

Als »**Lähmung**« gelten nur Ausfälle, die eine erhebliche Beeinträchtigung der Bewegungsfähigkeit des Gesamtorganismus bewirken (z.B. Paraplegien), nicht dagegen Paresen einzelner Nerven. (Die Bewegungsunfähigkeit des rechten Armes z.B. wurde als Lähmung anerkannt, nicht aber die des linken). Bezüglich der zeitlichen Begrenzung gilt die gleiche Auffassung, wie für Entstellung und Siechtum angegeben.

In allen Fällen, in denen **Geistesstörung** auf Verletzung oder Mißhandlung zurückgeführt wird, ist zu erheben, ob die Erkrankung nicht schon früher, wenn auch weniger auffällig bestanden hat. Echte traumatische Psychosen sind selten.

§ 226 StGB Ist durch die Körperverletzung der Tod des Verletzten verursacht worden, so ist auf Freiheitsstrafe nicht unter 3 Jahren zu erkennen.

Die Begutachtung hat sich bei Verletzungen mit **Todesfolge** vor allem dahingehend zu äußern, ob die fragliche Gewalteinwirkung für den späteren Todeseintritt conditio sine qua non war. Dabei bleibt es außer Betracht, ob außer der Verletzung noch andere Momente, wie etwa eine besondere Körperbeschaffenheit des Verletzten, zu dem ungünstigen Ausgang beigetragen haben (auch wenn sie den Hauptanteil der Verursachung bilden), da der Täter im Strafrecht *auch für inadäquate Zusammenhänge* haftet. Der Kausalzusammenhang zwischen der ursprünglichen Verletzung und dem endlichen Erfolg (dem Tod) muß aber mit an Sicherheit grenzender Wahrscheinlichkeit bewiesen sein (vgl. auch Kap. Unfallbegutachtung!).

e. Die fahrlässige Körperverletzung

§ 230 StGB Wer durch Fahrlässigkeit die Körperverletzung eines anderen verursacht, wird mit Freiheitsstrafe bis zu 3 Jahren oder mit Geldstrafe bestraft.

Ein »besonderes öffentliches Interesse« wird bei fahrlässiger Körperverletzung u.a. im allgemeinen dann anzunehmen sein, wenn der Täter zu der Aufmerksamkeit, welche der außer acht ließ, vermöge seines Amtes, Berufes oder Gewerbes besonders verpflichtet gewesen wäre. Dies gilt auch für den *ärztlichen Kunstfehler.*

2. Im Zivilrecht

Die Entschädigungsklage stützt sich meistens auf das Material des vorangegangenen Strafverfahrens. Bei der Begutachtung des *Kausalzusammenhanges* ist hier zu berücksichtigen, daß im Zivilprozeß Ursache nur *die* Bedingung ist, die mit dem Schaden in einem *adäquaten* Zusammenhang steht (RGEntsch. 155,41). Der Erfolgseintritt darf nicht außer aller Wahrscheinlichkeit liegen: Die fragliche Handlung mußte generell geeignet sein, einen derartigen Zusammenhang herbeizuführen. (Vgl. im Gegensatz dazu die Bewertung von Zusammenhängen in Strafrecht und Unfallbegutachtung!) Im übrigen wird auch im Zivilprozeß die an Sicherheit grenzende Wahrscheinlichkeit im Sachverständigenbeweis gefordert.

Die **Begutachtung** von Körperverletzungen in Schadenersatzprozessen geht von anderen Gesichtspunkten aus, als im Strafverfahren. Der Kläger stellt über die erlittenen Verletzungen, die mit ihnen verbundenen Schmerzen, die Heilungsdauer, die Kurkosten, den entgangenen Erwerb etc. Behauptungen auf, welche vom Gericht für den Sachverständigenbeweis zugelassen werden können, wenn die beklagte Partei ihre Richtigkeit bestreitet.

§ 847 BGB Im Falle der Verletzung des Körpers oder der Gesundheit sowie im Falle der Freiheitsberaubung kann der Verletzte auch wegen des Schadens, der nicht Vermögensschaden ist, eine billige Entschädigung in Geld verlangen. Ein gleicher Anspruch steht einer Frau zu, gegen die ein Verbrechen oder Vergehen wider die Sittlichkeit begangen wurde ...

Der Sachverständige hat sich zur Festsetzung des **Schmerzensgeldes** über die Schmerzhaftigkeit der betreffenden Verletzung und über Grad und Dauer der *Schmerzen* zu äußern, wobei eine Abstufung entsprechend dem Heilungsverlauf vorzunehmen und dabei die Milderung durch Ruhigstellung, schmerzstillende Mittel etc. zu berücksichtigen ist. Auch durch operative Eingriffe und etwaige Nachbehandlung entstandene Schmerzen können geltend gemacht werden.

Im übrigen ist der Begriff des »Nichtvermögensschadens« keineswegs identisch mit »Schmerz« im medizinischen Sinne; er umfaßt auch alle *seelischen Folgen* einer Tat, wie Kummer und Sorgen, Unbehagen und Bedrücktsein infolge Entstellung, Unbeqemlichkeit und Beeinträchtigung der Lebensfreude (RGEntsch. J.W. 1913, 543). Insoweit ist bei der Darlegung des Krankheitsgeschehens für das Gericht auch eine Ganzheitsbetrachtung der Persönlichkeit des Verletzten, seiner Lebenslage und seiner Beziehungen zur Umwelt erforderlich. Nicht aber gehört es zu den Aufgaben des ärztlichen Sachverständigen, Vorschläge über die Höhe des Schmerzensgeldes zu machen.

Während der durch *Behandlungs- und Arzneikosten* entstandene Vermögensschaden im allgemeinen sachlich zu belegen ist, wird die Beurteilung einer zeitlich begrenzten *Erwerbsunfähigkeit* und die durch etwaige Dauerfolgen zu erwartende Minderung der Erwerbsfähigkeit wieder Gegenstand der ärztlichen Begutachtung sein.

II. Haft- und Verhandlungsfähigkeit

Nach § 455 StPO ist die Vollstreckung einer Freiheitsstrafe aufzuschieben (bzw. die Haft auszusetzen), wenn der Verurteilte (bzw. Häftling) in Geisteskrankheit verfällt. Es muß sich nicht um echte Psychosen handeln, die psychische Störung muß aber einen solchen Grad erreicht haben, daß der Betreffende »für den Strafvollzug ungeeignet« ist. Nach Abs. 2 der Bestimmung kann Haftunfähigkeit auch gegeben sein, wenn bei anderweitigen Erkrankungen von der Vollstreckung eine nahe Lebensgefahr zu besorgen steht. Die Strafvollstreckung kann auch aufgeschoben werden, wenn sich der Verurteilte in einem körperlichen Zustand befindet, in dem eine sofortige Vollstreckung des Urteils mit der Einrichtung der Strafanstalt (Vorhandensein einer Krankenabteilung) unverträglich ist.

Das Bestehen naher Lebensgefahr würde man z.B. bei einem perforierten Ulcus annehmen, nicht dagegen bei fieberhafter Bronchitis. Schwieriger ist im allgemeinen die Beurteilung chronischer Erkrankungen, wie z.B. eines Diabetes, einer Tuberkulose. Bei einer cavernösen Phthise würde zwar die Möglichkeit eines Blutsturzes jederzeit gegeben sein; da jedoch über den Zeitpunkt, zu dem dieses (lebensgefährdende) Ereignis im konkreten Fall zu erwarten wäre, keine Aussage möglich ist, kann man nicht von einer *nahen* Lebensgefahr sprechen.

In derartigen Fällen ist deshalb die Einrichtung der Strafanstalt (Möglichkeit der Isolierung, Vorhandensein einer Krankenabteilung, Diätküche etc.) bei der Begutachtung mit zu berücksichtigen. In den späteren Monaten der *Gravidität* wird Strafaufschub bis nach der Entbindung und dem Abstillen gewährt.

Gutachtliche Schwierigkeiten entstehen oft bei der **Selbstbeschädigung** Strafgefangener durch Verschlucken von Fremdkörpern, Hervorrufung dermatologischer Artefakte etc. Die Gefangenen suchen auf diese Weise die Haftunterbrechung zu erzwingen, um durch die Überführung in ein Krankenhaus eine bessere Fluchtgelegenheit zu erreichen. Im allgemeinen wird der Aufenthalt in der Krankenanstalt auf die Strafzeit angerechnet; dies gilt jedoch nicht für Selbstbeschädiger (§ 461 StPO).

Bei der Beurteilung der **Verhandlungsfähigkeit** ist über die genannten Gesichtspunkte hinaus zu beachten, daß der Angeklagte in der Lage sein muß, der Verhandlung zu folgen und sich verständig und verständlich zu verteidigen. Handelt es sich um die **Terminsfähigkeit** von Zeugen, so braucht im allgemeinen kein so strenger Maßstab angelegt zu werden. – Wenn der Angeklagte sich wegen seines geistigen oder körperlichen Zustandes nicht selbst verteidigen kann und in absehbarer Zeit keine Besserung des Zustandes zu erwarten ist, so kann der Arzt auch vorschlagen, daß ihm vom Gericht ein Offizialverteidiger gestellt wird. – Liegt Verhandlungsunfähigkeit vor, so ist im Gutachten anzugeben, wie lange der Zustand voraussichtlich dauern wird.

III. Forensische Sexualmedizin

1. Pathophysiologische Grundlagen

Im Zusammenhang mit den unten aufgeführten gesetzlichen Bestimmungen soll an dieser Stelle zunächst kurz auf die **Grundlagen der Sexualentwicklung** eingegangen werden.

Die altersabhängigen Stadien der Sexualität umfassen bekanntlich:

Genitalbezügliche, aber meist noch asexuelle Aktivitäten bei **Kleinkindern** und im frühen Schulalter, wie Selbstberührung der Genitalien, Zupfen an den Brustwarzen, »Doktorspiele« mit Erforschung der Genital-Anatomie des anderen Geschlechts, alles in der Regel mehr als Spielverhalten zu werten (Kinsey; anderer Auffassung: Freud).

Praepubertäre Sexualspiele von **Knaben**, bei denen schon vor der Geschlechtsreife häufig Erektionen, ja auch irradiierende Orgasmen vorkommen. Zwischen dem 9. und 13. Lebensjahr sind Genitalspiele mit Entblößung und Berührung anderer Kinder nicht selten. Nach »Entdeckung« der Onanie kann sich eine homosexuelle Durchgangsphase entwickeln. Auch bei **Mädchen** ist in diesem Alter (nach Kinsey zu 20–30%) mit dem Beginn einer präpuberalen erotischen Reagibilität zu rechnen, deren Praktizierung mehr als beim Knaben passiv bleibt und von Zufällen abhängt.

Die sexuelle Neugier des Kindes kann für die Auslösung und Entwicklung des Tatgeschehens strafbarer Handlungen insofern Bedeutung gewinnen, als fallweise ein schwer abschätzbarer Anteil von Anreiz und Verführung des Täters vom Opfer ausgehen mag.

Mit dem Eintritt der Geschlechtsreife um das 11.–14. Lebensjahr beim Mädchen, das 13.–15. beim Jungen beginnt die eigentliche **Pubertät,** in der die eigene Geschlechtlichkeit zunächst spielerisch-autoerotisch (Verbreitung der Masturbation beim männlichen Geschlecht praktisch 100%, beim weiblichen unter 40%), teilweise in entwicklungshomosexuellen, nur selten bereits in heterosexuellen Kontakten erfahren und entwickelt wird. In der postpubertären Phase, etwa zwischen dem 16.–21. Lebensjahr erreicht beim männlichen Jugendlichen der Geschlechtstrieb seine größte Stärke.

In dieser Zeit muß der Übertritt aus dem Initialstadium mehr autoerotischer Lust-und Körperempfindung auf eine neue Ebene geschlechtlicher Partnerschaft erfolgen. Man hat die Verarbeitung des Triebes zum Aufbau eines gegengeschlechtlichen Partnerverhältnisses als integrierende Ursprungsleistung zur sozialen Formierung der Person bezeichnet, von deren Gelingen oder Nichtgelingen her sich Normalität oder Perversion des ferneren Geschlechtsverhaltens ableiten (Schelsky). Parallel läuft aufgrund des sozialen Umwelterlebnisses ein geistig-seelischer Prozeß des Ich-Abbaus, der Entfernung aus dem Eltern-Kindverhältnis und eine neue Beheimatung des Ichs im vitalen und sozialen Zueinander der Erwachsenenwelt, der durch reifungsphysiologische Dissoziationen (Retardierung z.B. im intellektuellen oder gemütlichen, Acceleration im somatischen Bereich) entscheidend erschwert sein kann.

Von der **Alterssexualität** sollte der Arzt wissen, daß Libido und sexuelle Aktivität keineswegs mit dem Eintritt des Klimateriums bei der Frau noch dem des Greisenalters beim Mann zu erlöschen pflegen. Da beim Mann allerdings ein langsames Nachlassen der Potenz kombiniert sein kann mit vermehrter Risikobereitschaft und Neigung zu kurzschlüssigem Handeln als Symptom cerebraler Abbauprozesse, liegt die Gefahr, sich dem unerfahrenen Kind unter unwillkürlicher Ausnutzung der Erwachsenenautorität als Sexualpartner zuzuwenden, gewissermaßen auf einer biologisch erklärbaren Ebene.

Sexualstörungen des Mannes können im Eherecht Gegenstand der ärztlichen Begutachtung werden. Man unterscheidet die Potentia coëundi und generandi (Beischlafs- und Zeugungsfähigkeit; vgl. auch S. 91). Die häufig als Aufhebungsgrund genannte Impotenz hat meistens eine psychisch bedingte Erektionsstörung mit Ejakulatio praecox zur Grundlage. Hier und bei Orgasmusstörungen spielt zuweilen auch eine unterbewußte Abneigung gegen den Ehepartner eine Rolle, manchmal auch sexuelle Deviationen (vgl. S. 74). Je nachdem wäre psychotherapeutische Beeinflussung möglich oder nicht, was natürlich vor Diagnosestellung geklärt sein muß. Mit diesen Hinweisen ist aber nur *ein* Detail aus der langen Kette möglicher Störungen genannt, deren diagnostische Abklärung am besten der andrologischen Spezialuntersuchung überlassen wird.

Sexualstörungen der Frau können ebenfalls psychische Grundlagen haben. Am meisten genannt wird der sogen. Vaginismus, der im Eherecht als Aufhebungsgrund anerkannt werden kann, wenn er therapieresistent und ätiologisch z.B. auf Widerwillen gegen den Ehemann zurückzuführen ist. Störungen der Libido oder des Orgasmus können ebenfalls derartige unterbewußte Grundlagen haben, oder auch bekanntlich auf Fehler der partnerschaftlichen Korrespondenz zurückgehen und somit der Therapie zugänglich sein. »Primäre« Frigidität allerdings ist auch schon als »persönliche Eigenschaft« im Sinne des § 32,1 EG anerkannt worden.

Auch hier gibt es bekanntlich ein weites Spektrum anatomischer und funktioneller Störfaktoren, deren Abklärung durch gynäkologische (und andrologische!) Spezialdiagnostik vor der Feststellung einer Konzeptionsunfähigkeit als persönlicher Eigenschaft des weiblichen Partners zu erfolgen hat.

Triebanomalien und sexuelle Fehlhaltungen

Eine einheitliche Theorie der sogenannten Perversionen auf psychopathologischer Basis ist weder möglich noch sinnvoll, weil außer der gemeinsamen Wurzel der Sexualität unter den einzelnen Deviationen nur wenige Gemeinsamkeiten bestehen. So orientieren sich die meisten Erklärungsversuche an ganz bestimmten Anomalien, auf die sie gut passen, während andere aus dem Schema herausfallen. Freud nahm in seiner psychoanalytischen Theorie der Perversionen eine allgemeine, polymorph-perverse Anlage des Kindes an und dachte sich hinter den infantilen Primärneigungen je einen »Partialtrieb«, dessen Fixierung zu der entsprechenden Perversion beim Erwachsenen führe (Beispiel Analerotik, Koprophilie). Die anthropologische Perversionstheorie (v. Gebsattel u.a.) hebt die Lust am Zerstören, Schänden, Entweihen, der Deformierung des Sein-Sollenden hervor (Beispiel Fetischismus, Sadismus). Die daseinsanalytische Betrachtung (Boss) bezieht sich ebenfalls in mehr deskriptiver Weise auf die Betonung des seelischen Erlebnisses beim Homosexuellen. Die soziologische Perversionstheorie, im wesentlichen gefördert durch Bürger-Prinz, Giese und Schelsky, erklärt die Entwicklung devianten Triebverhaltens mit Schwierigkeiten bei der Herstellung erster Partnerbeziehung in der Pubertät als der gemeinsamen Wurzel aller Perversionen, die im übrigen gekennzeichnet sind durch die Merkmale der Dranghaftigkeit und Reizbarkeit mit steigender Frequenz der Handlungen bei abnehmender Satisfaktion, Süchtigkeit des Erlebens, Entwicklung zu Promiskuität bzw. Anonymität. Der Aufbau partnerschaftlicher Beziehungen ist eher die Ausnahme (manche Homosexuelle), der weitgehende (Exhibitionismus) oder völlige (Fetischismus) Verzicht hierauf die Regel. Im einzelnen kennen wir folgende hauptsächliche Triebanomalien:

Homosexualität. Zweifellos die häufigste Normabweichung; nach Kinsey beläuft sich der Bevölkerungsanteil ständig und absolut homosexueller Personen auf 4%. Der über ein Jahrhundert alte literarische Streit um Ätiologie und Strafwürdigkeit der HS entzündete sich unter anderem an der Frage: angeboren oder erworben, welche aufgrund von Zwillingsuntersuchungen heute dahin zu beantworten ist, daß bei der Entstehung der HS in vielen Fällen abnorme Veranlagung ausschlaggebend ist (wobei Anlage nicht unbedingt = Erbfaktor zu setzen ist). Da aber auch prägende Einflüsse in der Pubertät von großer Bedeutung sind, entschied sich der Gesetzgeber nach einem fast 70jährigem Prozeß der politischen Bewußtseinsänderung zur Beseitigung der Strafbarkeit »einfacher« homosexueller Handlungen bei Belassung der Strafdrohung für solche mit Minderjährigen.

Man unterscheidet rein Homosexuelle mit ausschließlicher, fixer Hinwendung zum eigenen Geschlecht, wobei aber gelegentliche heterosexuelle Beziehungen, sogar Verehelichungen, vorkommen können, von bisexuellen Persönlichkeiten und solchen von heterosexueller Struktur mit homosexueller Betätigung. Obgleich es auch dauerhafte Partnerschaften unter HS gibt, geht die Entwicklung doch vielfach in die Promiskuität mit wechselnden Partnern über, wobei das Strichjungenunwesen eine überdurchschnittliche Gefährdung für den HS mit sich bringt. – Homosexuelle Beziehungen zwischen Personen weiblichen Geschlechts (lesbische Liebe, Tribadie) waren immer schon straffrei.

Der Begriff der »sexuellen Handlung« in § 175 StGB verlangt mindestens körperliche Berührung (im Gegensatz zur Rechtsprechung zum früheren § 175 und zur Begriffsbestimmung in Bezug auf §§ 174 und 176), also Betasten des Genitale (auch über der Kleidung), wechselseitige Onanie, Coitus inter femora, in os oder in anum.

Auch der geschlechtliche Mißbrauch von Tieren **(Sodomie)** ist seit dem Ges. z. Reform d. Strafrechts v. 25.6.1969 straffrei; meist handelt es sich hier nicht um eine echte Triebfixierung, sondern um Ausweichhandlungen sexualpathologisch sonst unauffälliger Menschen. Das gilt auch für die bereits von Herodot erwähnte **Nekrophilie;** die Unzucht mit Leichen – selten und z.T. bei beruflich einschlägig tätigen Männern beobachtet – ist gem. § 168 StGB als Störung der Totenruhe strafbar. – Ein Teil der, nicht so ganz seltenen, Sexualhandlungen mit Tieren trägt den Charakter des Zoosadismus (Tierstecher), wie ja meist, natürlich besonders an kleineren Tieren, durch das Stuprum Verletzungen entstehen, die als Sachbeschädigung gem. § 303 StGB zu bestrafen sind.

Von den übrigen sexuellen Perversionen kann der **Sadismus** forensisches Interesse erlangen, wenn das Streben nach Grausamkeiten und Mißhandlungen zu Körperverletzungen bzw. Tötung führt. Sadistische Züge zeigen oft Personen, welche wegen Überschreitung des Züchtigungsrechtes (Mißhandlung von Kindern) belangt werden. Die sadistische Veranlagung führt in ihrer letzten Konsequenz zum Lustmord. Da die Tötung sexuelles Äquivalent ist, findet oft der Coitus mit dem Opfer bzw. dessen Leiche gar nicht statt. Meist findet sich eine charakteristische Zerfleischung und Zerstückelung, besonders auch der Genitalregion, so daß das Tatmotiv schon aus dem Leichenbefund deutlich wird.

Im Gegensatz hierzu dient beim **Masochismus** das Erdulden von Schmerzen und Erniedrigungen zur Luststeigerung bzw. als sexuelles Äquivalent; diese Triebverirrung ist häufig gekoppelt mit anderen wie **Transvestitismus** (Anlegen von Kleidungsstücken des anderen Geschlechts; s. auch unter Transsexualismus, S. 83), **Koprophilie** (Verzehren von Kot und Urin des Geschlechtspartners), **Fetischismus** (sexuelle Erregung durch Symbole, wie Leder, bestimmte Kleidungsstücke etc.).

Masochisten verunglücken gelegentlich durch Ersticken in Selbstfesselungen und selbstquälerischen Apparaten, durch Verbluten aus Schnittverletzungen etc. Häufig sind *Selbststrangulationen* aus sexuellem Motiv, wobei der Tod durch zufälliges Erhängen erfolgen kann, da durch den Bewußtseinsverlust im Augenblick der Carotisabklemmung eine Befreiung aus der Schlinge nicht mehr möglich ist. **Autoerotische Unfälle** dieser Art gibt es auch durch Vergiftung oder Erstickung im Brechakt bei Selbstnarkosen mit chlorierten Kohlenwasserstoffen mit oder ohne Überstülpen eines Plastiksackes, durch Stromtod im Zusammenhang mit Verdrahtungsanlagen zur genitalen Elektrostimulation etc. Die Unterscheidung derartiger Unfälle von einem Suizid ist aus straf-und versicherungstechnischen Gründen notwendig (durch Selbstfesselung und -verletzungen des Leidsüchtigen entsteht oft der Verdacht der gewaltsamen Tötung!), aber durch richtige Beurteilung der Tatortsituation meistens auch möglich: Spiegel, pornographische, fetischistische (Leder!) und transvestitische Accessoires bekräftigen den Verdacht der narzißtisch-masochistischen Aktivität des Verstorbenen.

2. Sexualdelikte

Rechtslage. Die Reform des Sexualstrafrechts im Sinne einer weitgehenden Liberalisierung bahnte sich mit den Strafrechts-Änderungsgesetzen von 1968/69 an und führte mit dem 4. Gesetz zur Reform des Strafrechts vom 28.11.1973 zu einer völligen Neugestaltung des 13. Abschnitts StGB mit den §§ 174–184 c. Grundlage der Reform war die These, daß nur unerträgliches sozialschädliches Verhalten strafwürdig sei in Verbindung mit einer Neuformulierung des geschützten Rechtsgutes:»die sexuelle Selbstbestimmung«; includierend sind hier gemeint auch die ungestörte sexuelle Entwicklung des jungen Menschen, Schutz vor schwerwiegenden Belästigungen in sexueller Hinsicht, Schutz von Ehe und Familie, Schutz der elementaren Grundlagen friedlichen Zusammenlebens, wie Toleranz und Achtung der Menschenwürde des Anderen. Wertende, durch geschichtliche Moralvorstellungen geprägte Termini wie»Sittlichkeit«, »Unzucht« etc. wurden abgelöst durch Einführung des wertfreien Begriffs»sexuelle Handlung«.

§ 173 StGB	Beischlaf zwischen Verwandten aufsteigender und absteigender Linie und Geschwistern. Verwandte absteigender Linie und Geschwister werden nicht bestraft, wenn sie zur Tatzeit noch nicht 18 Jahre alt waren.
§ 174 StGB	Sexueller Mißbrauch von Schutzbefohlenen Mit Strafe bedroht ist die Vornahme sexueller Handlungen mit Personen unter 16 Jahren, die dem Täter zur Erziehung, Ausbildung oder Betreuung in der Lebensführung anvertraut sind, dasselbe bei unter 18jährigen, wenn für die Tat ein besonderes Abhängigkeitsverhältnis ausgenutzt wird.
§ 174 a und b StGB	bedrohen das gleiche Delikt unter der qualifizierenden Voraussetzung, daß es sich bei dem Opfer um einen Gefangenen, behördlich Verwahrten oder um den Patienten einer Krankenanstalt handelt, mit höherer Strafe, zumal wenn der Täter seine Amtsstellung mißbraucht hat.
§ 175 StGB	Homosexualität Ein Mann über achtzehn Jahre, der sexuelle Handlungen an einem Mann unter achtzehn Jahren vornimmt oder von einem Mann unter achtzehn Jahren an sich vornehmen läßt, wird mit Freiheitsstrafe bis zu fünf Jahren oder mit Geldstrafe bestraft.

Das Gericht kann von einer Bestrafung nach dieser Vorschrift absehen, wenn

1. der Täter zur Zeit der Tat noch nicht einundzwanzig Jahre alt war oder
2. bei Berücksichtigung des Verhaltens desjenigen, gegen den sich die Tat richtet, das Unrecht der Tat gering ist.

§ 176 StGB Sexueller Mißbrauch von Kindern
Wer sexuelle Handlungen an einer Person unter vierzehn Jahren (Kind) vornimmt oder an sich von dem Kind vornehmen läßt, wird mit Freiheitsstrafe von sechs Monaten bis zu zehn Jahren, in minder schweren Fällen mit Freiheitsstrafe bis zu fünf Jahren oder mit Geldstrafe bestraft. Strafschärfende Voraussetzungen sind gegeben, wenn der Täter mit dem Kind den Beischlaf ausübt oder es mißhandelt oder gar leichtfertig seinen Tod verursacht. Strafbar sind auch Einwirkungen auf das Kind zugunsten Dritter und durch pornographische Inhalte.

§ 177 StGB Vergewaltigung
Wer eine Frau mit Gewalt oder durch Drohung mit gegenwärtiger Gefahr für Leib oder Leben zum außerehelichen Beischlaf mit ihm oder einem Dritten nötigt, wird mit Freiheitsstrafe nicht unter zwei Jahren bestraft.

In minder schweren Fällen ist die Strafe Freiheitsstrafe von sechs Monaten bis zu fünf Jahren.

Verursacht der Täter durch die Tat leichtfertig den Tod des Opfers, so ist die Strafe Freiheitsstrafe nicht unter fünf Jahren.

§ 178 StGB Sexuelle Nötigung
Wer einen anderen mit Gewalt oder durch Drohung mit gegenwärtiger Gefahr für Leib oder Leben nötigt, außereheliche sexuelle Handlungen des Täters oder eines Dritten an sich zu dulden oder an dem Täter oder einem Dritten vorzunehmen,wird mit Freiheitsstrafe von einem Jahr bis zu zehn Jahren bestraft.

In minder schweren Fällen ist die Strafe Freiheitsstrafe von drei Monaten bis zu fünf Jahren.

Verursacht der Täter durch die Tat leichtfertig den Tod des Opfers, so ist die Strafe Freiheitsstrafe nicht unter fünf Jahren.

§ 179 StGB Sexueller Mißbrauch Widerstandsunfähiger
Wer einen anderen, der

1. wegen einer krankhaften seelischen Störung, wegen einer tiefgreifenden Bewußtseinsstörung oder wegen Schwachsinns oder einer schweren anderen seelischen Abartigkeit zum Widerstand unfähig ist oder
2. körperlich widerstandsunfähig ist,
   dadurch mißbraucht, daß er unter Ausnutzung der Widerstandsunfähigkeit außereheliche sexuelle Handlungen an ihm vornimmt oder an sich von dem Opfer vornehmen läßt, wird mit Freiheitsstrafe bis zu fünf Jahren oder mit Geldstrafe bestraft.

Wird die Tat durch Mißbrauch einer Frau zum außerehelichen Beischlaf begangen, so ist die Freiheitsstrafe von einem Jahr bis zu zehn Jahren, in minder schweren Fällen Freiheitsstrafe von drei Monaten bis zu fünf Jahren.

§ 180-82 b betreffen Kuppelei (nur noch Minderjährige) und Zuhälterei bzw. Ausbeutung von Prostituierten.

§ 183 StGB Exhibitionistische Handlungen
Ein Mann, der eine andere Person durch eine exhibitionistische Handlung belästigt, wird mit Freiheitsstrafe bis zu einem Jahr oder mit Geldstrafe bestraft.

Die Tat wird nur auf Antrag verfolgt, es sei denn, daß die Strafverfolgungsbehörde wegen des besonderen öffentlichen Interesses an der Strafverfolgung ein Einschreiten von Amts wegen für geboten hält.

Das Gericht kann die Vollstreckung einer Freiheitsstrafe auch dann zur Bewährung aussetzen, wenn zu erwarten ist, daß der Täter erst nach einer längeren Heilbehandlung keine exhibitionistischen Handlungen mehr vornehmen wird.

Beim **Exhibitionismus** handelt es sich um das Entblößen der Genitalien z. B. am Straßenrand, in öffentlichen Anlagen etc., meist in der Nähe oder vor Augen weiblicher Passantinnen, oft verbunden mit masturbatorischen Bewegungen. Derartige Handlungen sind ein öffentliches Ärgernis im Sinne des § 183 StGB; gegenüber Kindern unter 14 Jahren kann der Tatbestand des § 176 StGB erfüllt sein.

»Sexuelle Handlungen« *im Rahmen der* §§ 174, 176, 178, 179 *StGB* sind gegeben, wenn das Tun des Betreffenden »das Geschlechtliche im Menschen zum unmittelbaren Gegenstand hat, und zwar unter Einsatz mindestens des eigenen oder eines fremden Körpers«, wobei objektiv das äußere Erscheinungsbild der Handlung die Sexualbezogenheit grundsätzlich erkennen lassen muß; subjektiv braucht (im Gegensatz zur früheren Rechtsprechung) sexuelle Erregung des Täters nicht vorzuliegen. Die Handlung muß »einige Erheblichkeit« haben (§ 184 c), so daß bloße Reden, Geschmacklosigkeiten, beiläufige Küsse und Umarmungen in der Regel ausscheiden gegenüber z. B. Zungenküssen, Anfassen der Brust, Entblößen, Betasten oder Sichzeigenlassen der Geschlechtsteile, Einführen des männlichen Gliedes zwischen Schenkel, Cunnilingus u.a.m.

Zu § 176 zeigt die kriminologische Erfahrung, daß die Taten fast ausschließlich von männlichen Tätern überwiegend mit Kindern weiblichen Geschlechts aus ihrem näheren oder weiteren Lebensumkreis vorgenommen werden; oft wird das Opfer auch durch Versprechungen oder Geschenke angelockt und zum Verschweigen der Tat ermahnt. Das Delikt ist sehr häufig und steht in den Kriminalstatistiken an der Spitze aller Sexualstraftaten. Aufschlußreich sind hierzu die Erhebungen des 2. Kinseyreports, wonach 24% aller befragten Frauen schon im Alter von unter 13 Jahren sexuelle Erlebnisse mit Erwachsenen hatten. Das bevorzugte Alter der Täter liegt zwischen 30 und 50 Jahren; viele sind verheiratet, manche schwachsinnig; die früher dem fetischistischen Formenkreis zugerechnete »Pädophilia erotica« als Perversion sui generis spielt nur eine verschwindend geringe Rolle. Der Anteil älterer Männer mit über 25% und die fast ebenso häufige Täterschaft von Jugendlichen verweisen auf die grundsätzliche Bedeutung von Schwäche bzw. Unsicherheit als ätiologischem Faktor.

Der Tatbestand des »**Beischlafes**« (§§ 173, 179) ist erfüllt durch die Einführung des Penis in die Vagina; es ist nicht nötig, daß dabei eine Ejakulation erfolgte. Die Immissio gelingt vor dem 11. Lebensjahr nur ausnahmsweise ohne gleichzeitigen Dammriß; andererseits brachten Felduntersuchungen (Kinsey u.a.) das Ergebnis, daß bereits ein erstaunlicher Prozentsatz der 11- bis 13jährigen Coituserfahrungen besitzt.

Ein Zustand der **tiefgreifenden Bewußtseinsstörung** (§ 179 StGB) kann durch Alkoholisierung (nicht aber z.b. durch Haschisch in üblicher Dosierung), durch Barbiturate und Bromide in Überdosierung und natürlich durch Narkotisierung (hierfür kommt Äther weniger in Betracht als Chloroform) verursacht sein. Der qualifizierte Zustand i.s. des § 179 ist auch bei Frauen gegeben, welche in der ärztlichen Praxis in *Narkose* versetzt werden. Da nicht selten aus diesem Anlaß falsche Beschuldigungen gegen den Arzt erhoben werden, tut dieser gut, gynäkologische Untersuchungen und Narkosen nie ohne Zeugen vorzunehmen. Die Behauptung, daß sich der Arzt an der narkotisierten Patientin vergangen habe, kann wissentlich zu Unrecht (z.B. aus Rache von seiten hysterischer Frauen, die den Arzt anschwärmen und sich durch den fehlenden Widerhall ihrer Gefühle beleidigt meinen), oder im Glauben, daß sie zutreffe (erotische Narkoseträume), aufgestellt werden.

Die Frage, ob eine Frau in der *Hypnose* mißbraucht werden kann, ist grundsätzlich dahingehend zu beantworten, daß diejenige Frau, welche in hypnotisiertem Zustand den Coitus zuläßt, dies wahrscheinlich auch bei Wachbewußtsein getan hätte; man hält es allgemein für ausgeschlossen, daß ein strikt gegen die Zulassung erotischer Handlungen gerichteter Wille durch hypnotische Suggestion überwunden werden kann. Seltene Ausnahmen sind vielleicht nicht auszuschließen.

Es wurde gleichfalls bestritten, daß die **Vergewaltigung** einer kräftigen Frau bei vollem Bewußtsein möglich sei, wenn sie dem Coitus mit allen Mitteln widerstrebt. Bei Begutachtung ist daher auch das Kräfteverhältnis zwischen dem Täter und seinem Opfer, ferner die Schilderung des Tatherganges (z.B. Überfallen im Schlaf) zu berücksichtigen.

Unzweifelhaft ist aber in der Regel die Überlegenheit des wirklich zum Einsatz brutaler Gewalt entschlossenen Täters; nicht zu unterschätzen die Einschüchterung durch Drohung (vis compulsiva), besonders wenn es sich um Gruppendelikte handelt. Andererseits stellen sich viele Notzuchtsanzeigen nachträglich als falsche Anschuldigungen heraus (Racheakte, Psychopathen, Neid, Geltungssucht, Versuch, eine Schwangerschaft zu erklären u.a.m.), ganz abgesehen von der häufigen, tatbestandlichen Fragwürdigkeit des Vorganges: Die verbreitete Vorstellung von der »nicht unwillkommenen Gewalt«, vis haud ingrata, erklärt auch manches Täterverhalten. Verdeckte Bereitwilligkeit des Opfers schließt den objektiven, Nicht-Ernstnehmen des Widerstandes den subjektiven Tatbestand aus. Die kriminologische Erfahrung weist einen hohen Anteil von Jugendlichen und Heranwachsenden unter den Tätern und eine zunehmende Rohheit in der Gewaltanwendung aus. Einerseits sieht man, daß sich das Opfer, oft in unverantwortlicher Weise, – sexuelle Neugier sehr junger Mädchen spielt eine große Rolle, – exponierte, um erst in der letzten Phase Widerstand zu leisten; andrerseits häufen sich brutale Überfälle ohne vorangegangenen Kontakt zwischen Täter und Opfer.

Die Schwierigkeit in der Behandlung von Sittlichkeitsdelikten liegt in ihrem objektiven Nachweis, wenn verläßliche Zeugenaussagen nicht zur Verfügung stehen. Zumal bei Unzucht mit Minderjährigen muß sich die Anklage auf Kinderaussagen beziehen, deren Wert oft unterschätzt wird; allerdings sind auch schon die unglaublichsten Beschuldigungen aus reiner Sensationslust von Minderjährigen konfabuliert worden! Aber auch bei Notzucht, gewaltsamer Unzucht etc. können vielfach Zeugen nicht vernommen werden. Für den objektiven Nachweis des Tatbestandes ist **die ärztliche Untersuchung** entscheidend wichtig.

a) Frage der **Defloration.** Für die Feststellung der Virginität ist nur die Beschaffenheit des Hymens von Bedeutung; Enge oder Weite des Vestibulums, Schleimhautrötung, Veränderung der Labien sind keine beweiskräftigen Merkmale. Die häufigsten *Hymenformen* sind der H. annularis und semilunaris. Auch der virginelle Hymen kann gekerbte Ränder besitzen (H. denticulatus, lobatus, fimbriatus), jedoch gehen die Kerben im Gegensatz zu den traumatischen Einrissen deflorierter Hymina nicht bis auf die Vaginalwand durch. Frische Einrisse zeigen oft Blutunterlaufung der Schleimhaut, jedenfalls aber Schwellung und Rötung der Wundränder, sie heilen in wenigen Tagen ab. Blut in der Vagina stammt oft von zufällig koinzidierender Menstruation; Verletzungen müssen natürlich ausgeschlossen werden. Die Unterscheidung älterer Deflorationskerben von angeborenen Unregelmäßigkeiten ist oft schwierig. Den Hymenalrand richtet man am besten von innen mit einem Glasstab auf, dessen Ende eine nagelkopfartig vorspringende Fläche bildet. – Der Hymen braucht beim ersten Coitus nicht einzureißen; dies hängt im wesentlichen von der Weite und Dehnbarkeit der Scheidenklappe im Verhältnis zum Umfang des eingeführten Gliedes ab. Der Befund eines unverletzten Hymens schließt demzufolge nicht aus, daß ein Beischlaf stattgefunden hat, wenn die Hymenalöffnung (gedehnt) einen Umfang von wenigstens 9–10 cm hat (durchschnittlicher Umfang des erigierten Penis 12 cm). Manchmal finden sich auch Punkt-Blutungen in der Vestibular- und Vaginalschleimhaut;

b) Zur **Spurensicherung** werden Abstriche zum *Nachweis von Sperma* in der Vagina, evtl. auch im Bereich des äußeren Genitale entnommen. Im Scheidenabstrich finden sich Spermatozoen bei lebenden Personen meist nur bis etwa 20 Stunden nach dem Akt; In der Leiche dagegen noch wochenlang. Die Phosphatase-Reaktion bleibt länger positiv. Bezüglich der Technik siehe S. 273).

c) Wichtig ist der etwaige Befund sonstiger **Verletzungen,** die auf eine stattgehabte Vergewaltigung schließen lassen, z.B. Hautabschürfungen, Vertrocknungen und Blutunterlaufungen in der Gegend der Schulterblätter, der Ellenbogen, Oberarme und Handgelenke, Innenseite der Oberschenkel usw.

Eine besondere Rolle spielt ggf. der *Nachweis von Würgegriffen,* weil diese Angabe in den Ausführungen der Geschädigten ziemlich häufig auftaucht.

Neben den subjektiven Beschwerden (Schmerzen beim Schlucken, Sprechen, Druckschmerz im Kehlkopfbereich) gibt hier eine sorgfältige Inspek-
tion den Ausschlag, wobei nicht nur der Hals auf Kratzer und Blutunterlaufungen zu untersuchen ist, sondern insbesondere die Conjunctiven, die
Haut der Augenlider und hinter den Ohren auf petechiele Blutaustritte!
Positive Befunde in dieser Hinsicht beweisen, daß länger und ernsthaft
gewürgt worden ist (vgl. S. 210).

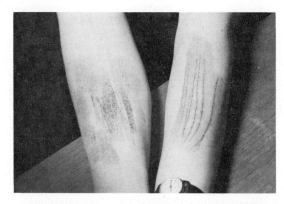

*Abb. 2: Artefakte an der
Haut der Unterarme, er-
zeugt durch Kratzen mit
der Messerspitze und
Schaben mit der Messer-
schneide, um Gewaltan-
wendung durch einen Not-
zuchtstäter vorzutäuschen.*

Im übrigen ist zu bedenken, daß die Angaben manchmal auch unwahr sind,
daß vorgewiesene Verletzungen auf andere Weise entstanden sein können
als behauptet; wir sahen schon wiederholt absichtlich selbstzugefügte *Artefakte,* die angeblich bei einer Vergewaltigung entstanden sein sollten
(Abb. 2). Solche sind, wenn man nur an die Möglichkeit denkt, meist leicht
zu erkennen. Masochistische Selbstverletzungen zeichnen sich durch
Genitalnähe (auch Brüste) und meist durch symmetrische Anlage aus.

3. Kastration

Nach dem »Gesetz über die freiwillige Kastration und andere Behandlungsmethoden« vom 15.8.1969 ist die Kastration als eine gegen die Auswirkungen
eines abnormen Geschlechtstriebes gerichtete Behandlung, durch welche die
Keimdrüsen eines Mannes absichtlich entfernt oder dauernd funktionsunfähig
gemacht werden, unter folgenden Voraussetzungen zulässig:

§ 2 (1) Die Kastration durch einen Arzt ist nicht als Körperverletzung strafbar, wenn

1. der Betroffene einwilligt (§ 3),

2. die Behandlung nach den Erkenntnissen der medizinischen Wissenschaft
   angezeigt ist, um bei dem Betroffenen schwerwiegende Krankheiten, seelische Störungen oder Leiden, die mit seinem abnormen Geschlechtstrieb
   zusammenhängen, zu verhüten, zu heilen oder zu lindern,

3. der Betroffene das fünundzwanzigste Lebensjahr vollendet hat,

4. für ihn körperlich oder seelisch durch die Kastration keine Nachteile zu
   erwarten sind, die zu dem mit der Behandlung angestrebten Erfolg außer
   Verhältnis stehen, und

5. die Behandlung nach den Erkenntnissen der medizinischen Wissenschaft vorgenommen wird.

(2) Unter den Voraussetzungen des Absatzes 1 Nr. 1, 3 bis 5 ist die Kastration durch einen Arzt auch dann nicht als Körperverletzung strafbar, wenn bei dem Betroffenen ein abnormer Geschlechtstrieb gegeben ist, der nach seiner Persönlichkeit und bisherigen Lebensführung die Begehung rechtswidriger Taten im Sinne des § 175 Abs. 1 Nr. 1 sowie der §§ 176, 177, 178, 183, 211, 212, 223 bis 226 des Strafgesetzbuches erwarten läßt, und die Kastration nach den Erkenntnissen der medizinischen Wissenschaft angezeigt ist, um dieser Gefahr zu begegnen und damit dem Betroffenen bei seiner künftigen Lebensführung zu helfen.

Ist der Betroffene, z. B. infolge Schwachsinns, unfähig, die unmittelbaren Folgen einer Kastration zu verstehen, so ist diese nur zulässig, um eine lebensbedrohende Krankheit zu verhüten, zu heilen oder zu lindern. Voraussetzung für die Kastration ist in jedem Fall die Genehmigung durch eine Gutachterstelle (der Ärtzekammer).

Anträge im Sinne dieses Gesetzes sind in den vergangenen Jahren in erster Linie von Straftätern gestellt worden, die im Anschluß an eines der genannten Delikte wegen Schuldunfähigkeit i.s. des § 20 StGB in einem Landeskrankenhaus verwahrt wurden.

4. Begutachtung der Geschlechtszugehörigkeit

Nach dem Personenstandgesetz ist im Geburtsregister das Geschlecht des Neugeborenen einzutragen. Bei Zwitterbildungen kann es vorkommen, daß zur Zeit der Pubertät einsetzende, konträre Tendenzen eine Änderung des Standesregisters nach ärztlicher Begutachtung der Geschlechtszugehörigkeit notwendig machen.

Hermaphroditismus verus – das gleichzeitige Vorhandensein männlichen und weiblichen Keimgewebes – ist außerordentlich selten; eine gesetzliche Anerkennung ist nicht möglich.

Meistens handelt es sich um **Pseudo-Hermaphroditismus,** wobei infolge chromosomaler oder entwicklungsgeschichtlicher Störungen das äußere Genitale nicht den Keimdrüsen entsprechend determiniert ist. Am häufigsten ist die Form des Ps.-H. *masculinus externus* mit (meist in der Bauchhöhle retinierten) Hoden und Vortäuschung einer Schamspalte infolge ausgebliebenen Verschlusses der Geschlechtswülste mit rudimentärem Penis und Hypospadie.

Die Diagnose ist nach den anatomischen Verhältnissen oft schwer zu stellen; neben der cytogenetischen Abklärung kann mit Einwilligung des Probanden nach Laparotomie eine Probeexzision aus dem Gonadengewebe vorgenommen werden.

Während man sich in früheren Jahren gern auf die färberische oder fluoreszenzmikroskopische Darstellung der geschlechtsspezifischen Chromatinkörperchen in den Zellkernen von Scleimhautabstrichen stützte (Sportlerinnen), wird man heute die Diagnostik nicht ohne gründliche Hormon- und Chromosomenanalyse abschließen, vor allem bei Neugeborenen mit intersexuellen Merkmalen, damit eine richtige Entwicklung der psychosozialen Geschlechtlichkeit etwaigen chirurgischen Korrekturen parallel laufen kann. Bei Erwachsenen richtet sich der Eintrag im Standesregister und die operative

Therapie neben dem überwiegenden äußeren Befund vor allem nach der bereits erfolgten psychosexuellen Determinierung, während der Chromosomenbefund zweitrangig bleibt; manche Scheinzwitter fühlen sich glücklicher in dem Charakter des Geschlechts, das der Ausbildung ihrer äußeren Genitalien mehr entspricht als der Determinierung des Keimgewebes.

Ein Problem besonderer Art bieten **psychisch Transexuelle** ohne Zwitterbildung (meist Männer), die aus besonders fixierter Neigung in der Rolle des anderen Geschlechts zu leben wünschen und auf dem Wege über Hormonkuren und Umwandlungsoperationen zuweilen sogar den ersehnten (weiblichen) Genitalstatus, wenigstens was die Kohabitationsfähigkeit anbetrifft, erreichen. Bei ihnen und auch den Transvestiten (s. S. 75) sind bisher fast nie chromosomale oder hormonelle Veränderungen gefunden worden. Der BGH befand (NJW 1972, 330), daß eine genital-korrigierende Operation »wegen der Schwere des Eingriffs in organisch gesunde Körperteile und ihrer die gesamte Persönlichkeit verändernden Auswirkung nur in ganz eindeutigen Ausnahmefällen, in denen sie zur Vermeidung schwerster seelischer und körperlicher Beeiträchtigungen unerläßlich erscheint, als nicht sittenwidrig bewertet werden kann«.

Das Transsexuellen-Gesetz vom 10.9.1980 (BGBl. I. 1654) läßt eine gerichtliche Neu-Feststellung der Geschlechtszugehörigkeit unter der Voraussetzung zu, daß sich der Antragsteller wenigstens 3 Jahre dem anderen Geschlecht zugehörig fühlt, daß er nicht verheiratet und dauernd fortpflanzungsunfähig ist und sich einem die äußeren Geschlechtsmerkmale verändernden operativen Eingriff unterzogen hat. Verlangt werden zwei unabhängig voneinander erstattete Gutachten von einschlägig erfahrenen Sexualkunde-Sachverständigen.

IV. Forensische Psychopathologie

1. Zivilrechtliche Fragen

Die **Rechtsfähigkeit** des Menschen beginnt mit Vollendung der Geburt; sie betrifft z.B. den Erwerb von Eigentum, durch Erbschaft, aber auch die Übernahme von Verpflichtungen.

Unabhängig davon begründet die **Geschäftsfähigkeit** erst die Möglichkeit, durch eigene Handlungen Rechte und Pflichten zu begründen, Verträge einzugehen usw. Volle Geschäftsfähigkeit wird mit Vollendung des 18. Lebensjahres erreicht.

§ 104 BGB **Geschäftsunfähig** ist:

1. wer nicht das siebente Lebensjahr vollendet hat;
2. wer sich in einem die freie Willensbestimmung ausschließenden Zustande krankhafter Störung der Geistestätigkeit befindet, sofern nicht der Zustand seiner Natur nach ein vorübergehender ist;
3. wer wegen Geisteskrankheit entmündigt ist.

Ein Minderjähriger ist nach § 106 beschränkt geschäftsfähig, wie in §§ 107 bis 113 näher ausgeführt; unbeschränkte Geschäftsfähigkeit tritt mit Vollendung des 21. Lebensjahres ein (§ 2); Bedeutung für Arztvertrag und Schweigepflicht s. S. 31 f. Der Ausdruck »krankhafte Störung der Geistestätigkeit« ist nicht unbedingt identisch mit den Begriffen »Geisteskrankheit« und »Geistesschwäche« des

§ 6 BGB   **Entmündigt** werden kann:

1. wer infolge von Geisteskrankheit oder von Geistesschwäche seine Angelegenheiten nicht zu besorgen vermag;

2. wer durch Verschwendung sich oder seine Familie der Gefahr des Notstandes aussetzt;

3. wer infolge von Trunksucht seine Angelegenheiten nicht zu besorgen vermag oder sich oder seine Familie der Gefahr des Notstandes aussetzt oder die Sicherheit anderer gefährdet.

Die Entmündigung ist wieder aufzuheben, wenn der Grund der Entmündigung wegfällt.

Da auch Bewußtseinsstörungen von kürzerer Dauer rechtserheblich sein können, aber meist nicht Anlaß sein werden, jemanden für geschäftsunfähig zu erklären, sind solche gesondert behandelt in

§ 105 BGB   Die Willenserklärung eines Geschäftsunfähigen ist nichtig. Nichtig ist auch eine Willenserklärung, die im Zustande der Bewußtlosigkeit oder vorübergehender Störung der Geistestätigkeit abgegeben wird.

Da dieser Text keinen quantitativen Hinweis enthält, ist die Feststellung nach RG Entsch. Z. 74, 110 wichtig, daß auch hier analog zu § 104 der Ausschluß der freien Willensbestimmung zu fordern ist (vgl. auch S. 86 f.).

§ 114 BGB   Wer wegen Geistesschwäche, wegen Verschwendung oder wegen Trunksucht entmündigt oder wer nach § 1906 unter vorläufige Vormundschaft gestellt ist, steht in Ansehung der Geschäftsfähigkeit einem Minderjährigen gleich, der das siebente Lebensjahr vollendet hat.

Eine weitere Form der Fürsorge für Personen, die ihre Angelegenheiten nicht ausreichend besorgen können, ist die **Pflegschaft:**

§ 1910 BGB   Ein Volljähriger, der nicht unter Vormundschaft steht, kann einen Pfleger für seine Person und sein Vermögen erhalten, wenn er infolge körperlicher Gebrechen, insbesondere weil er taub, blind oder stumm ist, seine Angelegenheiten nicht zu besorgen vermag.

Vermag ein Volljähriger, der nicht unter Vormundschaft steht, infolge geistiger oder körperlicher Gebrechen einzelne seiner Angelegenheiten oder einen bestimmten Kreis seiner Angelegenheiten, insbesondere seine Vermögensangelegenheiten, nicht zu besorgen, so kann er für diese Angelegenheiten einen Pfleger erhalten.

Die Pflegschaft darf nur mit Einwilligung des Gebrechlichen angeordnet werden, es sei denn, daß eine Verständigung mit ihm nicht möglich ist.

Die **Testierfähigkeit,** also die Möglichkeit zur Errichtung eines eigenen Testamentes, beginnt mit Vollendung des 16. Lebensjahres.

§ 2229 BGB   Ein Minderjähriger kann ein Testament erst errichten, wenn er das sechzehnte Lebensjahr vollendet hat.

Der Minderjährige oder ein unter vorläufige Vormundschaft gestellter Volljähriger bedarf zur Errichtung eines Testaments nicht der Zustimmung seines gesetzlichen Vertreters.

Wer entmündigt ist, kann ein Testament nicht errichten. Die Unfähigkeit tritt schon mit der Stellung des Antrages ein, auf Grund dessen die Entmündigung ausgesprochen wird.

Wer wegen krankhafter Störung der Geistestätigkeit, wegen Geistesschwäche oder wegen Bewußtseinsstörung nicht in der Lage ist, die Bedeutung einer von ihm abgegebenen Willenserklärung einzusehen und nach dieser Einsicht zu handeln, kann ein Testament nicht errichten.

Die **Deliktsfähigkeit** hat Bedeutung für die Schadenshaftung aus unerlaubter Handlung (Sachbeschädigung, Körperverletzung usw.). Für Kinder und Jugendliche im Alter zwischen 7 und 18 Jahren besteht bedingte Deliktsfähigkeit, d.h. es muß die zur Erkenntnis der Verantwortlichkeit nötige Einsicht vorhanden bzw. möglich sein. Für die Beurteilung der Deliktsfähigkeit Erwachsener gelten die gleichen Grundsätze wie bei der Schuldfähigkeit im Strafrecht.

Beweispflichtig ist, anders als im Strafrecht, der Schädiger.

§ 828 BGB   Wer nicht das 7. Lebensjahr vollendet hat, ist für einen Schaden, den er einem andrem zufügt, nicht verantwortlich.

Wer das 7., aber nicht das 18. Lebensjahr vollendet hat, ist für einen Schaden, den er einem andren zufügt, nicht verantwortlich, wenn er bei Begehung der schädigenden Handlung nicht die zur Erkenntnis der Verantwortlichkeit erforderliche Einsicht hat. Das gleiche gilt von einem Taubstummen.

§ 827 BGB   Wer im Zustande der Bewußtlosigkeit oder in einem die freie Willensbestimmung ausschließenden Zustande krankhafter Störung der Geistestätigkeit einem anderen Schaden zufügt, ist für den Schaden nicht verantwortlich. Hat er sich durch geistige Getränke oder ähnliche Mittel in einen vorübergehenden Zustand dieser Art versetzt, so ist es für einen Schaden, den er in diesem Zustande widerrechtlich verursacht, in gleicher Weise verantwortlich, wie wenn ihm Fahrlässigkeit zur Last fiele; die Verantwortlichkeit tritt nicht ein, wenn er ohne Verschulden in den Zustand geraten ist.

Im **Eherecht** gilt als Grenze der »Ehemündigkeit« die Vollendung des 18. Lebensjahres. Von dieser Bestimmung kann das Vormundschaftsgericht Befreiung erteilen, wenn der Antragsteller das 16. Lebensjahr vollendet hat und sein künftiger Ehegatte volljährig ist. Medizinisch einschlägig sind im übrigen folgende Bestimmungen des Ehegesetzes vom 20.2.1946:

§ 18   Eine Ehe ist *nichtig,* wenn einer der Ehegatten zur Zeit der Eheschließung geschäftsunfähig war, oder sich im Zustand der Bewußtlosigkeit oder vorübergehenden Störung der Geistestätigkeit befand ...

§ 32   1. Ein Ehegatte kann *Aufhebung* der Ehe begehren, wenn er sich bei der Eheschließung über solche persönliche Eigenschaften des anderen Ehegatten geirrt hat, die ihn bei Kenntnis der Sachlage und bei verständiger Würdigung des Wesens der Ehe von der Eingehung der Ehe abgehalten haben würden...

2. Die Aufhebung ist ausgeschlossen, wenn der Ehegatte nach Entdeckung des Irrtums zu erkennen gegeben hat, daß er die Ehe fortsetzen will, oder wenn sein Verlangen nach Aufhebung der Ehe mit Rücksicht auf die bisherige Gestaltung des ehelichen Lebens der Ehegatten als sittlich nicht gerechtfertigt erscheint.

Unter den Begriff der »persönlichen Eigenschaften« im Sinne des § 32 können sowohl körperliche Erkrankungen, wie Epilepsie, Dermatosen, genitale Fehlbildungen fallen wie auch psychische Krankheiten und Besonderheiten im Sinne »psychopathischer Anlage«, ferner Sexualstörungen (vgl. S. 73 f.).

2. Die Schuldfähigkeit im Strafrecht

Bezüglich der »Jugendzurechnungsfähigkeit« und Strafmündigkeit vgl. S. 14. Die Grundlage der strafrechtlichen Verantwortlichkeit ist die Unterstellung der regelhaft vorhandenen Entscheidungsfreiheit: »Mit dem Unwerturteil der Schuld wird dem Täter vorgeworfen, daß er sich ... für das Unrecht entschieden hat, obwohl er sich ... für das rechtmäßige Verhalten hätte entscheiden können« (BGH St 2, 200). Hier schließen an die Bestimmungen der

§ 20 StGB Ohne Schuld handelt, wer bei Begehung der Tat wegen einer krankhaften seelischen Störung, wegen einer tiefgreifenden Bewußtseinsstörung oder wegen Schwachsinns oder einer schweren anderen seelischen Abartigkeit unfähig ist, das Unrecht der Tat einzusehen oder nach dieser Einsicht zu handeln.

§ 21 StGB Ist die Fähigkeit des Täters, das Unrecht der Tat einzusehen oder nach dieser Einsicht zu handeln, aus einem der § 20 bezeichneten Gründe bei Begehung der Tat erheblich vermindert, so kann die Strafe nach § 49 Abs. 1 gemildert werden.

Die Begutachtung der Schuldunfähigkeit wegen »krankhafter seelischer Störung, wegen Schwachsinns oder wegen schwerer seelischer Abartigkeit« ist dem Fach-Psychiater vorzubehalten. In vielen Fällen, vor allem wenn es um die Frage »tiefgreifender Bewußtseinsstörung« bei Affektzuständen geht, bedienen sich die Gerichte auch gern des psychologischen Sachverständigen. Bei der Beurteilung der transitorischen Bewußtseinsstörungen exogener Natur hat meist der Rechtsmediziner die besten Erfahrungen.

Unter den **toxischen Bewußtseinsstörungen** (vgl. auch den Abschnitt Vergiftungen, besonders CO, Schlafmittel, Psychopharmaka und Rauschgifte) steht an erster Stelle der **Alkoholrausch.**

§ 323 a StGB Wer sich vorsätzlich oder fahrlässig durch alkoholische Getränke oder andere berauschende Mittel in einen Rausch versetzt, wird mit Freiheitsstrafe bis zu 5 Jahren oder mit Geldstrafe bestraft, wenn er in diesem Zustand eine rechtswidrige Tat begeht und ihretwegen nicht bestraft werden kann, weil er infolge des Rausches schuldunfähig war oder weil dies nicht auszuschließen ist.

Ist infolge von Alkoholwirkung die Zurechnungsfähigkeit in Frage gestellt, so kann der Täter trotzdem wegen der von ihm begangenen Straftat und nicht aus § 323 a bestraft werden, wenn sein Verschulden sich nicht auf das Sichbetrinken, sondern von vornherein auf die betreffende Tat erstreckt (Rechtsfigur der **actio libera in causa**). Wer sich z. B. Mut antrinkt, um eine Körperverletzung zu begehen, ist aus § 223 StGB zu bestrafen. Eine fahrlässige actio libera in causa liegt im Regelfall der Trunkenheit am Steuer vor: der Täter fährt mit seinem Auto zum Wirtshaus und trinkt, obwohl er weiß, daß er anschließend weiterfahren wird.

Um die **Voraussetzungen des § 323 a** zu erfüllen, muß es sich um einen die Zurechnungsfähigkeit ausschließenden Rauschzustand handeln, für den die Aufnahme von Alkohol (oder anderen berauschenden Mitteln) kausal war. Es können auch innere Ursachen (z. B. krankheitsbedingte Alkoholintoleranz, zusätzlicher Medikamenteneinfluß) mitgewirkt haben, nur dürfen diese nicht den ausschlaggebenden Anteil am Eintritt der Bewußtseinsstörung gebildet haben; *dann* müßte es zum Freispruch kommen.

Die *Begutachtung der alkoholbedingten Bewußtseinsstörungen* kann sich naturgemäß nicht auf aktuelle klinische Befunde stützen, weil ja die Straftat erst viel später angeklagt und vor Gericht verhandelt wird. Die Beurteilung stützt sich im Einzelfall mehr auf die Verhaltensweise (Steuerungsfähigkeit, Situations-Anpassung?) als auf die BAK.

Grundsätzlich ist festzuhalten, daß im Rahmen der Alkoholwirkung die Enthemmung (»einsichtsgemäß zu *handeln*« = sich von der Tat zurückzuhalten, Hemmungen zu bilden) eine größere Rolle spielt als die Störung der Urteilsfähigkeit (Kritikschwäche). »**Vollrausch**« = »sinnlose Trunkenheit« kommt ausnahmsweise schon bei Werten ab etwa 2‰ (Beginn des klinisch deutlichen – schweren Rausches) vor, meistens erst bei annähernd 3‰.

Das Merkmal der »Bewußtseinsstörung« i.S. des § 20 wird kaum ohne (glaubhafte!) *Amnesie* als gegeben erachtet werden können. Das Amnesieproblem kann an dieser Stelle nicht in extenso erörtert werden. Es sei hervorgehoben, daß Laien auf der anderen Seite dem Phänomen der Erinnerungslosigkeit im allgemeinen eine zu große positive Bedeutung beimessen. Sie neigen dazu, Amnesie = Zurechnungsfähigkeit zu setzen, ebenso wie deren Feststellung gerne allzu schematisch von der BAK abhängig gemacht wird. Beides ist unrichtig. Es gibt Fälle erhaltener Zurechnungsfähigkeit trotz späterer Erinnerungslosigkeit für den gleichen Zeitraum. Es gibt vor allem viele unwahre Amnesie-Behauptungen. Es gibt zurechnungsfähige Täter mit 3,2‰ und sinnlos trunkene mit 1,7‰. Ohne individuelle Begutachtung aufgrund einer möglichst genauen Handlungsanalyse ist deshalb grundsätzlich nicht auszukommen.

Wann eine »*Erheblichkeit*« der *Intoxikation i.S.* des § 21 gegeben ist, wird ebenfalls unter Brücksichtigung des äußeren Trunkenheitsbildes im wesentlichen anhand der Verhaltensbeobachtung abzuschätzen sein. Sicher reicht hierfür nicht schon die sozusagen »normale« alkoholische Enthemmung aus, die sich schon bei geringen BA-Werten einzustellen pflegt. In jedem Fall ist darüber hinaus die Wechselwirkung zwischen Primärpersönlichkeit und Alkohol gebührend zu berücksichtigen.

Die Anknüpfungstatsachen für das Gutachten müssen aus der Einlassung des Täters und dem übrigen Ermittlungsergebnis, z. B. den Zeugenaussagen gewonnen werden. Dabei sind es oft gerade kleinere Details, Überlegungen und Äußerungen des Täters im Umkreis des Tatgeschehens, welche einen Aussagewert für den Komplex Urteilsfähigkeit/Verhaltenssteuerung haben.

Beispiel: Ein 26j. Automechaniker nimmt an einem Volksfest teil und trinkt von 9–14 Uhr große Mengen Bier. Er entfernt sich, etwas schwankend, aus dem Kameradenkreis. Er trifft 1/2 Std. später 2 ihm aus dem Dorf bekannte Mädchen im Alter von 8 u. 9 J., die den 3j. Bruder im Kinderwagen mitführen und bestellt sie zu sich in die Wohnung, »um ihnen seine Wellensittichzucht zu zeigen«. Die Kinder erscheinen gegen 16 Uhr; mit dem älteren Mädchen kommt es zu sexuellen Handlungen. – Am Abend des gleichen Tages wird der Täter schlafend angetroffen; er macht einen ziemlich betrunkenen Eindruck (für die Tatzeit berechnete BAK 2,8‰) und behauptet, von nichts zu wissen; seine Erinnerungslücke reiche über den ganzen Tag zurück bis etwa 12 Uhr. – Folgende Details aus den Vernehmungen erschienen geeignet, eine ausreichende Steuerungsfähigkeit zu beweisen: bei der Verabredung mit dem Opfer bedachte er, daß er erst ab 16 Uhr allein zuhause sein würde; um die Kinder geneigt zu machen, kaufte er ihnen Kaugummi und versprach, daß sie sich einen Vogel aussuchen dürften; in der Wohnung beschäftigte er das kleinere Mädchen und den Knaben bei den Käfigen, während er das ältere Mädchen mit in sein Zimmer nahm; noch während der Tatausführung lenkte er die nach ihm rufenden anderen Kinder ab und schickte sie nach Hause. Da er aber die Haustür abgeschlossen hatte (!), mußte er ihnen durch Zuruf noch erklären, wo der Schlüssel lag. Die Handlung schloß er mit der üblichen Ermahnung, den Eltern nichts zu sagen.

Bezüglich der **Amnesiebegutachtung** ist ganz allgemein zu sagen, daß es sich um ein schwieriges Gebiet handelt, das besondere Erfahrung voraussetzt. An dieser Stelle kann nur auf einige Aspekte vornehmlich im Rahmen von Verkehrsstrafsachen aufmerksam gemacht werden, die in der Praxis häufig wiederkehren. Bei alkoholbedingter Amnesie gilt, daß deren Erstreckung über viele Stunden im Grunde ebenso unglaubwürdig ist, wie die knapp herausgestanzte Lücke gerade für die Minuten der strafbaren Handlung. Charakteristisch für die alkoholbedingte Erinnerungsstörung ist, daß sie in der Regel eben nicht mit einem »Filmriß«, sondern unscharf beginnt und daß oft noch einzelne verschwommene Erinnerungsinseln die fehlende Zeitspanne säumen. Dabei pflegen gerade Ereignisse von hohem affektivem Beteiligungswert eine Eindringtiefe zu erreichen, die den im allgemeinen verflachten Perzeptionspegel überwindet.

Anderes gilt für den Regelfall der bereits erwähnten **traumatischen Bewußtseinsstörung.** Die commotio cerebri führt meist zu einem scharf abgeschnittenen, oft retrograd noch kurze Zeit über den Unfall zurückreichenden Erinnerungsverlust, wie sie ja auch selbst durch das Bild der kompletten Bewußtlosigkeit charakterisiert ist. Allerdings ist zu bedenken, daß sich das Bewußtsein nach dem Wiedererwachen oft erst stufenweise aufhellt, daß also bei schon wiedergekehrter Handlungsfähigkeit noch einige Zeit assoziative und perzeptive Störungen vorliegen können, die auch mit späterer Amnesie für diese Zeit verbunden sein können. Im Extremfall spricht man von einem »besonnenen Dämmerzustand«, der auch einmal die normale commotionelle Bewußtlosigkeit ersetzen kann (Störring, Hirschmann), dessen Bedeutung aber in der Verkehrsunfallpraxis verschwindend gering ist.

In aller Regel handelt es sich auch bei sogenannten »Schockzuständen« von Kraftfahrern, die Unfallflucht begehen, um ihren Alkoholisierungszustand zu verheimlichen, um Schutzbehauptungen. Echte Ausnahmezustände dieser Art sind immer von starken vegetativen Symptomen begleitet (Blässe, Zittern) und tragen die Züge von Primitivreaktionen mit stuporöser Bewegungsarmut oder sinnlosem Umherirren; es handelt sich um psychotisch wirkende Bewußtseinsstörungen mit Desorientiertheit, Amnesie und sicher ohne situationsbezogenes Reflektieren (Panse). Diese Formen der Reaktion auf einen Unfall sind extrem selten und entwickeln sich praktisch auch nur auf dem Boden einer besonderen Ausgangssituation; meist handelt es sich um präformierte Spannungen, angestaute Affekte bei psychopathischen Persönlichkeiten (Hirschmann). Die normalen Schreckreaktionen nach Unfällen haben damit nichts zu tun; sie sind zwar auch vielfach von heftigen vegetativen Entgleisungen begleitet, können eine momentane Aktionssperre auslösen, werden aber nach wenigen Sekunden oder Minuten überwunden, so daß wieder angepaßtes Verhalten (Rückkehr zum Unfallort !) möglich ist. – Für den Alkoholeinfluß gilt grundsätzlich, daß derartige Reaktionen gemildert werden.

Sehr selten ist der von anderen quantitativ abnormen Rauschformen nicht immer klar abzugrenzende und als Krankheitsbild sui generis überhaupt umstrittene (Venzlaff) sog. **pathologische Rausch,** der mit kompletter Bewußtseinsstörung bei erhaltener Handlungsfähigkeit und oft wenig auffälligen körperlichen Rauschsymptomen, bei relativ niedriger BAK und »wesensfremden«, vielfach unmotivierten Handlungen, Desorientiertheit, Situationsverkennung, Neigung zu Gewalttätigkeiten und Ausgang in Terminalschlaf epileptoide Züge tragen soll. Die Diagnose der »Wesensfremdheit« bestimmter Verhaltensweisen ist mit großer Vorsicht zu stellen. Manche scheinbar ganz motivlose und in den Lebensablauf des Täters auf den ersten Blick absolut nicht passende Handlungen lassen sich bei genauerem Zusehen schließlich doch »verstehen« oder aus präformierten Inhalten ableiten.

Maßregeln der Besserung und Sicherung.

§ 63 StGB   Hat jemand eine rechtswidrige Tat im Zustand der Schuldunfähigkeit (§ 20) oder der verminderten Schuldfähigkeit (§ 21) begangen, so ordnet das Gericht die **Unterbringung** in einem psychiatrischen Krankenhaus an, wenn die Gesamtwürdigung des Täters und seiner Tat ergibt, daß von ihm infolge seines Zustandes erhebliche rechtswidrige Taten zu erwarten sind und er deshalb für die Allgemeinheit gefährlich ist.

Bei Alkoholikern und Rauschgiftsüchtigen kommt als »Maßregel ohne Freiheitsentzug« auch die Anordnung einer Führungsaufsicht (§ 68 StGB) in Frage.

§ 64 StGB Hat jemand den Hang, alkoholische Getränke oder andere berauschende Mittel im Übermaß zu sich zu nehmen, und wird er wegen einer rechtswidrigen Tat, die er im Rausch begangen hat oder die auf seinen Hang zurückgeht, verurteilt oder nur deshalb nicht verurteilt, weil seine Schuldunfähigkeit erwiesen oder nicht auszuschließen ist, so ordnet das Gericht die Unterbringung in einer **Entziehungsanstalt** an, wenn die Gefahr besteht, daß er infolge seines Hanges erhebliche rechtswidrige Taten begehen wird.

Die Anordnung unterbleibt, wenn eine Entziehungskur von vornherein aussichtslos erscheint.

Das Strafvollzugsgesetz vom 1.1.1977 stellte bei der Durchführung von Strafen und Maßregeln in erhöhtem Maße den Resozialisierungsgedanken in den Vordergrund. Die Unterbringung in einer sozialtherapeutischen Anstalt gem. § 65 StGB kann angeordnet werden bei Rückfalltätern »mit schweren Persönlichkeitsstörungen«, besonders bei Sexualdelikten, ferner bei Tätern unter 27 Jahren, wenn Entwicklung zum »Hangtäter« droht und Schuldunfähigen oder vermindert Schuldfähigen, die in der Sth. Anstalt besser als in einem psychiatrischen Krankenhaus behandelt werden können.

V. Vaterschaftsfragen

§ 1600 o BGB 1. Als Vater (des nichtehelichen Kindes) ist der Mann festzustellen, der das Kind gezeugt hat.

2. Es wird vermutet, daß das Kind von dem Manne gezeugt ist, welcher der Mutter während der Empfängniszeit beigewohnt hat. Die Vermutung gilt nicht, wenn nach Würdigung aller Umstände schwerwiegende Zweifel an der Vaterschaft verbleiben.

§ 1592 BGB Als Empfängniszeit gilt die Zeit vom 181. bis zum 302. Tage vor dem Tag der Geburt des Kindes.

§ 1591 BGB Ein Kind, das nach Eingehung der Ehe geboren wird, ist ehelich, wenn die Frau es vor oder während der Ehe empfangen und der Mann innerhalb der Empfängniszeit der Frau beigewohnt hat. Das Kind ist nicht ehelich, wenn es den Umständen nach offenbar unmöglich ist, daß die Frau das Kind von dem Manne empfangen hat.

Es wird vermutet, daß der Mann innerhalb der Empfängniszeit der Frau beigewohnt hat. Soweit die Empfängniszeit in die Zeit vor der Ehe fällt, gilt die Vermutung nur, wenn der Mann gestorben ist, ohne die Ehelichkeit des Kindes angefochten zu haben.

Wenn bei ehelichen Kindern der Ehemann Bedenken bezüglich seiner Erzeugerschaft hat, so kann er binnen Jahresfrist die Ehelichkeit des Kindes anfechten; ist diese Frist verstrichen, so kann die *Anfechtungsklage* auch durch den Staatsanwalt erfolgen (§§ 1594, 1595 a BGB). Der Kläger muß beweisen, daß es den Umständen nach offenbar unmöglich ist, daß er das beklagte Kind erzeugt hat.

Der Vormund des nichtehelichen Kindes, meist das Jugendamt, ermittelt durch Befragen der Kindesmutter den vermutlichen Vater und fordert ihn auf, die Vaterschaft anzuerkennen. Weigert er sich, so verklagt ihn das Jugendamt zwecks Feststellung der Vaterschaft. In dem folgenden Prozeß ist der Kläger das Kind, die Mutter Zeugin, der als Vater in Anspruch genommene Mann der Beklagte. Dieser kann nun Einwände erheben; er kann behaupten, daß das Kind nicht von ihm stammen könne, weil er zeugungsunfähig sei, oder weil er zu einem empfängnisungünstigen Zeitpunkt mit der KM verkehrt habe etc., jedenfalls wird er dann die Einrede des *Mehrverkehrs* vorbringen müssen.

Früher galt nach § 1717 BGB alter Fassung das Prinzip der »exceptio plurium«: Gelang dem Beklagten der Beweis, daß außer ihm noch andere Männer der KM beigewohnt hatten, so galt keiner der Männer als Vater und die Klage wurde abgewiesen, es sei denn, der Klagepartei gelang der Beweis, daß die Mutter das Kind »offenbar unmöglich« aus einer Beiwohnung der Mehrverkehrszeugen empfangen haben konnte.

Unter »offenbar unmöglich« ist alles zu verstehen, was mit einer Wahrscheinlichkeit von über 99,8% gesichert ist.

Nach der Neufassung des Nichtehelichenrechts gilt der Grundsatz der Tatsachenermittlung durch das Gericht (§§ 640, 622 BGB n.F.). Die Vaterschaftsfeststellung ist eine Frage der Abwägung; für die Vermutung der Zeugung muß eine erheblich überwiegende Wahrscheinlichkeit bestehen. Steht die Beiwohnung, eventuell auch die eines anderen Mannes (Zeugenbeweis) fest, so wird das Gericht alle übrigen Beweismittel, insbesondere den Sachverständigenbeweis für die Entscheidung auszunutzen, ob sich »schwerwiegende Zweifel« an der Vaterschaft des einen oder anderen Mannes ergeben. Die aufgrund der Fertilitäts-, Tragezeit/Reifebegutachtung, der Blutgruppen- und erbbiologischen Untersuchung sich ergebenden Tatsachen bzw. Merkmale werden nicht mehr wie früher nur darauf geprüft, ob sie mit hinreichender Wahrscheinlichkeit *gegen* die Vaterschaft eines Mannes sprechen, sondern müssen in ihrer Gesamtheit im Sinne der positiven Vaterschaftsfeststellung dahin ausgewertet werden, welcher Wahrscheinlichkeitsgrad sich *für* die Erzeugerschaft des Betreffenden ergibt.

1. Zeugungsfähigkeit

Ein Mann ist zeugungsfähig, wenn er die Begattungsfähigkeit und die Befruchtungsfähigkeit besitzt.

Da eine objektive Beurteilung funktioneller Sexualstörungen (Potentia coeundi) im konkreten Fall meist nicht möglich ist (vgl. auch den Abschnitt »forensische Sexualmedizin«), ist die Begutachtung in der Regel auf die Frage der Befruchtungsfähigkeit abzustellen.

Zur **Potentia generandi** gehört das Vorhandensein befruchtungsfähiger (normal gestalteter, beweglicher) Spermatozoen bei der mikroskopischen Untersuchung des Ejakulates.

Bei der Begutachtung muß das Ejakulat durch Masturbation an der Untersuchungsstelle geliefert werden,

a) um Unterschiebung von azoospermischem Fremdsperma auszuschließen,

b) weil die Spermien im Condom alsbald absterben und somit die Differentialdiagnose gegenüber Nekrospermie unmöglich wäre.

Zeugungsunfähigkeit kann bedingt sein durch *Azoospermie* bzw. Aspermatismus bei
Kastration, Sterilisation, Röntgenschäden, Hodenatrophie (z.B. bei Kryptorchismus, Hy-
drocelen, Trauma), innersekretorischen Störungen, Tumoren, luetischen und tuberkulö-
sen Prozessen an Hoden und Nebenhoden, sowie (meistens) entzündlicher Striktur und
Verödung der Samenwege (Gonorrhoe). Oligospermie (und Nekrospermie) kann vorkommen bei einseitiger Epididymitis, nach sexuellen Exzessen etc. Bei *Oligospermie* ist
die Zeugungsfähigkeit nicht sicher auszuschließen, aber meist doch sehr unwahrscheinlich; der Wahrscheinlichkeitsgrad ist natürlich vom Grad der Verminderung der normo-
morphen Spermatozoen pro ml Ejakulat (normal 60–120Mio), auch von deren Beweg-
lichkeit abhängig; ein Prozentsatz von mehr als 30% toten Spermien, bei Zahlen unter 20
Mio/ml, wird klinisch als Hinweis auf Fertilitätsstörungen gewertet.

Im forensischen Fall spielt die **Absicherung gegen Betrugsmanöver** eine große Rolle.
Wiederholte Masturbation vor Antritt zur Untersuchung führt u.U. zu hochgradiger
Oligospermie; durch Oestrogen- und Testosteronzufuhr kann sogar vorübergehende
Azoospermie hervorgerufen werden. Zur Befundsicherung gehört deshalb neben der
Identitätsüberprüfung auch eine orientierende biochemische Untersuchung des Ejakulates (sehr geringe Menge, etwa unter 1 ml, läßt an Erschöpfungsoligospermie denken,
wobei auch im Spermiogramm neben der zahlenmäßigen Verminderung normaler Sper-
mien Zellen der Samenreifungsreihe vermehrt hervortreten; saure Reaktion deutet auf
Zusatz spermiozider Mittel; starke Verflüssigung läßt an Verdünnung oder Mitbringen
alten Spermas denken: frische Ejakulate sind für ca. 10 min gallertig; allerdings kommen
diese Befunde auch unter pathologischen Bedingungen vor). Wichtig ist vor allem eine
Wiederholung der Untersuchung.

2. Tragzeitbegutachtung

Die durchschnittliche **Tragzeit** eines **reifen** Kindes (Länge 50 bis 55 cm, Gewicht 2900–3600 g, Kopfumfang 34 cm, vgl. auch S. 236) beträgt, vom 1. Tage
der letzten Menstruation an gerechnet, etwa 280 Tage, von dem Tage der
Conzeption an 270 Tage. Abweichungen von dieser Zahl kommen vor; die
Wahrscheinlichkeit, daß das Kind aus einem bestimmten Beischlaftermin
stammt, ist jedoch um so geringer, je weiter die Tragzeitberechnung sich von
der Durchschnittszeit entfernt. Nach großen statistischen Erfahrungen ist diese Wahrscheinlichkeit bei einer Tragzeit von unter 240 bzw. über 300 Tagen so
gering, daß sie praktisch vernachlässigt werden kann.

Für die extrem kurze Schwangerschaftsdauer besteht eine Ausschlußwahr-
scheinlichkeit von 99,7%. Tragzeiten unter 230 Tagen bei reifem Kind sind voll
beweiskräftig überhaupt noch nicht mitgeteilt worden, während die stark verlängerte Schwangerschaft (bis zu ca. 320 Tagen) durch Einzelbeobachtungen
belegt ist. Schwieriger ist die Beurteilung bei unreifen bzw. übertragenen
Kindern.

Beispiel: Ist ein Kind mit den Zeichen der Reife am 1.9.1968 geboren worden,
und ist als Verkehrstermin des Beklagten der 4.1.1968, als der des Mehrverkehrszeugen der 26.11.1967 angegeben, so würde die Tragzeit unter Zugrundelegung des ersteren Datums 240 Tage betragen, während sich aus dem

zweiten Datum eine Schwangerschaftsdauer von 279 Tagen ergäbe. Nach den oben angeführten Erfahrungen wäre es als »sehr unwahrscheinlich« zu bezeichnen, daß das Kind aus der Beiwohnung des Beklagten stammt, während der Verkehrstermin des Zeugen für die Erzeugung in Betracht kommt.

Medizinisch verwertbar als »Additiv-Wahrscheinlichkeiten« wären Angaben über die Lokalisation der Kohabitation im Zyklus, angebliche Regelblutungen während der Schwangerschaft und den sonstigen Verlauf der Schwangerschaft (Uterusstand zu bestimmtem Zeitpunkt, erste Kindsbewegungen) usw.

3. Erbbiologische Untersuchung

Grundregel:

Der **Ausschlußbeweis** in Vaterschaftssachen kann dadurch geführt werden, daß das Kind Merkmale aufweist, welche es nicht von der Mutter ererbt haben kann und die der als Vater in Anspruch genommene Mann nicht besitzt.

Als **Hinweis auf die Vaterschaft** eines Mannes kann das Vorhandensein übereinstimmender seltener Merkmale bei ihm und dem Kind angesehen werden.

a. Die forensische Serologie

Unter den für das Vaterschaftsgutachten infrage kommenden Erbmerkmalen sind die sogen. *Blutgruppen* die wichtigsten, da sie in der Regel leicht und eindeutig nachgewiesen werden können, ihr Erbgang übersichtlich (*ein* Merkmal entspricht meist *einer* Anlage, Polyphänie bildet ebenso eine Ausnahme wie geschlechtsgebundene Vererbung) und ihre Ausprägung größtenteils vom Fötalzustand bis zum Tod des Individuums konstant ist.

Blutgruppenmerkmale sind genetisch gesteuerte Strukturvarianten an biologischen Makromolekülen wie Mukoiden (Glykopeptide), Glykolipiden, Proteinen und Enzymen. Sie sind entweder an Zellen (z.B. Erythrozyten, Leukozyten) gebunden oder in Körperflüssigkeiten und Sekreten (Serum, Speichel, Magensaft, Sperma, Schweiß, Urin) gelöst. Gemeinsam ist ihnen die Antigennatur, dementsprechend die Nachweisbarkeit mit Antikörpern. Diese sind meist Immun-Antikörper, beim Menschen nach Transfusion und Schwangerschaft gebildet oder gezielt durch Injektionen entwickelt. Die Antigen-Antikörper-Reaktion wird bei Erythrozytenantigenen meist durch *Agglutination* (seltener Sensibilisierung und/oder Hämolyse) sichtbar, bei den Serumproteinen auch durch Gelpräzipitation; bei den Enzymen benutzt man den Aktivitätsnachweis nach elektrophoretischer Auftrennung.

Bis heute sind schon über 30 erbliche Blutgruppensysteme, viele mit zahlreichen Einzelmerkmalen, erforscht worden; insbesondere bei den Enzympolymorphismen und Lymphozytenantigenen führt der stürmische Zuwachs neuentdeckter Merkmale immer näher an die Definierbarkeit einer biochemischen Individualität. Von den bekannten Systemen werden derzeit ca. 23 im serogenetischen Gutachten verwendet. Für die Erarbeitung von Gerichtsgutachten gelten detaillierte Richtlinien des Bundesgesundheitsamtes.

Die forensische Verwendbarkeit von Blutgruppenmerkmalen hat folgende Voraussetzungen:

1) **Konstanz der Merkmale.** Die Blutgruppenzugehörigkeit bleibt zeitlebens gleich. Es kann lediglich in einzelnen Systemen vorkommen, daß durch Krankheitseinflüsse vorübergehende Störungen in der Nachweisbarkeit der Eigenschaften auftreten (z. B. im Hp- und Gm-System infolge von Störungen der Eiweißbildung). Beim Säugling sind einige Eigenschaften noch nicht voll entwickelt; Mindestgrenze für Gutachten 8–9 Monate.

2) **Gesicherter Erbgang.** Als gesichert gilt der Erbgang in einem neu entdeckten System dann, wenn mindestens 500 »kritische Familien« untersucht sind, ohne daß eine Abweichung vom vermuteten Erbgang aufgetreten wäre; die Wahrscheinlichkeit ist dann auf dem Niveau der Hochsignifikanz (99,8% = 3 Sigma) gesichert. Kritische Familien bilden Paare, bei denen ein bestimmtes Erbmerkmal reinerbig vorliegt; z. B. können Eltern mit dem Rhesustyp rr x rr keine Rh-positiven Kinder haben.

3) Das Vorhandensein einer erprobten, reproduzierbaren Methodik. **Fehlerquellen** können sein: Unzulänglichkeit der gewählten Methode; z. B. ergibt die ABO-Bestimmung in manchen Schnellverfahren (Testkarten mit Trockenseren etc.) ca. 10% Fehlbestimmungen, Eintragungen im Wehrpaß der früheren Deutschen Wehrmacht etc. erwiesen sich häufig als falsch! Täuschungsmanöver bei der Blutentnahme, längeres Liegen der Blutprobe (Postweg, sommerliche Witterung) oder deren (besonders bakterielle) Verunreinigung, unbrauchbare Testseren (deshalb stets Verwendung mehrerer Seren verschiedener Herkunft, Mitführung von Kontrollen!). – Vorangegangene Blut-Transfusion und insbesondere Knochenmarkstransplantation: letztere führt zu bleibendem Chimärismus mit Ausnahme der Serumgruppen. Bei einfacher Bluttransfusion innerhalb von 3 Monaten keine Blutentnahme für gerichtliche Zwecke!

4) **Geeignete Verteilung** der Merkmale in der Bevölkerung. Die Allelhäufigkeit in einem System ist am günstigsten, je mehr sie sich dem Verhältnis 50:50 nähert.

Die Vererbung der Blutgruppen beim Menschen erfolgt nach den bekannten **Mendelschen Regeln.**

Beispiel 1: Aus der Verbindung (»Kreuzung«) entgegengesetzt reinerbiger (homozygoter) Eltern (z.B. MM und NN) können (in der F_1-Generation) nur gemischterbige (heterozygote) Kinder (»Bastarde«) (MN) entspringen, die untereinander ganz gleich sind. **(Uniformitätsregel).**

Beispiel 2: Sind beide Elternteile mischerbig (»Geschwisterkreuzung aus der F_1-Generation«), also z.B. MN, so treten bei den Kindern die gekreuzten Merkmale sowohl mischerbig, als auch wieder reinerbig auf, und zwar bei kodominanter, kombinanter = intermediärer Vererbung im Verhältnis 1:2:1, d.h. ein Viertel reinerbig wie der Vater, die Hälfte gemischterbig, ein Viertel reinerbig wie die Mutter (in unserem Beispiel also M, MN, N) **(Spaltungsregel).**

Besonders wichtig ist die 3. Mendelsche Regel, welche besagt, daß die einzelnen Erbanlagen unabhängig voneinander vererbt werden, soweit nicht Genkopplungen vorliegen; es kommt also nicht zur Verschmelzung von Erbanlagen, in den verschiedenen Systemen werden die Merkmale getrennt vererbt und können demnach auch jeweils für sich vererbt werden **(Unabhängigkeitsregel).**

Erythrozytäre Systeme

1. Die sogen. klassischen Blutgruppen (AB0-System)

Karl Landsteiner (Wien) entdeckte 1901, daß sich aufgrund des Agglutinationsphänomens mit Hilfe menschlicher Seren 2 verschiedene Gruppen von Blutkörperchen (Bkp) unterscheiden lassen, die er A und B nannte. Je nach dem Fehlen, gleichzeitigen oder getrennten Vorhandensein dieser »Agglutinogene« unterschied man später 4 verschiedene Blutgruppen: A, B, AB und 0 (Null). Es zeigte sich, daß die A- und B-Eigenschaften der Bkp eine Ausdrucksform von Genen sind, die von den Eltern ererbt werden und daß es auch für das Merkmal 0 ein eigenes Gen gibt. Während A und B immunbiologisch wirksame Antigene darstellen, ist das 0-Gen amorph, d.h. es produziert kein nachweisbares Antigen; Bkp der Gruppe 0 können nur durch das Fehlen von A- und B-Antigenen erkannt werden. Außerdem finden sich in diesem System parallel zu den erythrozytären Antigenen im Serum regelmäßig auch Antikörper, welche als *Isoagglutinine* bezeichnet werden und jeweils gegen das bei dem betreffenden Individuum *nicht* vorhandene Antigen gerichtet sind. Dies ist eine ausgesprochene Besonderheit des AB0-Systems; in allen anderen Systemen müssen die Antigene durch besonders hergestellte Immun-Antiseren nachgewiesen werden. Die AB0-Gruppen kann man dagegen recht einfach dadurch bestimmen, daß man Serum und Bkp der zu testenden Person mit Bkp und Serum von Personen mit bekannter Gruppe zusammenbringt.

Serum der Gruppe	Blutkörperchen der Gruppe			
	A	B	AB	0
A (Anti B)	−	+	+	−
B (Anti A)	+	−	+	−
AB (−)	−	−	−	−
0 (Anti A+B)	+	+	+	−

+ = Eintritt, − = Ausbleiben der Agglutination.

Vom Regelfall des Reaktionsbildes gibt es aber eine Reihe nicht ganz seltener Ausnahmen, so daß die Blutgruppenbestimmung nicht technisch vereinfacht oder von Ungeübten durchgeführt werden sollte. Beim Säugling und Kleinkind finden sich die Agglutinine in der Regel noch nicht bzw. erst schwach ausgeprägt. Sie werden ab einem Alter von etwa 3 Monaten in zunehmendem Maße entwickelt; bis zum 20. Lebensjahr erreicht der Antikörpertiter sein höchstes Niveau und nimmt mit zunehmendem Alter wieder ab. Auch Krankheiten (z.B. Leukämie), schwache Antigenprägung (siehe A-Untergruppen) usw.

können die Bestimmung erschweren. In sehr seltenen Fällen können die Antigene A und B auch völlig fehlen, ohne daß es sich um Blutgruppe 0 handelt; im Serum ist außer α und β auch Anti-H vorhanden (vgl. nächsten Abschnitt). Man spricht vom »Bombay-Phänotyp«.

Entstehung und Biochemie der Blutgruppensubstanzen

Die AB0-Eigenschaften kommen als zellulär gebundene, aber auch als lösliche Antigene vor. Es handelt sich um Makromoleküle, bei denen man Trägerprotein und determinante Gruppe unterscheidet. Letztere ist bei den löslichen Blutgruppensubstanzen ein Oligosaccharid mit einer für die Spezifität charakteristischen Sequenz. Im Gegensatz zu diesen Gykoproteiden (Mukoproteiden) sind die an Erythrozyten verankerten Antigene Glykosphingolipide, deren determinante Gruppen mit denen der Mukoproteide mindestens in den terminalen Bausteinen übereinstimmen.

Die Entwicklung der A- und B-Antigene ist an die primäre Bildung eines gemeinsamen Grundkörpers, der sogenannten H-Substanz gebunden, die auch isoliert vorkommt. Alle drei reagieren nämlich (in unterschiedlicher Stärke) mit H-Antikörpern und haben das gleiche Lipoproteinskelett mit genetisch gesteuerter Anlagerung jeweils eines anderen Zuckers als spezifitätsbestimmender Gruppe.

Das H-Substrat allein trägt nur ein Fucose-Molekül; es tritt bei der Blutgruppe 0 am stärksten in Erscheinung. Bei der A-Substanz tritt N-Acetylgalaktosamin hinzu, welches die Reaktionsfähigkeit der Fucose zu beeinträchtigen scheint, da Anti-H mit A-Bkp weniger gut reagiert. Die B-Spezifität der Kette wird durch Galaktose verursacht, sie beeinflußt die H-Anti-H-Reaktion in geringerem Maße.

Die Struktur der A- und B-Antigene ist derjenigen von Bakterien- und Pflanzenantigenen sehr ähnlich. Die Entstehung der Isoantikörper des AB0-Systems ist noch nicht voll geklärt. Infrage kommt einerseits eine genetische Determinierung, andererseits eine Immunisierung durch A- und B-Substanzen aus der Umwelt, z. B. durch Resorption von Nahrungs- und Bakterienbestandteilen, nachdem erwiesenermaßen selbst korpuskuläre Elemente die intakte Darmschleimhaut passieren und in der Blutbahn erscheinen können. Leibessubstanzen der normalen Coliflora scheinen hier eine wesentliche Rolle zu spielen.

Vorkommen

Blutgruppensubstanzen sind auch im Tier- und Pflanzenreich weit verbreitet. Teils bestehen Verwandtschaften und Ähnlichkeiten zu menschlichen Blutgruppenantigenen, teils nicht. Regelrechte Abstammungsuntersuchungen kennt die Veterinärmedizin für Pferde, Rinder, Hunde. In tierischen Bluten können sowohl an menschlichen Bkp wirksame Agglutinine vorkommen, als auch für Humanantikörper zugängliche Antigene. *Lectine* sind Extrakte von Pflanzensamen, die menschliche Bkp mit einer gewissen Spezifität agglutinieren; man spricht auch von Phytagglutininen. Die Untersuchungen an anthropoiden Affen zeigen, daß die Blutgruppen des Menschen ein phylogenetisch altes Merkmal darstellen.

Die Verteilung der AB0-Merkmale bei den einzelnen Rassen und Völkern ist unterschiedlich, was durch verschiedene Theorien zu klären versucht wurde (mehrere Entwicklungszentren von Urrassen, unterschiedlich fortgeschrittene Verlustmutation aus der »Urblutgruppe« AB oder umgekehrt Entwicklung aus einer Urblutgruppe 0, Selektion durch unterschiedliche Antikörperbildungspotenz der Blutgruppen gegen Volksseuchen). Bei Eskimos und Indianern finden sich je nach Stamm zwischen 75 und 100% 0-Träger, in Asien ist B, in Europa A häufiger. In der deutschen Bevölkerung beträgt die *Häufigkeit* der Blutgruppen: A 44%, 0 39%, B 12%, AB 5%.

Vererbung

Nach der Bernsteinschen Theorie nimmt man 3 Gene an (A, B, 0). A und B verhalten sich zueinander kombinant, gegenüber 0 dominant, weil das Merkmal 0 als positive Eigenschaft durch die übliche Methodik nicht in Erscheinung tritt. In einem Chromosomenpaar sind jedenfalls stets 2 allele Gene vorhanden. Den auf diese Weise möglichen 6 Erbbild-Kombinationen entsprechen die bekannten Sichtbilder wie folgt:

Genotypus	Phänotypus
AA	A
A0	A
BB	B
B0	B
AB	AB
00	0

Für die Vererbung gilt als wichtigstes Gesetz, daß nur *die* Erbanlagen bei den Kindern vorhanden sein können, die auch bei den Eltern vorkommen. Da die Blutgruppenuntersuchung ja nur den Phänotyp erfaßt, halte man sich stets die Möglichkeit der Heterozygotie vor Augen: Hat z.B. der Vater die Gruppe A und die Mutter die Gruppe B, so kann das Kind allen Gruppen angehören, da das Gen 0 ja bei beiden Eltern verdeckt vorhanden sein kann. Ein serologischer Nachweis der Heterozygotie von A oder B mit 0, z.B. durch Anti-H-Seren ist nicht möglich.

Die **Verwertung** dieser Erkenntnisse für die Begutachtung im Paternitätsprozeß ergibt, folgende Ausschluß-Beispiele:

Kind	Mutter	Vater kann sein	Vater kann nicht sein
A	0	A, AB	0, B
B	0	B, AB	0, A
B	A	B, AB	0, A
A	B	A, AB	0, B
0	0	A, B, 0	AB
0	A, B	A, B, 0	AB
AB	A	B, AB	0, A
AB	B	A, AB	0, B
AB	AB	A, B, AB	0

Ein Mann, der tatsächlich nicht der Erzeuger eines Kindes ist, hat bei der Überprüfung des AB0-Systems eine Chance von ca. 10%, als Vater ausgeschlossen zu werden. Hat er aber beispielsweise seine Eigenschaft B (Phänotypenfrequenz 12%) an das Kind vererbt (Kind B, Mutter 0), so besteht schon eine Wahrscheinlichkeit von 88% *für* seine Vaterschaft.

2. Die A-Untergruppen

Eine gewisse Verfeinerung der Blutgruppendiagnostik ergab sich durch die Entdeckung, daß innerhalb der Gruppe A noch weitere Untergruppen unterschieden werden können, je nachdem die A-Eigenschaft stark (A_1) oder schwach (A_2) ausgebildet ist: A_1-Blutkörperchen sind leichter agglutinabel, binden mehr α-Agglutinin und halten dieses fester als A_2-Blutkörperchen. Für die Unterscheidung kommen in erster Linie mit A_2-Bkp. absorbierte menschliche oder pflanzliche (aus Dolichos biflorus) Anti-A_1-Seren und pflanzliche Anti-H-Agglutinine (z.B. aus Laburnum alpinum) als Anti-A_2-Seren in Frage.

Es gibt noch eine Reihe schwächerer A-Untergruppen, die als A_3, A_0, A_x, A_4 etc. bezeichnet werden und sehr selten sind. Bei sehr jungen Säuglingen sind die Ergebnisse oft unzuverlässig insofern, als A_1 zunächst als A_2 erscheint.

Die **Vererbung** der Untergruppen beruht nach der Thomsenschen Theorie auf besonderen allelen Genen (A_1 und A_2), von denen A_2 durch A_1 phänotypisch überdeckt wird. A_2 seinerseits verhält sich aber nicht nur (gegenüber A_1) rezessiv; gegenüber 0 verhält es sich dominant. Wird also der (seltenere) Phänotyp A_2 festgestellt, so kann es sich um das homozygote A_2A_2 oder das heterozygote A_20 handeln. Bei der Verwertung dieser Erkenntnisse ist also die mögliche Heterozygotie von A_1 und A_2 zu berücksichtigen. Dem Phänotyp A_1 (Gesamthäufigkeit 34,4%) entspricht entweder der Genotyp A_1A_1 (4,6%), A_10 (26,7%) oder A_1A_2 (3,1%). Es ergeben sich folgende Ausschlußmöglichkeiten:

Kind	Mutter	Vater kann sein	Vater kann nicht sein
A_1	A_2	A_1, A_1B	A_2, A_2B
A_1	B	A_1, A_1B	0, B, A_2, A_2B
A_2	0	A_1, A_2, A_2B	0, B, A_1B

Die Ausschlußchancen erhöhen sich hierdurch praktisch nur auf ca. 14%.

Manchmal ist es möglich, den Genotyp der Eigenschaft A_1 durch **indirekte Blutgruppenbestimmung** zu ermitteln, indem man die Eltern des Probanden untersucht; Beispiel: Kind A_2, Mutter 0 oder B, Mann A_1. Dieser wäre auszuschließen, wenn er den Genotyp A_1A_1 oder A_10 aufweist. Das letztere ist erweisbar, wenn nämlich ein Elternteil des Mannes 0 oder B besitzt. Die Chance hierfür ist gar nicht gering, da ja der Genotyp A_1A_2 viel seltener ist als A_10. – In der Beweissicherheit sind die Untergruppenausschlüsse denen des AB0-Systems ebenbürtig, jedoch soll eine Zweit-Untersuchung das Ergebnis bestätigen.

3. Die Ausscheidereigenschaft

Die Blutgruppensubstanzen AB0 werden von vielen Menschen mit verschiedenen Körpersekreten, insbesondere dem Speichel, ausgeschieden; bei anderen ist dies nicht der Fall (Verhältnis 80:20). Die Konzentration der Blutgruppensubstanzen in den Sekreten ist 3–5 mal höher als an den Erythrocyten. Diese (auch kriminalistisch wichtige! vgl. S. 273) Ausscheidungseigenschaft ist offenbar erblich, wobei die Vererbungsweise von einem Paar einfach mendelnder Gene Se (Ausscheiden) und se (Nichtausscheiden) abhängig ist; Se scheint sich gegenüber se dominant zu verhalten. Für die praktische Anwendung dieses Systems ergaben sich jedoch Schwierigkeiten, da die Ausscheidung der Gruppensubstanzen zeitlichen Schwankungen unterliegt, ferner die Beurteilung der Ausscheidereigenschaft bei 0-Menschen noch einigermaßen problematisch erscheint. Zur Absicherung der Diagnose untersucht man außer der Absorptionskraft des Speichels zweckmäßigerweise auch am Blut des Probanden die *Lewis-Eigenschaft:* Bkp von Nichtausscheidern sind Le(a) +.

4. Die Blutfaktoren M und N

Die ebenfalls von Landsteiner (1927) entdeckten *Blutkörpercheneigenschaften* M und N sind nicht wie die Eigenschaften A und B durch normalerweise vorhandene Serumeigenschaften nachweisbar, sondern nur durch *Immunseren,* die durch parenterale Applikation menschlicher M- bzw. N-Blutkörperchen beim Kaninchen gewonnen werden.

Die **Vererbung** der Eigenschaften M und N wird durch ein Paar alleler Gene vermittelt, welche sich kombinant verhalten und auch beide nachweisbar sind. Demgemäß entspricht der Genotyp jeweils dem Phänotyp. Die Genfrequenz von M beträgt ca. 55%, die von N ca. 45%.

Die **Verwertung** der MN-Bestimmung im Paternitätsprozeß ergibt über das AB0-System hinaus folgende Ausschlußchancen:

Besitzen Mutter und Kind beide den Faktor MN, so ist ein Rückschluß auf die Vaterschaft eines Mannes nicht möglich. Eine M-Mutter kann keine N-Kinder, eine N-Mutter keine M-Kinder haben.

Kind	Mutter	Vater kann sein	Vater kann nicht sein
M	M	M, MN	N
N	N	N, MN	M
M	MN	M, MN	N
N	MN	N, MN	M
MN	M	N, MN	M
MN	N	M, MN	N

Durch Berücksichtigung der Faktorenvererbung erhöhen sich die Ausschlußchancen auf rund 20%.

Die Allelen Ss

1947 entdeckten die Australier Walsh und Montgomery ein neues Merkmal, welches in den Allelen S und s auftritt. Die Eigenschaft liegt auf dem gleichen

Genlokus wie MN bzw. eng benachbart; durch ihre Feststellung ist das MN-Faktorensystem weiter unterteilbar geworden. Die S-Eigenschaft kommt häufiger bei M-Trägern vor, als bei Personen mit dem Faktor N. Ausschlußmöglichkeit: z.B. Kd S, KM s, Mann s.

Auch aus der Tatsache, daß die Eigenschaften MN und Ss von einem gemeinsamen Gen gesteuert werden, lassen sich Ausschlußmöglichkeiten ableiten, wobei allerdings der Genotyp wieder durch Elternuntersuchung abgeklärt werden muß. Beispiel:

Bkp-Reakt. mit	Anti-M	Anti-N	Anti-S	Anti-s	Phänotyp	Genotyp
Kind	−	+	+	+	NSs	NSNs
Mutter	+	+	−	+	MNs	MsNs
Mann	+	+	+	+	MNSs	?

Der Erzeuger des Kindes muß ihm das Kopplungsgen NS vererbt haben, weil es die Mutter nicht besitzt. Nach dem Reaktionsbild seiner Bkp kann er im Genotyp sowohl MSNs als auch MsNS sein. Hätte nun die Mutter des Mannes z.b. den Phänotyp Ns (also den Genotyp NsNs), dann könnte der Genotyp des Mannes nur MSNs sein, womit er auszuschließen wäre.

Auch für die biostatistische Auswertung können sich aus der Genkoppelung wichtige Hinweise ergeben: Die Genfrequenz weist folgende Prozentsätze auf:MS 26, Ms 29, NS 8, Ns 37.

5. Der Faktor P

Außer dem MN-System wurde später noch eine ebenfalls mittels Immunserum nachweisbare Blutkörpercheneigenschaft P gefunden. Die Vererbung beruht auf einem Paar einfach mendelnder Gene P und p. Die P-Bestimmung hat wegen der relativen Häufigkeit von Intermediärformen nicht die Bedeutung der übrigen Blutfaktoren erlangt.

6. Das Rh-System

1940 entdeckten wiederum Landsteiner und Wiener eine neue Blutkörpereigenschaft, welche anfangs durch ein mittels Injektion von Rhesusaffenblut beim Meerschweinchen gewonnenes Immunserum nachgewiesen wurde. Danach unterschied man zunächst wie beim Faktor P zwei Möglichkeiten: Rh-positiv (Rh) = 85%, und Rh-negativ (rh) = 15% der untersuchten Bevölkerung. Man nahm an, daß die nachgewiesene Vererbung des Rh-Faktors auf 2 allelen Genen beruhe, wobei das mit Rh bezeichnete Gen (für das Vorhandensein des Merkmals) über das mit rh bezeichnete Gen (für das Fehlen der Eigenschaft) dominiere.

Es zeigte sich bald, daß der Rh-Faktor für verschiedene Gebiete von großer Bedeutung ist. Die Übertragung Rh-positiven Blutes auf eine Rh-negativen Empfänger kann zur Bildung von Rh-Antikörpern und bei wiederholter *Transfusion* zu Zwischenfällen Anlaß geben. Weiterhin wurde festgestellt, daß zwischen dem Blutgruppensystem Rh/rh und der *Neugeborenen-Erythroblastose* ätiologische Zusammenhänge bestehen.

Bei Transfusionszwischenfällen sowohl als auch bei Erythroblastosen fanden sich jedoch auch (weniger zahlreiche) Fälle von Immunisierung, bei denen nicht das Verhältnis Rh-Spender bzw. -Kind/rh-Empfänger bzw. -Mutter vorlag, sondern eine Verteilung vom Typ Rh/Rh, rh/Rh bzw. rh/rh. Auf diese Weise gewonnene Immunseren erlaubten eine weitere Unterteilung der ursprünglichen 2 Rh-Typen in zahlreiche Untertypen.

Die Nomenklatur der *Rh-Untertypen* wird derzeit in den verschiedenen Ländern noch unterschiedlich gehandhabt. Während Wiener (Amerika) die mit dem ursprünglichen Anti-Rh-Serum reagierenden Blutkörperchentypen als R^0, R^1, R^2, R^z, die mit diesem nicht agglutinierbaren als r, r', r'' und ry bezeichnet und annimmt, daß sich jeweils *ein* Genpaar an einem Ort des Rh-Chromosoms befindet, nehmen Fisher und Race (England) *drei* allele Gene für die Rh-Gruppierung an, welche an drei benachbarten Orten des Chromosoms liegen (C/c, D/d, E/e). Da sich aber herausstellte, daß die Dreiheit der Fisherschen Allelomorphe stets als geschlossenes Ganzes vererbt wird, spricht die englische Schule heute von Gen-Kopplungsgruppen. Später stellte sich heraus, daß von den Antigenen C, D und E jeweils noch eine oder mehrere Varianten vorkommen (C^w, D^u, usw.), welche mit besonderen Seren erfaßt werden können. Ein Anti-d-Serum gibt es nicht; auf das Vorliegen der Eigenschaft d kann, ähnlich wie bei 0, nur per exclusionem geschlossen werden.

In der folgenden Tabelle sind die möglichen Gene unter Weglassung der ganz seltenen Kombinationen sowie der ebenfalls (äußerst selten) vorkommenden Deletionsgene /-D- und / --- in beiden Nomenklaturen mit Angabe der Genfrequenz für 2 verschiedene Bevölkerungsgruppen aufgeführt.

Haplotypen		Genfrequenz (%)	
Wiener	Fischer/Race	Weiße (Österreich)	Neger (USA)
R^1	CDe	42	11
r	cde	39	28
R^2	cDE	13	14
R^0	cDe	2	42
R^{1w}	C^wDe	2	–
r'	Cde	1	3
r''	cdE	0,7	0
R^z	CDE	0,1	0

Für die *Vaterschaftsbegutachtung* stehen heute die Seren Anti-D, Anti-C, Anti-E, Anti-c und Anti-e zur Verfügung. Mit ihnen können eine Reihe von *Reaktionstypen* bestimmt werden. Die Erfassung des vollständigen Erbbildes für forensische Zwecke wäre auch dann nicht immer möglich, wenn alle 6 Antiseren zur Verfügung stünden. Einem bestimmten Reaktionstypus können jeweils mehrere Genotypen zugrundeliegen, z.B.:

Reaktionen mit Anti- D C E c e	Vermutlicher Genotyp	Häufig-keit %	Zweite Möglichkeit des Genotyps	Häufig-keit %
+ + − + +	CDe/cde R^1r	32,7	CDe/cDe R^1R^0	2,2
+ + − − +	CDe/CDe R^1R^1	17,7	CDe/Cde R^1r'	0,8
+ + + + +	CDe/cDE R^1R^2	12,0	Cde/cdE R^1r'' oder cDE/Cde R^2r'	1,0 0,3
+ − + + +	cDE/cde R^2r	11,0	cDE/cDe R^2R^0	0,7
+ − + + −	cDE/cDE R^2R^2	2,0	cDE/cdE R^2r''	0,3
+ − − + +	cDe/cde R^0r	2,0	cDe/cDe R^0R^0	0,1
− − − + +	cde/cde rr	15,0	−	−
− + − + +	Cde/cde r'r	0,8	−	−
− − + + +	cdE/cde r''r	0,9	−	−

Wahrscheinliche Rh-Genotypen bei Reaktionen mit fünf Antiseren.

In dieser Tabelle sind teilweise noch nicht alle Möglichkeiten enthalten; für das Reaktionsbild in der dritten Reihe (R^1R^2) z.B. sind noch 3 weitere, äußerst seltene Genotypen denkbar, nämlich:

$$CDE/cde = R^zr$$
$$CDE/cDe = R^zR^0$$
$$CdE/cDe = r^yR^0$$

Sie können durch Anwendung eines doppelspezifischen Serums ausgeschlossen werden, z.B. Anti-Ce, welches nur anspricht, wenn beide Eigenschaften in einem Genkomplex zusammenliegen. Eine (geringe) Unsicherheit belastet auch noch die Feststellung der Genotypen R^1R^1 bzw. R^2R^2 wegen der zwar äußerst seltenen, aber nur schwer ausschließbaren Möglichkeit eines Deletions-Chromosoms.

Immerhin gestattet die Bestimmung der Reaktionstypen in einer Reihe von Kombinationen den Ausschluß der Vaterschaft eines Mannes, z.B.:

Kind	Mutter	Vater kann sein	Vater kann nicht sein
cc D Ee	Cd D ee	Cc D Ee cc D Ee cc dd Ee Cc dd Ee	cc D ee CC D ee Cc D ee CC D Ee cc dd ee CC dd ee Cc dd ee CC dd Ee

Die Berücksichtigung aller Rh-Eigenschaften würde die Ausschlußchancen theoretisch auf etwa 50% steigern, d.h. es könnte durchschnittlich jeder zweite zu Unrecht als Vater in Anspruch genommene Mann ausgeschlossen werden. Es liegt auf der Hand, daß andererseits die Vererbung eines seltenen Gens, z.B. r', die Vaterschaft des betreffenden Mannes wiederum recht wahrscheinlich macht.

7. Das Kell-System

Das von Coombs, Lewine u.a. beschriebene Merkmal K (benannt nach einer Familie Kellacher, bei der es zuerst festgestellt wurde,) hat von den zuletzt entdeckten Blutfaktoren für das Vaterschaftsgutachten die größte Bedeutung erlangt. Es handelt sich um 2 allele Gene, K (kell-positiv) und k (kell-negativ), deren letzteres als positive Eigenschaft mit dem sehr seltenen sog. Anti-Cellano-Serum nachweisbar ist. k/k kommt mit einer Häufigkeit von 92%, K (= K/k oder K/K) mit 8% vor, der Erbgang ist kombinant. Ausschlußkonstellation: Kind K, Mutter k, Vater k. Hätte in diesem Fall der Mann ebenfalls K, so spräche dies wegen der relativen Seltenheit dieser Eigenschaft mit großer Wahrscheinlichkeit *für* seine Vaterschaft.

8. Duffy und Kidd

Mit der Zeit wurden anläßlich von Transfusionsstörungen und Erythroblastosefällen noch verschiedene neue Antigene bzw. Antikörper entdeckt.Die neuen Faktoren wurden nach den Personen benannt, von denen das erste Serum stammte. Am bekanntesten sind von ihnen die Systeme *Duffy (Fy a* und *Fy b)* und *Kidd* (Jk a und Jk b) geworden.

Die Genfrequenz liegt für Fy^a etwa bei 40%, für Fy^b bei 57%, Fy^0 bei 3%. Für den Ausschluß gilt zunächst wieder, daß das beim Kind vorhandene Merkmal wenigstens bei einem Elternteil vorhanden sein muß; bei der Konstellation: Kind $Fy^a + Fy^b +$, Mutter $Fy^a - Fy^b +$ muß der Erzeuger $Fy^a +$ sein.

Bei Negern kommt ein hoher Prozentsatz $Fy^a - Fy^b -$ vor, so daß ein weiteres Gen, Fy^0 angenommen wird.

Im Kidd-System liegen die Verhältnisse ähnlich; Die Genfrequenz beider Merkmale ist etwa gleich hoch, die Phänotypen treten mit einer Häufigkeit von $Jk^a = 26\%$, $Jk^b = 24\%$, $Jk^{ab} = 50\%$ in Erscheinung.

Die erblichen Serumeigenschaften

Im Jahre 1955 entdeckte Smithies das Vorhandensein einer erblich bestimmten Strukturverschiedenheit menschlicher Serumproteine. Er benannte diese nach ihrer Fähigkeit, Hämoglobin zu binden und bei der Elektrophorese mitzuschleppen »Haptoglobine« (= Hp-System). Die Forschungsarbeit auf dem Gebiet der Eiweißserologie hat inzwischen zahlreiche weitere erblich determinierte Eiweißarten bekanntgemacht, die meist ebenfalls durch die Elektrophorese bzw. isoelektrische Fokussierung und Gelpräzipitation oder Immunfixation dargestellt werden. Forensische Bedeutung haben bisher erlangt:

die Haptoglobine, die Gm- und Km-Gruppen, die Gc-Gruppen und ihre Subtypen, die Transferrine und ihre Subtypen, der C_3- und Bf-Polymorphismus, weniger bisher noch das Alpha$_1$-Antitrypsin (Pi)-System, Faktor XIII und Plasminogen. Alle diese Proteinpolymorphismen sind hinsichtlich ihres Erbganges soweit gesichert, daß sie in Fällen strittiger Vaterschaft neben den Blutgruppensystemen herangezogen werden können, in die Praxis eingeführt sind aber bisher nur die ersten 5. Weitere Entdeckungen auf diesem Gebiet sind zu erwarten. Als Beispiele sind im Folgenden beschrieben:

1. Das Hp-System

Die Hp-Typen werden in der Stärkegel-Elektrophorese nachgewiesen. Nach der Wanderungsgeschwindigkeit der Eiweißfraktionen bzw. ihrer Auftrennung in der Elektrophorese unterscheidet man drei Standard-Typen (s. Abb. 3) mit folgender Genfrequenz: Hp 1 − 1 (14%), HP 2 − 1 (47%), Hp 2 − 2 (39%).

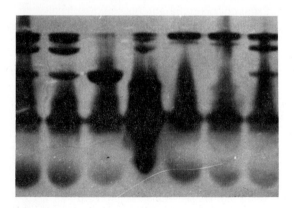

Abb. 3: Darstellung der Haptoglobin-Phänotypen in der senkrechten Polyacrylamid-Elektrophorese, von links: Hp 2-1, 2-1, 1-1, 2-1, 2-2, 2-2, 2-1.

Die zugrundeliegenden Gene vererben sich kombinant; der Erbgang läßt sich etwa dem des MN-Systems vergleichen (Ausschlußkombination z.B.: Kd 1−1, KM 2−1, Mann 2−2. Die Ausschlußchance beträgt ebenfalls etwa 18% und steigert die Ausschlußmöglichkeiten bei Einbeziehung des AB0-, MN- und Rh-Systems auf insgesamt 59%.

Außer den Standardmustern sind noch einige seltene Modifikationen (z.B. der Johnsontyp) bekannt geworden, die vielleicht ebenfalls genetisch determiniert sind. Wichtiger ist die Tatsache, daß die Haptoglobine bei Säuglingen bis etwa zum 4. Lebensmonat meistens noch fehlen und auch im späteren Leben unter dem Einfluß verschiedener Krankheiten, besonders der Leber, vorübergehend abgeschwächt sein bzw. (selten) ganz fehlen können (sog. Ahaptoglobinämie).

2. Das Gm-System

0/Rh+-Blutkörperchen, welche mit inkompletten Rh-Antikörpern beladen (sensibiliert) sind, können durch Antihumanglobulin-(Coombs-) Seren, insbesondere aber durch geeignete Seren von Rheumakranken präzipitiert werden. 1956 entdeckte Grubb, daß manche menschliche Blutseren die Fähigkeit besitzen, diesen agglutinationsähnlichen Präzipitationsvorgang zu hemmen, andere nicht. Da die Hemmsubstanz in der Gammaglobulinfraktion liegt, wurde die Bezeichnung Gm gewählt. Die Eigenschaft wird unabhängig von den übrigen Systemen vererbt. Zunächst wurden zwei Typen unterschieden:

Gm (1), früher = Gm (a+) beim Vorhandensein des Hemmkörpers, Gm (−1), früher = Gm (a−) beim Fehlen desselben. Gm (1) ist in unserer Bevölkerung mit rund 50% vertreten, bei Indianern, Negern, Chinesen zu 90−100%. Später wurden noch 22 weitere Gene im IgG-Bereich entdeckt, von denen Gm (2), früher = Gm (x+) die größte Bedeutung erlangte. Dieses hat bei uns eine Häufigkeit von 15−20%. Bei Gm (1) und Gm (2) ist auch der Erbgang vollständig geklärt. Gm (2) kommt praktisch nur gekoppelt mit Gm (1) vor, während Gm (1) an diesem Genlocus auch isoliert auftreten kann.

Bei Beschränkung auf diese 2 Merkmale im Gm-System (wobei die Zuverlässigkeit der Bestimmung durch Einsatz von Gm (3) und Gm (11)-Seren kontrolliert werden kann) besteht die Möglichkeit des Ausschlusses, wenn das Kind das Merkmal Gm (+1) bzw. den Komplex Gm (+1) (+2) aufweist, während er bei der Mutter (und dem Präsumptiv-Vater) fehlt.

Das System InV (= Km) wurde 1960 von Ropartz entdeckt. Die Faktoren werden wie die Gm-Faktoren als Hemmfaktor bestimmt und vererben sich unabhängig von den übrigen Gm-Eigenschaften. Die Bezeichnung »In« bedeutet »propriétée inhibitrice«, »V« ist der Anfangsbuchstabe des ersten Spenders. Die Häufigkeit InV(1)-positiver Personen in der deutschen Bevölkerung beträgt 12−13%.

Da Gammaglobuline leicht die Plazentarschranke passieren und sich das kindliche Gm (InV) erst gegen Ende des ersten Lebensjahres ausdifferenziert, sollten Gm-Tests nicht vor dem 8. Lebensmonat in die Expertise einbezogen werden; um den 4. Lebensmonat besteht bekanntlich eine temporäre Hypogammaglobulinämie. Nicht nur bei Rheumatikern kommt Anti-Gm im Serum vor (RAGGS), auch bei Gesunden (diese Seren heißen dann »SNAGGS«). Solche finden sich bei Kleinkindern häufiger: die Mutter immunisiert mit ihren Gamma-Globulinen aktiv ihr Kind, das mit einer Gm-Antikörper-Bildung antwortet (Steinberg-Speiser-Phänomen).

Von großer praktischer Bedeutung ist der Gm-Nachweis für die Untersuchung von *Blutspuren,* da die Gm-Eigenschaft in diesen als einzige der vielen Bluteigenschaften außerhalb des AB0-Systems zuverlässig bestimmt werden kann.

3. Das Gc-System

Bereits im Jahre 1953 hatten Grabar und Williams über eine Immunelektrophorese an menschlichen Seren im Agar-Gel berichtet. Sechs Jahre später, 1959, teilte Hirschfeld mit, daß sich mit dieser Agar-Gel-Elektrophorese im Bereich der α2-Fraktion drei vererbbare Typen trennen und nachweisen lassen. Man bezeichnete sie als gruppenspezifische Komponenten (**g**roup specific **c**omponents = Gc).

Die Gc-Präzipitate liegen zwischen dem schnellwandernden Albumin und dem langsamwandernden Transferrin. Ursprünglich differenzierte man die einzelnen Typen aufgrund ihrer Lage zum Alpha$_2$-Makroglobin in einem Immunodiffusionsverfahren von der Seite her nach vollzogener Elektrophorese; heute benutzt man das einfachere Immunfixationsverfahren (Abb. 4).

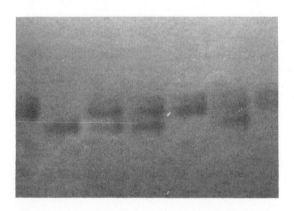

Abb. 4: Darstellung der Gc-Typen in der Immunfixation nach Hochspannungselektrophorese im Agarosedünnschichtgel mit Coomassie-Blau. Von links: Gc 1-1, 2-2, 2-1, 2-1, 1-1, 2-1, 1-1.

Auch bei den Gc-Typen liegt ein kombinanter Erbgang vor, der durch ein Allelen-Paar gesteuert wird: Gc¹ und Gc². Durch Elektrofokussierung gelingt noch eine Aufspaltung des Gc¹-Produkts in die Subtypen 1S und 1F.

4. Das C3-System.

Die dritte Komponente des Komplementsystems läßt sich in der Agarose-Dünnschicht-Elektrophorese nach einfacher Eiweißfärbung leicht darstellen, allerdings nur aus frischen Blut- bzw. bei −80° C tiefgefrorenen Serumproben; bei Zimmertemperatur kommt es alsbald zur Konversion der Genprodukte in den Bereich der sog. Posttransferrine. Man unterscheidet schneller (F = fast) und langsamer laufende Genprodukte (S = slow), welche rein- und gemischterbig auftreten können. Im gleichen Lauf läßt sich das **Transferrin-System** darstellen, dessen weitere Differenzierung wiederum durch Elektrofokussierung möglich ist (Abb. 5).

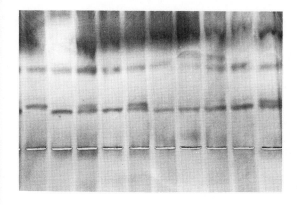

Abb. 5: Darstellung der C3-Phänotypen und gleichzeitig (darüber) des Transferrin-Systems in der Agarose-Dünnschicht-Elektrophorese. Unten die Impf-Schlitze. Von links: C3 FF, SS, FS, SS, FS, SS, SS, SS, SS, FS; auf Bahn 7 und 8 der seltene Transferrin-Typ BC.

Enzympolymorphismen

Ganz neuartige Gesichtspunkte brachte die Entdeckung erblicher Verschiedenheiten in verschiedenen Ferment-Systemen. Zunächst fanden Kalow und Staron 1957 bei der Wirkungsprüfung bestimmter Lokal-Anaesthetica drei verschiedene Typen der *Serumcholinesterase*, die sich durch ihre Hemmbarkeit mit Dibucain (Percain) unterscheiden. Erblichkeitsstudien über die Phänotypen führten zur Annahme zweier alleler Gene, wobei das Allel D eine hohe, d eine geringe Dibucain-Empfindlichkeit steuert. Somit mußte es drei genotypische Paarungen geben: D/D, D/d und d/d, wobei die Frequenz für D/d und d/d zusammen nur ca. 3% betrug. Es zeigte sich aber bald, daß die genetischen Verhältnisse noch komplizierter sind; neuerdings nimmt man multiple Allelie bei vier möglichen Allelen an. Bisher haben die Cholinesterase-Gruppen im Paternitätsprozeß noch keine praktische Bedeutung erlangt.

Hopkinson, Spencer und Harris wiesen 1963 mit Hilfe der Stärkegel-Elektrophorese nach, daß die menschlichen Erythrozyten erbliche Varianten der **sauren Phosphatase** enthalten. In dem auf pH6 gepufferten System wandert bei $+5°$ C und einer Stromstärke von 5,5 Volt/cm das Hämoglobin kathodenwärts, die Phosphatase zur Anode, wobei nach 16–18 Stunden durch Inkubation mit Phenolphthaleindiphosphat mehrere Aktivitätszonen dargestellt werden können. Es sind 6 Phänotypen unterscheidbar, denen die Wirkung von 3 allelen kodominanten Genen zugrundeliegt; sie wurden bezeichnet mit A, AB, B AC, BC und C. Der Typ C und seine Kombinationen kommen am seltensten vor; Man errechnete folgende Genfrequenzen:

A = 37%
B = 57%
C = 6%

Die gleiche Arbeitsgruppe konnte 1964 zeigen, daß auch die **Phosphogluco-mutase** in 3 verschiedenen Isoenzym-Typen vorkommt, die von 2 allelen Genen gesteuert kodominant vererbt werden:

PGM 1, PGM 2–1, PGM 2.

Die Genfrequenzen sind mit PGM^1 =   74%
PGM^2 =   26% errechnet worden.

Die Darstellung erfolgt ebenfalls auf elektrophoretischem Wege. Auch hier ist durch Elektrofokussierung im Polyacrylamid-Flachgel noch eine weitergehende Differenzierung in Subtypen möglich, die unabhängig vererbt werden.

Ein weiteres Beispiel für den genetisch determinierten Enzym-Polymorphismus beschrieben 1966 Fildes und Harris: Auch die **Adenylatkinase** tritt in 3 gelelektrophoretisch zu differenzierenden Typen auf. Der Erbgang entspricht den für die PGM beschriebenen Verhältnissen. Am häufigsten findet sich AK 1; AK 2–1 tritt mit etwa 10% in Erscheinung, AK 2 ist äußerst selten. Neuerdings wurde auch ein Typ AK 3–1 beschrieben. Radam und Strauch nennen folgende Genfrequenzen:

AK 1 =   96%
AK 2 =   4%

Die gezielte Forschung hat erblich gesteuerte Polymorphismen noch bei einer Reihe weiterer Fermente bekannt gemacht, von denen folgende bereits in die Vaterschaftsbegutachtung mit einbezogen werden:

Die **6-Phosphogluconat-Dehydrogenase** wird zu 99% durch 2 kodominante Allele PGD^A und PGD^B gesteuert; der Phänotyp A kommt mit rund 96%, der Typ AB mit etwa 4% vor.

Ähnlich liegen die Verhältnisse bei der **Adenosindesaminase;** die 2 wesentlichen Allele werden mit ADA^1 und ADA^2 bezeichnet, die Phänotypen-Häufigkeit liegt in Deutschland für den Typ 1–1 bei 87%, für den Typ 2–1 bei 12%, für 2–2 bei 0,4%, im Mittelmeerraum ist die Genfrequenz für ADA^2 höher, bei Negern sehr niedrig.

Für den Abstammungsnachweis noch wichtiger als die 3 letztgenannten Ferment-Systeme (mit ihrer ungünstigen Merkmalsverteilung) wurden in kurzer Zeit die Isoenzyme der **Glutamat-Pyruvat-Transaminase,** da die neben dem Phänotyp GPT 1–1 möglichen Muster 2–1 und 2–2 wesentlich häufiger vorkommen: Die Genfrequenzen liegen bei 50%.

Als sehr brauchbar in diesem Sinne erwiesen sich auch die Enzympolymorphismen der **Esterase D** und **Glyoxalase I,** im Gegensatz zu einer großen Zahl weiterer Enzympolymorphismen (LDH, MDH, G6PD etc), die sich wegen zu großer Seltenheit der mutierten Gene nicht für den Routineeinsatz eignen.

Leukozytengruppen

Neben den Antigenen des AB0-Systems bestimmen sogen. Histokompatibili-tätsantigene das Schicksal tranplantierter Gewebe. Es hat sich gezeigt, daß diese beim Menschen sehr weitgehend durch entsprechende Merkmale an den Leukozyten des Blutes, insbesondere den Lymphozyten, repräsentiert werden. Die Antigene dieses *HL-A-Systems* (human lymphocyte antigens) können durch entsprechende Immunseren, welche von Schwangeren (die häufig Antikörper gegen die Antigene ihrer Kinder entwickeln) oder nach intrakutaner Leukozyteninjektion von freiwilligen Spendern gewonnen wer-den, im »lymphocytotoxischen« Test nachgewiesen werden:

Eine Lymphozytensuspension des Probanden wird mit dem Antiserum inkubiert; die bei Anwesenheit des betreffenden Antigens resultierende Schädigung der Zellen wird durch Zusatz von Komplement und Eosinfärbung mikroskopisch sichtbar gemacht (Zweistu-fentest nach Terasaki.

Die Gewebsantigene bei Mensch und Tier stellen in genetischer Beziehung die komplexesten bisher bekannten Systeme. Die Antigene des HL-A-Systems werden an verschiedenen, z.T. gekoppelten Genorten, z.B. dem A- u. B-Locus, in autosomalem Erbgang gesteuert; an jedem Allel befinden sich zwei Merk-male, die in der Regel en bloc als Haplotyp vererbt werden. Hinzu kommen noch der zum Superhaplotyp kombinierte Genort C sowie die mit anderer Technik zu bestimmenden DR-Merkmale. Da bisher schon über 40 verschie-dene Merkmale unterschieden werden können, ist der Polymorphismus des HL-A-Systems unvergleichlich viel größer als der aller anderen serogene-tisch genutzten Merkmalsgruppen und erhöht bei Einbeziehung in die Praxis der Paternitäts-Serologie die Vaterschaftsausschlußchance auf über 96%. Da-bei besteht vorerst die Einschränkung, daß noch nicht alle Merkmale bekannt sind und somit die Feststellung der Reinerbigkeit in einem Allel noch nicht möglich ist.

Biostatistische Auswertung

Damit der Ausschluß in einem System das Urteil »offenbar unmöglich« erlaubt, muß der Erbgang mit mindestens 3107 geeigneten Eltern-Kind-Verbindungen ohne Erbabweichung gesichert sein; die Zutreffenswahrscheinlichkeit des Ausschlusses ist dann 99,8% (Ergebnis der Nullergebnisrechnung der Ereig-nisstatistik für $p = 0,002$). Die Technik der Wahrscheinlichkeitsrechnung für den positiven Vaterschaftsnachweis wurde bereits 1938 von Essen-Möller zu einer »biostatistischen Methode« entwickelt, die sowohl blutgruppenserologi-sche wie anthropologische Merkmale zugrundelegte. K. Hummel hat vor allem die Anwendung des Essen-Möller-Ansatzes für das moderne serostatistische Gutachten erarbeitet und zusammen mit P. Ihm ein Tabellenwerk für die prakti-sche Berechnung der Wahrscheinlichkeit in den einzelnen Systemen heraus-gegeben. Die zugrundeliegende Formel ist folgendermaßen zu verstehen (Bei-spiel von Hummel):

Wenn unter 100 wahren Vätern merkmaltragender Kinder das Merkmal bei 17 vorkommt, dann ist die Wahrscheinlichkeit 17%, daß ein wirklicher Vater Merkmalsträger ist; in 83%

ist damit zu rechnen, daß der wirkliche Vater das Merkmal nicht besitzt. In der Bevölkerung finde sich das betreffende Merkmal in 3%. Somit ist in 3% der Fälle damit zu rechnen,daß ein Mann das betreffende Merkmal besitzt, ohne Vater eines merkmaltragenden Kindes zu sein. Nimmt man an, daß wahre Väter gleich häufig wie falsche zur Begutachtung gelangen (a priori = 0,5) – in Wirklichkeit liegt das Verhältnis etwa bei ca. 75:25 – dann finden sich unter 200 Präsumptivvätern für merkmaltragende Kinder 20 Merkmalträger. Unter diesen sind

$$\frac{17}{20} = 85\% \text{ wahre Väter und } \frac{3}{20} = 15\% \text{ falsche Väter.}$$

Setzt man 0,17 = X und 0,03 = Y, dann ist die Wahrscheinlichkeit, daß ein merkmaltragender Mann der wirkliche Vater ist

$$W = \frac{X}{X + Y} = \frac{0,17}{0,20} = 85\%$$

Umgeformt ergibt sich $W = \dfrac{1}{1 + \dfrac{Y}{X}} = 85\%$.

Hierbei bedeutet X die Häufigkeit der merkmaltragenden Männer unter den wirklichen Vätern und Y die Häufigkeit merkmaltragender Männer (= Nichtväter) in der Bevölkerung.

Beim Verhältnis Y/X = 1 ist die Chance für einen merkmaltragenden Mann, der Vater eines merkmaltragenden Kindes zu sein oder nicht zu sein, gleich groß. Bei Werten von Y/X unter 1 wird ein Mann als Erzeuger um so wahrscheinlicher, je kleiner der Y/X-Wert ist. Wenn Y/X größer als 1 ist, wird ein Mann um so wahrscheinlicher als wahrer Vater, je größer der Y/X-Wert ist.

Die Gesamtwahrscheinlichkeit mit *mehreren unabhängigen Merkmalen* berechnet sich nach folgender Formel:

$$W = \frac{1}{1 + \dfrac{Y_1}{X_1} \cdot \dfrac{Y_2}{X_2} \cdot \dfrac{Y_3}{X_3} \cdots}$$

In der Formel für W werden die rechnerisch oder empirisch ermittelten Y/X-Werte für die Systeme AB0, MN, P, Kell etc. eingesetzt, wie sie als dekadische Logarithmen im Hummelschen Tabellenwerk enthalten sind.

Man muß sich darüber im klaren sein, daß auch eine **Vaterschafts-Wahrscheinlichkeit** höheren Grades die Möglichkeit eines Irrtums einschließt: Auch in Ausschlußfällen läßt sich manchmal eine 1-Mann-Wahrscheinlichkeit von über 99% ausrechnen, wenn man das ausschließende System wegläßt. Es muß deshalb grundsätzlich dem Richter überlassen bleiben, die juristischen Folgerungen aus dem Ergebnis der Wahrscheinlichkeitsrechnung zu ziehen.

Anhang

Nach der wissenschaftlichen Vertiefung und dem organisatorischen Ausbau der Transfusions-Praxis sind akute **Zwischenfälle bei Bluttransfusionen** selten geworden. Die Richtlinien des Bundesgesundheitsamtes für die Blutgruppenbestimmung sehen einschließlich der Kreuzprobe eine Absicherung in allen jenen technischen Details vor, die Fehlbestimmungen vermeiden und vorangegangene Sensibilisierung erkennen lassen (Coombs-Test).

Dem *Hämolyse-Unfall* muß nicht immer eine Übertragung AB0-gruppenfremden Blutes durch Verwechslung zugrundeliegen, vielmehr werden immer häufiger Sensibilisierungen innerhalb anderer Systeme (Rh, C, E, Kell, Lewis, P) bei wiederholter Transfusion festgestellt. Für die Transfusionspraxis der Zukunft ergibt sich deshalb zweifellos die Notwendigkeit, über AB0 und Rh hinaus auch eine weitgehende Faktorenabgleichung zwischen Empfängerblut und Konserve anzustreben.

Die Tatsache, daß derartige Zwischenfälle nicht viel öfter auftraten, ist darauf zurückzuführen, daß viele Individuen schlechte Antikörperbildner sind, ferner, daß die antigene Wirksamkeit, besonders der Faktoren MN, beim Mensch gering zu sein scheint.

Die wichtigsten **Symptome einer hämolytischen Reaktion** sind: Angstgefühl, Kopfschmerzen, Tachykardie, Dyspnoe, Cyanose, Blutdruckabfall; Schüttelfrost und Fieber; Hämoglobinämie und -urie, schließlich Niereninsuffizienz.

Beim narkotisierten Patienten kann ein Blutdruckabfall oder eine abnorme Blutungsneigung den einzigen Hinweis auf eine hämolytische Reaktion liefern. Gleiche oder ähnliche Symptome können aber auch bei andersartigen Transfusionsreaktionen vorkommen; besonders Fieber, Schüttelfrost, Schmerzen, Kollaps haben nur geringe Spezifität (Vorkommen z.B. auch bei bakterieller Kontamination der Konserve).–

Am häufigsten handelt es sich um Hämolyse der zugeführten Spendererythrozyten durch im Plasma des Empfängers vorhandene Antikörper (»major-Typ«); die Transfusion antikörperhaltigen Spenderblutes führt meist nur zu leichteren Reaktionen (»minor-Typ«). Von Interdonatoren-Inkompatibilität spricht man, wenn die Antikörper eines Erstspenders nicht mit einem Antigen des Empfängers, sondern in dessen Körper mit den Erythrozyten einer weiteren, später transfundierten Konserve reagieren.

Klinik: Die Sofortsymptome beruhen z.T. auf der Verlegung von Kapillaren durch Agglutinate, wichtiger soll die Freisetzung von Anaphylatoxin und Kininen durch aktiviertes Komplement sein. Wichtigstes diagnostisches Kriterium ist die Hämoglobinämie. Übersteigt die freigesetzte Hämoglobinmenge die Transportkapazität des Haptoglobins, kommt es zur Hämoglobinurie. Ein Teil des ausgeschiedenen Hämoglobins wird von den Tubuluszellen rückresorbiert und dort zu Hämosiderin umgewandelt. Etwa 5 Stunden nach Hämolysebeginn läßt sich Methämalbumin nachweisen, Bilirubinvermehrung nach 6–12 Std. Wegen der großen Ausscheidungskapazität der Leber für Bilirubin können bei protrahierter Hämolyse selbst große Mengen Blut abgebaut werden, ohne daß Ikterus auftritt. Führt der Schock nicht schon in der ersten Zeit des Zwischenfalls zum Tod, so können in seinem Verlauf disseminierte intravasale Gerinnung und hämorrhagische Diathese, schließlich die Niereninsuffizienz das Bild bestimmen.

Die Transfusion AB0- und Rh-inkompatiblen Blutes ist ein Kunstfehler, dessen Ursächlichkeit für den Todeseintritt gegebenenfalls durch sorgfältige Untersuchungen nachgewiesen werden muß. Da nur ca. 10% der einmaligen AB0-unverträglichen Blutübertragungen zum Tode führen, müssen transfusionsunabhängige Todesursachen ausgeschlossen werden. Nur die genaue serologische Expertise (die für Leichenblut natürlich so rasch wie möglich zu veranlassen ist) und histomorphologische Organuntersuchung können zur Klärung führen. Dem Nierenbefund kommt hierbei besondere Bedeutung zu.

b. Anthropologische Untersuchung

Ergibt sich durch die bisher aufgeführten Kriterien keine Möglichkeit, einen als Vater in Anspruch genommenen Mann auszuschließen, so wird gelegentlich von den Gerichten der »erbbiologische Ähnlichkeitsbeweis« als ultima ratio herangezogen. Hierbei wird es sich meist nicht um den Ausschluß eines Mannes, sondern eher im Gegenteil um den Versuch eines Vaterschaftsnachweises im positiven Sinne handeln.

Eine derartige erbbiologische Untersuchung sensu strictiori bezieht sich im allgemeinen auf die Registrierung und Vergleichung äußerlich in Erscheinung tretender Körpermerkmale, vor allem des Kopfes (Schädel- und Gesichtsform, Form und Einzelmerkmale des Ohres, der Augengegend, der Nase, des Mundes, der Iris und der Haare) und der Haut (Papillarmuster, Pigmentierung).

Da der Erbgang der Merkmale, die für derartige Untersuchungen in Frage kommen, meist von zahlreichen allelen Genen abhängig und im einzelnen nicht sicher bekannt ist, kann nur in Ausnahmefällen ein sicheres Urteil gewonnen werden; meist wird es sich um Schlußfolgerungen von mehr oder weniger großer Wahrscheinlichkeit handeln. Ein *Ausschluß* kommt nur beim Vorliegen eklatanter Rassenunterschiede oder der seltenen Krankheiten, Mißbildungen und Variationen mit dominantem Erbgang in Frage. Ein *genetischer Zusammenhang* kann angenommen werden, wenn ein Proband mit dem Kinde eine solche Anzahl von erbbiologisch hochwertigen Merkmalen gemeinsam hat, daß eine Zufallsähnlichkeit auszuschließen ist.

Bei **Zwillingen** kann gelegentlich die Frage auftauchen, ob eine *Superfoecundatio* vorgelegen haben kann. Während man bei zweieiigen Zwillingen die Möglichkeit zugeben muß, daß zwei aus derselben Ovulationsperiode stammende Eier in verschiedenen Kohabitationen, u.U. von verschiedenen Männern, befruchtet worden sein können (Überschwängerung), wird die *Superfoetatio* (Überfruchtung), d.h. die Befruchtung zweier Eier aus verschiedenen Ovulationsperioden, nicht für möglich gehalten.

VI. Verkehrsmedizin

1. Eignung zum Kraftfahrer

§ 2 StVZO Wer infolge körperlicher oder geistiger Mängel sich nicht sicher im Verkehr bewegen kann, darf am Verkehr nur teilnehmen, wenn in geeigneter Weise Vorsorge getroffen ist, daß er andere nicht gefährdet (gem. § 21 StVG Geldstrafe bis DM 150,— oder Haft).

§ 2 StVG bestimmt, daß trotz erfolgreich abgelegter Prüfung die Erteilung der Fahrerlaubnis durch die Verwaltungsbehörde verweigert (bzw. – § 4 – wieder entzogen) werden muß, wenn körperliche Ungeeignetheit vorliegt.

Zur Erlangung der Fahrerlaubnis muß man die »*Befähigung*« zur Führung eines Fahrzeuges der beantragten Klasse nachweisen. Die Prüfung der »*Eignung*« in körperlicher und geistiger Hinsicht ist Sache des Arztes; in charakterlicher Beziehung – »sittliche Mängel«

– der Behörde bzw. – § 42 StGB – des Gerichtes. Die »Ungeeignetheit« kann z. B. begründet sein durch Sehstörungen, Gleichgewichtsstörungen, Diabetes, Epilepsie, Gehirnerkrankungen, Psychosen u.a.m. Ärztliche Zeugnisse sind bisher nicht allgemein vorgeschrieben, sondern »können« von der Verwaltungsbehörde »nach pflichtgemäßem Ermessen« erholt werden, praktisch also nur, wenn bestimmte Bedenken auftauchen:

§ 3 StVZO (Ziff. 2) Besteht Anlaß zu der Annahme, daß der Führer eines Fahrzeuges ... zum Führen von Fahrzeugen ungeeignet ist, so kann die Verwaltungsbehörde ... die Beibringung 1. eines amts- oder fachärztlichen Zeugnisses oder 2. des Gutachtens einer amtlich anerkannten medizinisch-psychologischen Untersuchungsstelle ... über die geistige oder körperliche Eignung anordnen usw.

Die entsprechenden Begutachtungen werden im allgemeinen durch medizinisch- psychologische Untersuchungsstellen bei den technischen Überwachungsvereinen (TÜV) durchgeführt.

»Anlaß« im Sinne des § 3 StVZO könnte der Hinweis eines Arztes sein. Dieser wird sich sorgfältig überlegen, ob ein Bruch der Schweigepflicht als einziges Mittel zum Schutz des höherwertigen Rechtsgutes, – der Verkehrssicherheit, – gerechtfertigt ist, zumal jeder Fall verschieden liegt: Nicht jeder Anfallskranke darf mit dem Makel der grundsätzlichen Gefährlichkeit als Kraftfahrer belastet werden; statistische Daten sprechen eher dagegen (vgl. S. 114).

2. Der Verkehrsunfall

a. Statistik, Unfallursachen

Die Unfallhäufigkeit ist in erster Linie eine Funktion der Verkehrsdichte. Die BRD hat die höchste Jahresbelastung pro Straßenkilometer. 1980 betrug die Gesamtzahl der Straßenverkehrsunfälle 1 684 000; die medizinische Bedeutung ergibt sich aus der Anzahl von Fällen mit Personenschäden: verletzt wurden 513 500, getötet 13 000 Menschen. Die Zahl der Verletzten und Toten war bis 1973 gestiegen; ein wesentlicher Grund hierfür lag zweifellos in der wachsenden Geschwindigkeit des Verkehrsflusses. In letzter Zeit ergab sich eine Verlangsamung dieser Entwicklung durch Geschwindigkeitsbeschränkungen und vermehrten Gebrauch von Haltegurten, womit die Zahl schwerer Verletzungen und Todesfälle etwas rückläufig wurde. Für die Altersklasse der 20–30-jährigen ist auch heute noch der Verkehrstod weit häufiger als alle anderen Todesursachen. An den tödlichen Fußgänger-Unfällen sind alte Leute erheblich überproportional beteiligt.

An der Spitze der **Unfallursachen** stehen: Mißachtung der Vorfahrt, überhöhte Geschwindigkeit, zu geringer Fahrzeugabstand. Hinter den die äußeren Umstände betreffenden Zahlen verbergen sich in unbekanntem Ausmaß in der Persönlichkeit des Fahrers liegende Faktoren: Ganz zweifelsohne spielen eine mangelnde Eignung (weniger durch Krankheit als durch Ungeschicklichkeit und charakterliche Mängel – Geltungsbedürfnis, Rücksichtslosigkeit),»Indisposition« und Alkoholgenuß eine hervorragende Rolle. Der *Alkoholgenuß* ist sicher öfter ausschlaggebend, als aus den amtlichen Statistiken hervorgeht, wahrscheinlich in über 20% aller Unfälle (Elbel). Von rund 300 000 verletzten Verkehrsteilnehmern waren 15%, von über 15 000 Getöteten 30% alkoholbeeinflußt (Klein). Demgegenüber scheint **Medikamenten- und Drogeneinfluß** als

114

Unfallursache nur eine untergeordnete Bedeutung zu haben. Es wird zwar immer wieder auf den ungeheuer angewachsenen Verbrauch verschiedener Pharmazeutica hingewiesen, in der Praxis ist aber nur ein geringer Prozentsatz von Arzneimittelwirkungen als Unfallursache festzustellen. Beachtlich für den Arzt ist jedenfalls das Hangover nach Kurznarkosen, besonders mit Thiobarbituraten; er muß den Patienten auf die noch lange bestehende Einschränkung der Verkehrstüchtigkeit hinweisen. Die Gefahr einer »halbhypnotischen« Nachwirkung besteht natürlich überhaupt bei (später) Einnahme von (langwirkenden) Schlafmitteln. Als »kritisch« für die Verkehrssicherheit wurden von der Bundesärztekammer folgende Arzneimittelgruppen bezeichnet: Psychopharmaka, Antiepileptica, Antihistaminica, Stimulantien und Appetitzügler, Antihypertonica und Muskelrelaxantien. Wirklich verkehrsauffällig (Trunkenheitszeichen ohne Alkohol) werden manchmal Schlafmittelsüchtige; oft klärt der Nachweis eines hohen Bromidspiegels im Urin die Sachlage. Auch die Haschisch- und LSD-Wirkung macht verkehrsuntauglich im Sinne der §§ 315 c, 316 (»andere berauschende Mittel«, vgl. S. 129), kommt aber aus Gründen der Konsumpraxis dieser Drogen bei Kraftfahrern kaum vor.

Charakterliche Strukturen der **Primärpersönlichkeit** als Unfallursache lassen sich ebensowenig konkret erfassen (und medizinisch oder verkehrspolitisch berücksichtigen) wie psychologische Faktoren, die aber sicher ziemlich oft praktische Bedeutung erlangen. Epidemiologisch bekannt ist, daß Frauen weniger Unfälle verursachen als Männer, Jugendliche häufiger als Erwachsene; als unfallträchtig gelten Persönlichkeitsprofile mit den Merkmalen Sorglosigkeit, Draufgängertum, Ruhelosigkeit, Egozentrik, Labilität, aber auch Ängstlichkeit, während das allgemeine Vorurteil gegenüber Neurotikern, Psychopathen und Behinderten offenbar unbegründet ist. Stark mit der Unfallhäufigkeit korreliert sind die oft durch frühkindliche Deprivation bedingte Aggressivität, Disziplinlosigkeit und allgemeine Devianz; aber auch passagere Belastungen im Sinne einer Lebenskrise, Umsetzung affektiver Verstimmung und aggressiver Impulse in Unaufmerksamkeit bzw. schnellere und riskantere Fahrweise.

Unter den disponierenden Faktoren spielt eine besondere Rolle die *Ermüdung,* deren psychosensorische Folgen äußerst verkehrserheblich sein können: Einengung des Gesichtsfeldes, Verlangsamung der Hell- Dunkel-Adaptation, Unsicherheiten in Form- und Farbwahrnehmung etc. Nur unter krankhaften Bedingungen wird ein unvorhersehbares Einschlafen am Steuer für möglich gehalten. Die physiologische Ermüdung ist durch Frühsymptome, Lidschwere, Konvergenzschwäche, conjunctivales Fremdkörpergefühl, Trockenheit im Mund, Frösteln, Gähnen usw. erkennbar; beim Auftreten der Spätsymptome: Phantasiebilder, Tonusverlust der Nackenmuskulatur, Schlafwunsch, kurzfristige Absencen mit plötzlichem Erschrecken, Tachykardie und Schweißausbruch besteht schon höchste Unfallgefahr. – Nicht ganz selten ist die Unfallursache *suicidale Absicht* des Fahrers (plötzliches Abweichen von der Fahrbahn auf Brücken, an Schluchten, ungebremster Aufprall an Brückenpfeilern usw.).

Von den **körperlichen Mängeln,** welche zur Unfallursache werden können, sind besonders zu nennen: **Anfallsleiden;** die antikonvulsiven Medikamente bedingen, auch abgesehen von Kumulationseffekten, psychodiagnostisch erfaßbare Störungen, im EEG sind für Ermüdung und Schlaf typische Potentiale zu erkennen, so daß die Voraussetzungen für eine positive Beurteilung der Fahrtauglichkeit streng formuliert sein müssen. Der Schriftenreihe »Krankheit und Kraftverkehr« des Bundesministers für Verkehr kann man entnehmen, daß der Fahrerlaubnis- Inhaber oder -Bewerber mindestens 3 Jahre anfallsfrei gewesen sein muß. Nach einem einmaligen Anfall kann die Eignung zum Führen von Kraftfahrzeugen nur dann angenommen werden, wenn nach eingehender klinischer Untersuchung davon auszugehen ist, daß es sich mit überwiegender Wahrscheinlichkeit um ein einmaliges Ereignis unter besonderen Umständen gehandelt hat. Im Rahmen des **Diabetes** spielt das Auftreten eines hypoglykämischen Schocks die Hauptrolle. Zu nennen sind weiter unkorrigierte Sehfehler, synkopale Kreislaufstörungen, z.B. im Zusammenhang mit hyperaktivem Carotissinusreflex und insbesondere der akuten Coronarinsuffizienz. Der **Herzinfarkt am Steuer** ist wahrscheinlich häufiger als statistisch erfaßt, weil die Leichen verunglückter Kraftfahrer meistens nicht seziert werden; auch dann tritt der Befund eigentlich nur in den Vordergrund, wenn sonst keine tödlichen Verletzungen vorliegen.

3. Blutalkohol und Straßenverkehr

Rechtslage – Grenzwerte

§ 24 a StVG   Ordnungswidrig handelt, wer im Straßenverkehr ein Kraftfahrzeug führt, obwohl er 0,8 Promille oder mehr Alkohol im Blut oder eine Alkoholmenge im Körper hat, die zu einer solchen Blutalkoholkonzentration führt. Ordnungswidrig handelt auch, wer die Tat fahrlässig begeht.

§ 25 StVG   ... Wird gegen den Betroffenen wegen einer Ordnungswidrigkeit nach § 24 a eine Geldbuße festgesetzt, so ist in der Regel auch ein Fahrverbot (1-3 Mon.) anzuordnen ...

§ 316 StGB   1. Wer im Verkehr ein Fahrzeug führt, obwohl er infolge des Genusses alkoholischer Getränke oder anderer berauschender Mittel nicht in der Lage ist, das Fahrzeug sicher zu führen, wird mit Freiheitsstrafe bis zu 1 Jahr oder mit Geldstrafe bestraft, wenn die Tat nicht in § 315a oder § 315c mit Strafe bedroht ist.
2. Nach Abs. 1 wird auch bestraft, wer die Tat fahrlässig begeht.

§ 315c StGB   1. Wer im Straßenverkehr ein Fahrzeug führt, obwohl er infolge des Genusses alkoholischer Getränke oder anderer berauschender Mittel oder infolge geistiger oder körperlicher Mängel nicht in der Lage ist, das Fahrzeug sicher zu führen ... und dadurch Leib oder Leben eines anderen oder fremde Sachen von bedeutendem Wert gefährdet, wird mit Freiheitsstrafe bis zu 5 Jahren oder mit Geldstrafe bestraft.
2. Der Versuch ist strafbar.
3. Wer ... (hierbei) ... fahrlässig handelt, ... wird mit Freiheitsstrafe bis zu 2 Jahren oder mit Geldstrafe bestraft.

116

§ 315a StGB — Dasselbe für Gefährdung des Bahn-, Schiffs- oder Luftverkehrs.

§ 69 StGB Wird ein Kraftfahrer rechtskräftig verurteilt, weil er einen Unfall schuldhaft verursacht hat, oder nur deshalb nicht verurteilt, weil seine Schuldfähigkeit erwiesen oder nicht auszuschließen ist, so entzieht ihm das Gericht die Fahrerlaubnis (Führerschein), wenn er sich durch die Tat als ungeeignet zum Führen von Kraftfahrzeugen erwiesen hat.

§ 156 StVZO enthält die etwa § 69 StGB entsprechende Anweisung zur Entziehung der Fahrerlaubnis für die Verwaltungsbehörde.

Die Tatsache, daß der Alkohol bei Unfällen mit Verletzten und Getöteten, aber auch solchen mit bloßem Sachschaden, einen wichtigen Kausalfaktor darstellt, hat praktisch alle zivilisierten Länder zum Erlaß einschränkender Gesetze veranlaßt.

Will man nicht den Alkoholgenuß innerhalb der letzten 24 Stunden vor Antritt einer Fahrt überhaupt verbieten, so muß man einen meßbaren Ausdruck für den noch tolerierten Alkoholisierungsgrad haben. Hierfür kommt praktisch nur die Blutalkoholkonzentration (BAK) infrage, welche meist in Gramm pro Liter = Promille (‰) angegeben wird. – Nach einem Gutachten des Bundesgesundheitsamtes, in dem auch die Erfahrungen anderer Staaten berücksichtigt sind, ist die Wahrscheinlichkeit, daß ein Kraftfahrer einen Unfall verursachen wird, bei einer BAK von 0,5–0,6‰ um das Dreifache erhöht. Mit einem gewissen Sicherheitszuschlag hat man sich deshalb im Jahre 1973 entschlossen, für die BRD einen »Gefährdungsgrenzwert« von 0,8‰ einzuführen (§ 24a StVG). Ebenso fiel die (ziemlich großzügige) Entscheidung in England, Österreich, Frankreich, der Schweiz und Luxemburg, während in Schweden, Norwegen und Jugoslawien die Grenze bei 0,5‰ liegt und in Finnland sowie verschiedenen osteuropäischen Ländern der Alkoholkonsum vor einer Fahrt ganz verboten ist (0,0‰).

Die Überschreitung der 0,8‰-Grenze ist eine »Ordnungswidrigkeit«, wie etwa die Mißachtung eines Halteverbots oder einer Geschwindigkeitsbeschränkung, wobei es nicht darauf ankommt, daß im konkreten Fall eine Gefährdung tatsächlich auch vorgelegen hat (daher auch der Ausdruck »abstraktes Gefährdungsdelikt«).

Demgegenüber ist der Verstoß gegen §§ 316, 315c StGB ein Vergehen, welches schwerer wiegt und auch schwerer bestraft wird. Der Nachweis der Tatbestandsmerkmale der alkoholbedingten Fahrunsicherheit muß hier in jedem Einzelfall positiv geführt werden. Dies geschieht grundsätzlich ebenfalls durch die Blutprobe, wobei 2 Möglichkeiten gegeben sind:

1) Es ist ein Grenzwert von 1,3‰ überschritten (= absolute Fahruntüchtigkeit).

Nach der Rechtsprechung des BGH (an welche die Gerichte praktisch deshalb gebunden sind, weil ein anderes Urteil zwangsläufig im Instanzenweg aufgehoben würde) gilt Jeder, der diese Grenze überschritten hat, als fahruntüchtig im Sinne dieser Gesetzesbestimmung, und zwar auch dann, wenn er besonders alkoholtolerant oder -gewohnt ist, weil durch die Höhe dieses Grenzwertes alle denkbaren individuellen Variationen bereits berücksichtigt sind. – Diese Feststellungen gehen zurück auf entsprechende medizinische Erkenntnisse über das Ausmaß der psychomotorischen und -sensorischen Alkoholwirkungen im Bereich einer BAK von 1,0 – 1,1‰ (= medizinischer Grenzwert; vgl. S.

127); diesem wurde ein »Sicherheitszuschlag« für etwaige Ungenauigkeiten der Bestimmung hinzugefügt (=juristischer Grenzwert; BGH-Beschluß vom 9.12.1966).

Es kommt insgesamt nicht darauf an, daß der Kraftfahrer »betrunken« im bürgerlichen Sinne ist, sondern daß er durch die ungeschwächte Verfügbarkeit der Spitzenqualitäten seines psychophysischen Leistungsvolumens *sicher,* und zwar in allen denkbaren Verkehrssituationen, Autofahren kann.

2) Auch unterhalb des Grenzwertes ist eine Verurteilung aus §§ 316, 315c möglich, wenn das Gericht »zusätzliche Beweisanzeichen« der Fahrunsicherheit feststellt (= relative Fahruntüchtigkeit). Dies kann geschehen durch den Nachweis verkehrserheblicher Alkoholisierungszeichen durch Zeugenaussagen oder (und) ärztliche Untersuchung oder das Fahrverhalten, wobei erfahrungsgemäß besonders die Verursachung eines »alkoholtypischen« Unfalls von Gewicht ist.

Merke also: Das Überschreiten der **0,8‰-Grenze** entspricht einem abstrakten Gefährdungsdelikt (§ 24a StVG); über den konkreten Alkoholisierungszustand des Betreffenden ist keine Aussage nötig.

Das Überschreiten der **1,3‰-Grenze** erfüllt den Tat-Bestand der §§ 316, 315c StGB; hierdurch wird die alkoholbedingte »Fahruntüchtigkeit« nachgewiesen. Auch eine »Gefährdung« i.S. des § 315c muß konkret bestanden haben (ist aber durch andere Beweismittel festzustellen).

a. Blutentnahme und klinische Untersuchung

§ 81a StPO Eine körperliche Untersuchung des Beschuldigten darf zur Feststellung von Tatsachen angefordert werden, die für das Verfahren von Bedeutung sind. Zu diesem Zweck sind Entnahmen von Blutproben und andere körperliche Eingriffe, die von einem Arzt nach den Regeln der ärztlichen Kunst zu Untersuchungszwecken vorgenommen werden, ohne Einwilligung des Beschuldigten zulässig, wenn kein Nachteil für seine Gesundheit zu befürchten ist.

Die Polizeibeamten gehen in der Praxis so vor, daß sie bei Kontrollen oder nach einem Unfall an dem oder den Beteiligten zunächst eine Atemalkoholprobe vornehmen. Bei diesem Durchblasen der »Alco-Test«-Röhrchen handelt es sich um ein weitgehend qualitatives Verfahren: wenn sich die Bichromatkristalle nach Füllung des Atembeutels bis über den Eichstrich grün gefärbt haben, liegt ein Blutalkoholspiegel von über 0,8‰ vor und der Betreffende wird der Blutprobe zugeführt. Neuere Entwicklungen, z.T. über die Infrarot-Analyse, ergeben aber auch über elektronische Anzeige weitgehend quantitative Werte.

Die **Atemalkoholbestimmung** liefert infolge eines Konzentrationsgefälles zwischen kleinem und großem Kreislauf in den ersten 2 Stunden nach Trinkende zu hohe Werte; sie wird ferner durch Alkoholreste in der Mundhöhlenschleimhaut, Rumination (!) etc. beeinflußt. Je nach Methode ist die Bestimmung unspezifisch (Lösungsmittel etc.!); sie kann bei der heutigen Weiterentwicklung aber auch voll spezifisch sein (Gaschromatographie), hat aber den Nachteil, daß sie nicht reproduzierbár ist und jedenfalls die Mitarbeit des Probanden voraussetzt, also nicht erzwungen werden kann.

Durchführung der Blutentnahme. Der Arzt kann nicht gezwungen werden, die Entnahme und Untersuchung durchzuführen (verpflichtet hierzu sind nur Polizei- und Amtsärzte), sollte sie aber im öffentlichen Interesse nicht verweigern. Nach § 81 c StPO kann die Blutentnahme auch durch unmittelbaren (körperlichen) Zwang gegen den Widerstand des Betreffenden durchgesetzt werden; ob der Arzt sich zur Mitwirkung in diesem Fall bereitfindet, ist von seiner Einschätzung der Frage aus § 81 a StPO abhängig, ob dabei »ein Nachteil für die Gesundheit« des Probanden zu befürchten ist. Bei entsprechender Geduld und gütlichem Zureden kommt eine konsequente Weigerung praktisch nicht vor.

Das Blut wird sobald wie möglich (vor etwaigen Transfusionen und Narkose!) mit einer (von der Polizei gestellten) Venüle aus der V. cubitalis entnommen. Zur Desinfektion soll nur die mit der Venüle gelieferte Sublimatlösung verwendet werden. Bei Entnahmen mit der Spritze nur »Einmal« -Material verwenden! – Um die Beschriftung und Versendung der Probe kümmert sich die Polizei.

Leichenblutentnahme nur aus der freizulegenden V. femoralis (Ausstreichen des Beines durch einen Helfer), weil im Herzblut postmortale Erhöhung durch Diffusion vom Magen her vorkommt.

Ärztliche Untersuchung. Das Protokoll über den klinischen Alkoholisierungsgrad ist wichtig für die spätere Begutachtung sowohl der Verkehrssicherheit, wie insbesondere bei anderen Delikten der Zurechnungsfähigkeit (vgl. S. 86 f.). Die einzelnen Proben des Vordrucks zielen auf eine vereinfachte Prüfung der Gleichgewichtsfunktionen, der Bewegungskoordination usw. Sie umfassen z. B. eine Prüfung der Gang- u. Standsicherheit (Romberg) und eine Nystagmusprobe; üblich ist hier die Prüfung des grobschlägigen postrotatorischen N. durch 5maliges Drehen um die eigene Körperachse innerhalb von 10 Sekunden und anschließendes Fixierenlassen des vorgehaltenen Zeigefingers; beim Nüchternen kein oder nur feinschlägiges Augapfelzucken, das nach 2–6 Sekunden erlischt, beim Alkoholisierten grobschlägiger N., der 10–20 Sekunden und länger anhält. Höhergradiger A.-einfluß manifestiert sich ferner in einer Ataxie in den Zeige-Versuchen. Neben dem somatischen ist besonders auf den psychischen Befund Wert zu legen (Orientierung, Auffassung und gedankliche Korrespondenz im Gespräch, Situationsadäquanz von Urteil, Verhalten und Emotionalität). Man scheue sich nicht, den Befund über den Vordruck hinaus stichwortartig zu präzisieren.

– In diesen Feststellungen liegt der Hauptwert der ärztlichen Untersuchung, denn die am Schluß des Protokolls geforderte zusammenfassende Diagnose des Alkoholisierungsgrades wird oft nicht mit der BAK übereinstimmen und zwar im Sinne einer »Untertreibung«; in 10 bis 20% der Fälle kommt es sogar vor, daß bei Werten über 3‰ die Diagnose »nicht merkbar« oder »leicht unter A.einfluß« gestellt wird, – im Zweifelsfall handelt es sich hier um Alkoholiker!

Wegen der relativen Grobheit des Rasters klinischer Feststellungsmöglichkeiten und der großen interindividuellen Varianz der Konzentrationstoleranz für Alkohol kann diese ärztliche Diagnose des Trunkenheitsgrades bei der Blutentnahme auch nicht für sich allein als Beweismittel, z. B. etwa zur Widerlegung eines BAK-Wertes, benutzt werden. Dennoch ist die Wichtigkeit der ärztlichen Feststellungen nicht zu unterschätzen. Angaben über Erkrankungen, Verletzungen, Arzneimittelkonsum, Zeitangabe der Entnahme und Feststellung des Körpergewichts sind Voraussetzung späterer Begutachtung! – Um die Beschriftung und Versendung der Probe kümmert sich die Polizei.

b. Die Blutalkoholbestimmung

Die Blutalkoholbestimmung nach Widmark

ist eine mikrochemische, jodometrische Titrationsmethode. Eine eingewogene Menge Blut wird im Destillationskölbchen über eingestellter Bichromatschwefelsäure 2 Stunden auf 60° erhitzt. Hierdurch wird die in der Blutprobe enthaltene Alkoholmenge abdestilliert und von der Säure aufgenommen, welche dabei um so mehr reduziert wird, je mehr Alkohol vorhanden ist. Die Titration erfolgt mit Natriumthiosulfatlösung nach Zugabe von Jodkali und Stärkelösung als Indikator.

In den modernen Varianten der Methode nach Grüner und Vidic wird die Farbänderung der Säure photometrisch festgestellt. Jede Bestimmung erfolgt dreifach mit Leer- und Positivkontrollen mit standardisierter Alkoholtestlösung. Die Methode ist genau (methodische Fehlerbreite unter 0,05‰, nur bei sehr hohen ‰-Werten etwas mehr), sie bestimmt aber den Alkohol nur in seiner Eigenschaft als reduzierende Substanz. Das ist solange kein Nachteil, als die Gegenwart anderer reduzierender Substanzen ausgeschlossen werden kann (s. unten).

Die ADH-Methode

erfaßt den Äthylalkohol als Substrat der Alkoholdehydrase; das Verfahren ist zwar alkoholspezifisch, aber nicht nur für Äthanol; auch andere aliphatische Alkohole wie Methanol, Propanol, Butanol etc. werden angezeigt. Bei der fermentativen Äthanolspaltung wird Wasserstoff freigesetzt; die Reaktion läuft bei Zimmertemperatur in Gegenwart des Coferments Diphosphopyridinnucleotid (DPN) als H-Acceptor ab. Dieser Stoff gewinnt mit fortschreitender Reduzierung eine spezifische Lichtabsorption, so daß der Endwert der spektralphotometrisch gemessenen Extinktion bei 366 nm ein Ausdruck der abgebauten Alkoholmenge ist.

Die gaschromatographische Bestimmung

bietet den Vorteil, daß andere Alkohole neben Äthanol getrennt dargestellt und auch noch etwaige im Blut vorhandene flüchtige Kohlenwasserstoffverbindungen erfaßt werden.

Alle diese Verfahren laufen heute in den **amtlichen Untersuchungsstellen** weitgehend automatisiert (Autoanalyzer- und Multifrakt-Methode). Nach dem Gutachten des Bundesgesundheitsamtes 1966 muß jede Blutprobe 5fach nach 2 verschiedenen Verfahren untersucht werden; werden die beiden spezifischen Verfahren (ADH und GC) verwendet, so genügen je 2 Bestimmungen zur Berechnung des Mittelwertes, wenn von den 3 ADH-Bestimmungen im Autoanalyzer jeweils die erste als Waschvorgang verworfen wird. Die Streuung der Einzelwerte darf bei Werten unter 1‰ nicht mehr als 0,1‰, bei allen höheren Werten nicht mehr als 10% betragen. Selbstverständlich ist in einer Gruppe verfahrensbedingt streuender Einzelwerte der mathematische *Mittelwert* derjenige welcher der wirklich vorliegenden BAK, also »der Wahrheit« im juristischen Sinne, am nächsten kommt. Trotzdem gibt es Juristen, die in einer mehr mystischen Art der Wahrheitssuche lieber den niedrigsten Einzelwert zugrundelegen.

Jede Blutprobe wird nach der Untersuchung 1–2 Jahre für etwaige Kontrollen aufbewahrt, wobei meist durch bakterielle Einflüsse ein geringes (manchmal auch größeres) Absinken der BAK eintritt. Bei der Behauptung von Verwechslungen ist auch ein **Blutgruppenvergleich** möglich. Nach 2–18 Monaten Verwahrung bei 4° C gelingt in der Regel auch noch die Bestimmung der Merkmale in den einzelnen erythrocytären, Serum- und Ferment-Systemen. Am empfindlichsten sind die MN-, Duffy-, Gc-, AcP- und GPT-Eigenschaften. Durch Wahrscheinlichkeitsberechnung nach der populationsstatistischen Häufigkeit der gefundenen Phänotypen läßt sich der Identitätsnachweis meistens mit hohem Sicherungsgrad führen.

c. Fehlerquellen und Schutzbehauptungen

Wird nur die Widmarkmethode angewendet, so können eine Reihe von Einwänden u.U. nicht oder nur mühsam widerlegt werden, z.B.: Einatmung von Treibstoffdämpfen (nur ganz geringe Werte); Entnahme nach Äthernarkose; Acetonämie bei Diabetes (nur präkomatös geringe Werte); Kampfer-Injektion, Adalin-Aufnahme, Verunreinigung der Blutprobe durch reduzierende Substanzen, Desinfektionsmittel etc. Manche Schutzbehauptungen sind auch ganz unsinnig (Entstehung der BAK durch Leber- und Magenkrankheiten), Obstessen, Acetonbildung durch den Unfallschock (die Untersuchung zahlreicher Schockpatienten hat keine Differenz zwischen Widmark- und ADH-Wert ergeben).

Bei Anwendung der ADH-Methode, die spezifisch für Alkohole ist, gibt es nur wenige Möglichkeiten für Blutalkoholwerte ohne vorangegangenen Alkoholgenuß: z.B. die Verunreinigung mit Alkohol (oder Jodtinktur etc.) bei der Entnahme. Eine etwaige fehlerhafte Hautdesinfektion mit Alkohol ist übrigens bei Venülenentnahmen mit ca. 5 ccm Blut praktisch belanglos (höchstens 0,1‰). Auch der Jodanstrich großer Wundflächen und die Einatmung von Alkohol-Dämpfen können nur minimale Blutalkoholwerte erzeugen (kaum 0.1‰). Auch längere Einatmung konzentrierter Essigesterdämpfe (Äthylacetat, das im Blut über Äthanol abgebaut wird!), was freilich nur unter erheblichen Reizerscheinungen ertragen wird, könnte BA-Werte bis etwa 0,1‰ erzeugen.

Die häufigste Schutzbehauptung ist der sogen. »Nachtrunk«, also eine in Wirklichkeit nicht stattgehabte Alkoholaufnahme nach dem Vorfall (S. 125).

In der Leiche ändert sich die BAK nach erfolgtem Herzstillstand während der ersten 20 Stunden praktisch nicht. Mit zunehmender Abdiffusion von Serum und entsprechender Eindickung des restierenden Gefäßinhaltes ist mit einer geringen Erniedrigung der BAK zu rechnen, weil diese ja immer vom Wassergehalt des Substrates abhängig ist. Nach tagelanger Fäulnis können nicht nur unspezifische flüchtige reduzierende Substanzen gebildet und vorhandener

Alkohol teilweise abgebaut, sondern sogar Äthanol und höhere Alkohole neugebildet werden (Weinig, Schwerd).

Deshalb ist es zunächst wichtig, schon bei der Blutentnahme darauf zu achten, ob Fäulniserscheinungen vorliegen oder auzuschließen sind. Das ist einfach, da man ohnehin in der Leistengegend arbeitet und etwaige Grünfärbung der Bauchdecken als erstes Fäulniszeichen wenig oberhalb leicht kontrolliert werden kann. Praktisch wichtig ist dies in der versicherungsmedizinischen Begutachtung bei Wasserleichen (verunglücktes Schiffspersonal!), da durch die Infektion des Blutes während des Ertrinkungsaktes über die üblichen Darmbakterien hinaus auch Hefen an den Gärungsprozessen beteiligt sind. Nur die gaschromatographische Untersuchung kann die Verwertbarkeit eines Äthanolwertes sichern, da bei Fäulnisgärung nach der Widmarkmethode irregulär unspezifische Werte bis 3 und 4‰ auftreten und auch der ADH-Wert um 1‰ und mehr verfälscht sein kann. Letzteres läßt sich ggf. durch das Fehlen von Begleitalkoholen im Gaschromatogramm ausschließen, weil eine Neubildung *nur* von Äthanol durch Fäulnisprozesse nicht möglich ist (Abb. 6).

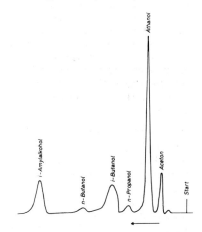

Abb. 6: Gas-Chromatogramm einer Blutprobe aus einer (faulen) Wasserleiche. Eine große Zahl von Fäulnis-Alkoholen begleitet den Äthanolpeak.

d. Bewertung der Befunde

Resorption, Verteilung und Elimination

Resorption des genossenen Alkohols ist als Diffusionsvorgang von der Trinkgeschwindigkeit, der Getränkeart und -menge, der Magenfüllung und -funktion abhängig, außerdem individuell etwas variant: bei leerem Magen und konzentrierten Getränken schnellere, bei vollem Magen und voluminöseren Getränken (besonders Bier) langsamere Resorption. Durch reichliche Mahlzeiten entsteht vielfach ein Resorptionsdefizit. Schreck/Angst/Schmerzzustände, Traumen, Bewußtlosigkeit verzögern die Resorption u.U. sehr stark, eine gewisse Resorptionsverzögerung ergibt sich auch durch Beigabe scharfer Gewürzsäfte. Die reine Resorptionszeit ist experimentell und praktisch kaum faßbar, weil sofort nach dem Übertritt der ersten Alkoholquanten ins Blut auch schon deren Elimination beginnt, welche der weiteren Resorption des restlichen Alkohols – zeitlich parallel – entgegenläuft. Je nachdem, welcher Vorgang überwiegt, erhält man eine ansteigende oder abfallende Blutalkoholkurve. Der Übergang in den abfallenden Teil ist bei einem Glas Schnaps auf leeren Magen durchschnittlich nach 5 Minuten, bei 1 Glas Bier zu 0,2–0,3 l nach 10 Minuten erreicht; dabei kann die Resorption verdeckt noch weitergehen. Beim Alkoholgenuß nach den üblichen Trinksitten fällt nahezu durchwegs der Gipfelpunkt der Blutalkoholkurve mit der Abfahrt vom Gasthaus zusammen. Nur beim Genuß größerer Getränkemengen, besonders von Bier im Zusammenhang mit voluminöser Nahrungsaufnahme, wird der Höhepunkt der BAK je nach der Trinkgeschwindigkeit später erreicht, im Durchschnitt eine halbe Stunde, zuweilen erst 1 bis 2 Stunden nach Trinkende (vgl. Abb. 7).

Die *Verteilung* des resorbierten Alkohols im Körper ist nicht gleichmäßig. Die theoretische mittlere Alkoholkonzentration im Gesamtkörper, dessen Gewebe je nach ihrem Wassergehalt ja ganz verschiedene Organkonzentrationen erreichen, verhält sich zum Blutalkohol etwa wie 0,7:1 (Verteilungsfaktor r); der Serumalkohol ist ca. 20% höher als die BAK im Vollblut. Der Faktor r zeigt eine in erster Linie vom Körperbau abhängige Variation von etwa 0,6–0,8. Fettgewebe enthält relativ wenig Alkohol, weshalb man bei der Berechnung für Pykniker und Frauen 0,6, bei Asthenikern eher 0,8 zugrundelegen muß (s. u.).

Die *Elimination* des Alkohols setzt sich zusammen aus Abbau (96%) und Ausscheidung (Atmung 2%, Harn ca. 2%) und bewirkt pro Stunde durchschnittlich eine Verminderung des Blutalkoholspiegels um 0,17‰. Der fermentative, NAD-abhängige Abbau über Acetaldehyd zu Essigsäure erfolgt praktisch nur in der Leber und ist durch deren ADH-Pool limitiert, da das Katalasesystem nur mit etwa 10% an der Oxidation beteiligt ist. Innerhalb gewisser Grenzen variiert die Abbaugröße auch noch nach dem Verlassen des Bereiches nachhinkender Resorption, wofür ein Spielraum von etwa 0,12 bis 0,24‰ in Betracht zu ziehen ist; im Anfangsteil der BA-Kurve kommen Extreme zwischen 0 und 0,4‰ vor. Es scheint eine gewisse Konzentrationsabhängigkeit der β-Werte zu bestehen, zumindest insofern, als die BAK bei Werten unter 0,1‰ langsamer absinkt. Kurz nach dem Gipfelpunkt der BA-Kurve stellt sich manchmal ein steilerer Konzentrationsabfall im Blut ein, der auf Abgabe des Alkohols an das Gewebe beruht und als Diffusionssturz bezeichnet wird. Es gibt aber auch später noch Unregelmäßigkeiten (Plateau-Bildungen oder kurze Wiederanstiege) durch stufenartige Nachresorption und (oder) Verteilungsverschiebungen, z. B. nach größerem (lebensbedrohlichem) Blutverlust (Mengen bis zu 750 ml spielen keine Rolle), was an einem etwas höheren Blutalkoholgehalt des nachströmenden Gewebswassers (»Blutspeicher«) in der Eliminationsphase liegt, ferner auch bei Nausea (Vagusreiz) im Zusammenhang mit Erbrechen. Die Größenordnung dieser »Zacken« ist aber so gering (um 0,1‰), daß sie praktisch vernachlässigt werden können.

Muskelarbeit (Steigerung der Atemfrequenz), vielleicht auch kohlehydratreiche Mahlzeiten können den Abbau kaum beschleunigen, Schlaf und Bewußtlosigkeit haben – auf längere Zeiträume bezogen – höchstwahrscheinlich keinen Einfluß; bei schwerster Traumatisierung mit weitgehender Herabsetzung aller Lebensfunktionen muß man mit Verlangsamung der Elimination rechnen. – Sogar bei Leberkranken aller Schweregrade wurden Abbauwerte im unteren Normbereich gefunden, mit Ausnahme von Leberzirrhosen mit portocavalem Shunt. – Die Möglichkeit eines medikamentösen Einflusses auf die Elimination ist nicht gesichert; eine definitive Abbaubeschleunigung, nicht nur kurzfristige Verschiebungen, hat man auch mit Laevulose nicht gesehen, wenn die Kurve lange genug verfolgt wurde. Gewöhnung ist auf den Abbau ohne Einfluß. – An der Leiche erfolgt (ohne Fäulnis) keine Veränderung der BAK mehr. – Während der Resorptionsphase ist der *Urinalkohol* zunächst niedriger, nach Eintritt des Diffusionsgleichgewichtes stets höher als der Blutalkohol; der Quotient Harn/Blut liegt dann etwa bei 1,2 (die Harn-AK entspricht der um 25% höheren Serum-AK und hinkt außerdem etwas nach).

Rückrechnung

Eine *Rückrechnung auf die Unfallzeit* ist notwendig, weil der in einer Blutprobe bestimmte Wert ja nur dem Zustand im Augenblick der Blutentnahme entspricht. Um daraus einen Rückschluß auf die zur Unfallzeit aktuelle Blutalkoholkonzentration ziehen zu können, muß man unbedingt Zeit und Umstände der vorangegangenen Alkoholaufnahme kennen. Zunächst muß man sich vergewissern, daß zur Unfallzeit die Resorption abgeschlossen war; dann kann für jede seitdem verstrichene Stunde ein Mittelwert von 0,15‰, ein Mindestwert von 0,1‰ oder ein Höchstwert von 0,25‰ hinzugerechnet werden.

Diese Werte sind aufgrund von Trinkversuchen ermittelt worden. Die Differenzen von Doppelentnahmen in der Praxis umfassen auch niedrigere und höhere Werte, weil sie zum großen Teil in der unmittelbar postresorptiven Phase mit ihren Unregelmäßigkeiten (Plateaubildung, Diffusionssturz) liegen. Der Mindestwert der A-Elimination von 0,1‰ pro Stunde wurde aufgrund eines großen statistischen Materials durch einen BGH-Beschluß vom 11.12.1973 für die Rückrechnung in Verkehrsstrafsachen praktisch rechtsverbindlich vorgeschrieben. Dieser Beschluß schreibt ferner für den »Regelfall« einen rückrechnungsfreien Zeitraum von 120 min nach Trinkende vor, obwohl die meisten Sachkenner eine Spanne von 90 min für richtiger hielten; dies geht darauf zurück, daß von den Juristen als »Regelbelastung« 0,5–0,8 g Alkohol pro kg pro Stunde zugrundegelegt wurde, was ja ziemlich viel ist (ca. 1 l Bier) und man auch hier einen hohen Sicherheitsspielraum haben wollte. – Die genannten Grundsätze beziehen sich nur auf den Fall der schematischen »Hochrechnung« durch den Richter, der von ihnen ohne Hinzuziehung eines Sachverständigen nicht abweichen darf.

Der medizinische Gutachter kann selbstverständlich aufgrund entsprechender prozessualer »Anknüpfungstatsachen« (der sogen. Trinkanamnese) auch andere Werte anwenden. Wenn der Alkoholkonsum die »Regelbelastung« also unterschritten hat und ohne Aufnahme von Speisen stattfand, wird eine rückrechnungsfreie Spanne von 60 min nach Trinkende sicher ausreichen; man kann auch noch weiter zurückrechnen, muß dann aber für etwa noch nicht abgeschlossene Resorption entsprechende Abzüge (meist 0,1–0,2‰) machen, wenn bis in die letzte halbe Stunde vor dem Unfall hinein getrunken wurde. Ebenso wird für Langzeitrückrechnungen ein Stundenwert von 0,12‰ der Wahrheit zweifellos näher kommen. Das Rückrechnungsergebnis aufgrund des Mittelwertes ist im Gutachten als das »biologisch wahrscheinlichste« zu nennen; mit dem »Maximalwert« errechnet man für Fälle, in denen es auf die Beurteilung der Zurechnungsfähigkeit ankommt, die mögliche Höchstkonzentration im Zeitpunkt der Tat.

Kommt es auf die genannten Grenzwerte an, so sind Abzüge für einen behaupteten Schluß- oder Sturztrunk und andererseits die Berücksichtigung verstärkter Alkoholwirkung durch den Anstiegsgradienten nicht erforderlich, da für den Tatbestand der Fahruntüchtigkeit gem. § 316 StGB das Gleiche gilt, wie für denjenigen der Ordnungswidrigkeit gem. § 24 a StVG: »... oder eine Alkoholmenge im Körper hat, die (später) zu einer solchen BAK führt«; BGH 4 StR 130/73.

Promille- und Trinkmengenberechnung

Die **Berechnung des Blutalkoholwertes,** der nach einer bestimmten Trinkmenge zu erwarten ist, wird z. B. erforderlich beim sogen. *Nachtrunk,* also wenn der Beschuldigte *nach* dem Vorfall, aber noch *vor* der Blutentnahme erneut Alkohol zu sich genommen hat; der sich hieraus ergebende Zuwachs der BAK muß vor der Verwertung des Promillewertes abgezogen werden. Solche Berechnungen sind aber auch deshalb eine ärztliche Aufgabe, weil viele Patienten im Gespräch mit ihrem Hausarzt die Frage stellen: »... wieviel darf ich eigentlich trinken, ohne den Grenzwert von ... zu erreichen« bzw. »... wieviel Promille bekommt man mit der und der Trinkmenge?« – Diese Berechnung erfolgt nach der folgenden Formel (Widmark):

$$c = \frac{A}{p \cdot r},$$

wobei A die genossene Alkoholmenge in Gramm, p das Körpergewicht in Kilogramm und r den Verteilungsfaktor (vgl. S. 122) bedeutet; die Einbeziehung des letzteren ist nötig, weil man ja nicht die durchschnittliche A-Konzentration im *Körper,* sondern im *Blut* berechnen will. Zur Ermittlung der Alkoholmenge in Gramm wird zunächst die Volumenprozentangabe des genannten Getränks mit 0,8 multipliziert. Die errechnete Zahl gibt an, wieviel g Alkohol das Getränk in 100 ml enthält; z.B.: Bier ist 5 Vol.%ig, mal 0,8 = 4 g in 100 ml = 40 g im Liter.

Die Alkoholgehalte der Standard-Getränke schwanken innerhalb gewisser Grenzen; folgende Werte können im Durchschnitt für die Berechnung zugrundegelegt werden:

Getränk	Vol%	g%
Bier	5	4
Bockbier	7	5
Wein	10	8
Sekt	12	10
Südweine	15	12
Schnäpse	32–38	25–30
Cognac, Whisky	40	32

Die genossene Alkoholmenge in Gramm wird dann durch das Körpergewicht mal 0,7 (bei Frauen und Fettleibigen mal 0,6, bei Asthenikern mal 0,8) geteilt.

Beispiel: 10 Gläser a 2 cl (= 20 ml) eines 40%igen Branntweins enthalten 80 ml = 64 g Alkohol. Bei einem 80 kg schweren Mann »normaler« Statur ergäben sich aus 64: (80 · 0,7) rund 1,3‰. Das ist der erreichbare Maximalwert; meist fällt die BAK in der Praxis um 10-20% niedriger aus, weil durch Mageninhalt eine Resorptionsverzögerung eintritt und so ein anteiliger Wiederabbau bis zum Erreichen des Kurvengipfels zum Tragen kommt. Hierfür muß pro Stunde Trinkzeit wenigstens 0,1‰ abgezogen werden.

Die **Berechnung der Trinkmenge** aus der vorgegebenen Blutalkoholkonzentration erfolgt umgekehrt nach der Formel

$$A = c \cdot p \cdot r,$$

Beispiel: Ein Mann von 80 kg Körpergewicht und mit Normalfigur habe 2‰ BAK aufgewiesen. Es errechnen sich aus 2 · (80 · 0,7) = 112 g Alkohol. Der Alkoholkonsum des Mannes soll lediglich Bier betroffen haben. Rechnet man 40 g Alkohol pro Liter Bier, so müßte unser Mann also knapp 3 Liter Bier getrunken haben, wenn man kein Resorptionsdefizit unterstellt. Diese Menge kann nun nicht in ganz kurzer Zeit getrunken worden sein; pro Stunde Trinkzeit sind also mindestens nochmal 0,1‰ anteiliger Wiederabbau zu veranschlagen, bei 3 Stunden also 0,3‰. Für diesen Anteil müßte der Mann nochmal etwa 1/2 l Bier mehr getrunken haben.

Nachtrunk-Behauptung oder wirklicher Nachtrunk

Häufig wird »Nachtrunk« (besonders bei Unfallflucht) als Schutzbehauptung vorgetragen, um dem Führerscheinentzug zu entgehen. Man entnimmt in allen solchen Fällen zwei Blutproben in 30 bis 45 Minuten Abstand (»Doppelblutentnahme«) aus folgender Erwägung: ist wirklich eine größere Alkoholmenge nachgetrunken worden, so müßte die noch in Gang befindliche Resorption dadurch nachweisbar werden, daß der Wert in der 2. Probe höher liegt als in der ersten. Die Möglichkeit der objektiven Stellungnahme entfällt naturgemäß, wenn zwischen dem wirklichen oder behaupteten Nachtrunk und der ersten Blutprobe zu lange Zeit vergangen war. Sinnvoll ist die Doppelblutentnahme deshalb nur, wenn der Abstand zwischen Nachtrunkende und erster Blutprobe nicht mehr als etwa eine 1/2 Stunde betragen hat (vgl. Abb. 7).

126

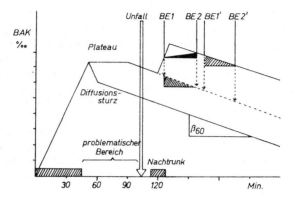

Abb. 7: *Mögliche Verlaufsformen der Blutalkoholkurve. Linke Hälfte: Ende der Aufbauphase meist innerhalb von 30 min nach Trinkende; danach verschiedene Verlaufsformen der Kurve möglich (u.U. Diffusionssturz oder Plateaubildung); Rückrechnung (β 60 =* Elimination pro Stunde) für diesen Bereich jedenfalls problematisch. – Rechte Hälfte: Doppelblutentnahme liefert nach wirklichem Nachtrunk einen Anstieg oder gleichhohe Werte (–), bei nur vorgeblichem Nachtrunk den üblichen Abfall (---); aber nur bei rechtzeitiger (BE 1 – BE 2), nicht bei verspäteter Entnahme (BE 1' – BE 2').

Auch die **Begleitstoffanalyse** ist zur Nachprüfung von Nachtrunkbehauptungen insofern geeignet, als die meisten alkoholischen Getränke durch ein charakteristisches Spektrum von höherwertigen aliphatischen Alkoholen, Methanol, Aldehyden etc. gekennzeichnet sind. Es handelt sich dabei um Nebenprodukte der alkoholischen Gärung, die zu den Bukettstoffen gehören und bei entsprechend gesteigerter Nachweisempfindlichkeit gaschromatographisch im Blut und Urin erfaßt werden (Bonte).

e. Alkoholwirkungen

Allgemeines

Die untere pharmakologische Wirkungsgrenze liegt, besonders in der Anflutungsphase, sicher bereits bei einer BAK von 0,1-0,2‰.

Ein Kennzeichen gerade der Frühstadien der Alkoholwirkung ist das Auftreten einer Euphorie, welche ab etwa 0,5‰ durch erhöhtes Selbstwertgefühl, Rededrang, Unternehmungslust und Schwächung des Verantwortungsgefühls gekennzeichnet sein kann. Bei steigendem Blutalkohol (1‰) tritt vielfach der *Verlust von Hemmungen* mit den Merkmalen der Rücksichtslosigkeit, der gesteigerten Bereitschaft zum Wagnis unter Umständen in Form ausgesprochenen Leichtsinns schon unübersehbar zutage. Diese frühen Persönlichkeitsveränderungen sind meist durch Dritte viel besser erkennbar als für den Betreffenden selbst. Gerade diese herabgesetzte Einsicht in den eigenen Zustand (euphorische Kritikschwäche) ist kennzeichnend für die Frühstadien der Alkoholwirkung und wirkt sich in verkehrstechnischer Hinsicht stark gefährdend aus. Auch das Ermüdungsgefühl wird getäuscht, die Willenssphäre bleibt nicht ungeschädigt.

Gestört sind ferner, mit Signifikanz ab 0,5-0,6‰, die *Auffassung,* die *Aufmerksamkeit* (besonders die distributive), die Konzentration und die Geschicklichkeit, wobei besonders die Aufmerksamkeitsstörungen regelmäßig schon nach ziemlich geringen Alkoholmengen nachweisbar werden (Grüner). Bei Blutalkoholgehalten um ‰ finden sich auch die perzeptiven Leistungen *der Sinnesorgane* bereits in vielen Einzelheiten herabgesetzt, besonders auf optischem Gebiet (Raumsehen = Fähigkeit zur Einschätzung von Entfernungen, Geschwindigkeiten, Seitenabständen; seitliche Blickfeldkontrolle; verlängerte Blendungszeit etc.). Sichere Fixation während der eigenen Bewegung ist nur durch vestibulo-oculomotorischen Ausgleich der Bewegungsunschärfe möglich; diese komplexe Regelfunktion versagt regelmäßig ab 1‰, bei 0,8‰ bereits zu 56% (Heifer). Ein wichtiger Parameter ist diesbezüglich der Nystagmus! Wichtig ist ferner das *Reaktionsvermögen;* bei ganz kleinen Alkoholgaben kommt es zwar manchmal zu anfänglicher Reaktionsbeschleunigung, wahrscheinlich infolge verminderter Hemmung des motorischen Antriebs; bei höheren Alkoholmengen (über 1‰) liegt fast regelmäßig eine Verlängerung der Reaktionszeit vor, und zwar um so eher und weitgehender, je komplizierter die Reaktionsaufgabe ist. Später treten *Gleichgewichts-* und Störungen der *Bewegungskoordination,* der Tiefensensibilität, der Artikulation in den Vordergrund (ab 2‰), schließlich motorische Lähmung und Bewußtlosigkeit (meist erst ab 3‰).

Im ansteigenden Teil der BA-Kurve sind die Auswirkungen insgesamt größer als in gleicher Höhe während der Eliminationsphase.

Begutachtung der Fahrtüchtigkeit

Ein Kraftfahrer, der sein Fahrzeug sicher durch den Verkehr bewegen soll, muß in der Lage sein, seine Umwelt rechtzeitig und mit genügender Genauigkeit wahrzunehmen. Er muß die Eindrücke, die ihm seine Sinnesorgane liefern, mit dauernder Wachheit auffassen, sie selbstkritisch zu zweckmäßigen Handlungsimpulsen verarbeiten und diese mit ausreichender Schnelligkeit, Kraft und Sicherheit verwirklichen können. Außerdem muß er gewisse Mindestqualitäten der sittlichen Persönlichkeit ungeschwächt besitzen (Elbel). Der über ein gewisses Maß hinausgehende Alkoholgenuß mindert die psychischen, physischen und charakterlichen Qualitäten des Verkehrsteilnehmers, so daß er nicht mehr in der Lage ist, sich sicher im Straßenverkehr zu bewegen (Fahrtüchtigkeit). Fahren schlechthin könnte man freilich noch fast bis zur Grenze des Vollrausches (Fahrfähigkeit); aber nicht mehr ohne Gefährdung der Sicherheit des Straßenverkehrs.

Als Grenze der »**absoluten**« **Fahruntüchtigkeit** im Sinne der §§ 316, 315c StGB gilt 1,3‰. Für die Feststellung der »**relativen**« **Fahruntüchtigkeit** bei Werten unter 1,3‰ zieht das Gericht vielfach ärztliche Sachverständige hinzu, die gelegentlich bei der Deutung und Bewertung bekundeter Ausfallserscheinungen behilflich sein können. Mit Hinweisen auf die bei einem bestimmten ‰-Wert *allgemein* zu erwartenden Alkoholwirkungen ist jedoch alleine nicht gedient, vielmehr muß nachgewiesen werden, daß im konkreten Fall ganz bestimmte Ausfälle vorhanden waren. Bei der Deutung eines »alkoholtypischen« Kurvenunfalls z.B. wird es darauf ankommen, ob der Betreffende ein geübter Kraftfahrer war, seine Lenkung und Bereifung in Ordnung waren und ihn sonst nichts gehindert hat, seine Fahrweise der Straßensituation anzupassen. Kann der Richter diese Prämissen sicherstellen, so ist der ärztliche Schluß zulässig, daß in diesem Fall bei einer BAK von beispielsweise 0,9‰ die typischen Alkoholwirkungen (Enthemmung – zu schnelles Fahren; Aufmerksamkeitsstörung – zu spätes und womöglich falsches Reagieren auf die Situation) die wesentliche Unfallursache gewesen sind.

Medizinisch gesehen gibt es im übrigen sicher nicht nur den einen Grenzwert der Verkehrssicherheit schlechthin, vielmehr wirkt sich der Blutalkoholgehalt *je nach Höhe der Anforderungen verschieden* aus; man kann annehmen, daß die Grenze der Verkehrstüchtigkeit beim Radfahrer mit 1,5‰, beim Mofa-Fahrer mit 1,3‰, beim Fußgänger etwa mit 2‰ erreicht wird. Ähnliche Abstufungen werden wohl auch für die Führung von Schiffen getroffen werden müssen.

Toleranzunterschiede

Die Alkoholverträglichkeit ist inter- und intra-individuell verschieden. Natürlich »vertragen« große, schwere Personen mehr, weil sie bei gleicher A-Menge nur geringere BAK erreichen, als ein »Leichtgewichtler« *(Konsumptionstoleranz)*. Fettleibige sind wegen ungünstiger Verteilungsverhältnisse relativ im Nachteil. Aber auch bei gleicher BAK gibt es Unterschiede *(Konzentrationstoleranz):* Jugendliche und alte Leute, vielfach auch Hirntraumatiker vertragen den Alkohol schlechter; Alkoholgewöhnung kann die Konzentrationstoleranz erhöhen. Eine so weitgehende individuelle Kompensation der Alkoholwirkungen, daß die Fahrtüchtigkeit erhalten bleibt, ist aber nur bis zur 1,3‰-Grenze möglich.

Unter den *dispositionellen Faktoren* sind Krankheiten und Rekonvaleszenzzustände, eventuell auch biorhythmische Einflüsse (Tageszeit) zu nennen, ferner die Hypoglykämieneigung nach alkoholischen Dauerexzessen.

Bei *Restalkohol* vom Vorabend finden sich jedenfalls keine geringeren Leistungseinbußen als bei »frisch« aufgebauter BAK gleicher Höhe. Die Alkoholwirkung wird sicher auch verstärkt durch Übermüdung und Nahrungsmangel.

Temporäre Leistungsverbesserungen durch Medikamente sind zwar im Prinzip möglich, die meisten sogen. *Ernüchterungsmittel* sind jedoch ebenso wirkungslos, wie sie auch nicht imstande sind, die BAK zu verändern. Kaffee kann zu einer subjektiven Besserung der Rauschsymptome führen, es ist jedoch mit anschließender Verschlechterung des Leistungsbildes zu rechnen.

Summierung mit Arzneimitteleffekten führt gelegentlich schon bei geringerer BAK zur Fahruntüchtigkeit. In Betracht kommen in dieser Hinsicht: Opiate,

129

Schlafmittel, Psychopharmaka, weniger Analgetica der Pyrazolongruppe, bes. Irgapyrin, Antihistaminica, Isoniazid. Therapeutische Verabreichung stark wirkender Sedativa an Betrunkene sollte als nicht ungefährlich unterbleiben (s. u.). Zu beachten ist, daß viele **Medikamente** auch ohne Alkoholwirkung die Verkehrstüchtigkeit beeinträchtigen und bei Mißbrauch als »andere berauschende Mittel« i. S. der §§ 315/316 StGB infrage kommen; zu nennen sind hier insbesondere Hypnotica, Sedativa, Psychopharmaka.

Antabus (Tetrathiuramdiäthylsulfid) wird in den Trinkerheilanstalten ziemlich regelmäßig verabfolgt, um Abneigung gegen Alkohol zu erzeugen; Antabuskuren werden aber auch ambulant durchgeführt. Unbedingte Voraussetzung ist, daß der Patient über die Medikation Bescheid weiß, weil bei arglosem Alkoholkonsum in größerer Menge u.U. schwere, sogar tödliche Reaktionen vorkommen können. Die Art der Reaktion ist individuell sehr verschieden, manchmal eher leicht; es kommt sogar vor, daß Trinker Antabus in abgestufter Dosierung (oder auch Schlafmittel) absichtlich mit Alkohol kombinieren, um schneller (und billiger) in einen Rauschzustand zu kommen.

Die Antabus-Alkohol-Reaktion tritt nach ein- bis zweitägiger Prämedikation schon wenige Minuten nach Alkoholaufnahme, besonders bei Ungeübten, recht dramatisch in Erscheinung mit flushartiger Hautrötung der oberen Körperhälfte, konjunctivaler Injektion, Tachykardie und Blutdruckanstieg bei gleichzeitiger Kollapsneigung, Kopfschmerzen, Übelkeit, oft auch Bronchospasmus und Erbrechen.

Die biochemischen Ursachen sind noch nicht geklärt (kompetitive Hemmung der oxidativen Metabolisierung von Acetaldehyd und Serotonin, Änderungen auch im Histaminstoffwechsel); ähnliche Reaktionen gibt es durch Cyanamid (Arbeiten mit Kunstdünger), Tierkohle, Sulfonylharnstoffe und Furoxon, schließlich nach Genuß bestimmter Pilze (Faltentintling).

D. Thanatologie

I. Tod und Leichenerscheinungen

Das Wesen des physischen Todes liegt im Aufhören der zentralen Koordination der einzelnen Lebenserscheinungen und Organfunktionen; sein sichtbarster Ausdruck ist der endgültige Stillstand des Herzens und der Atmung. Alter und Individualtod in der Tierreihe treten auf, sobald Nerven erscheinen. Das zellkonstante und der Regeneration nicht fähige ZNS limitiert die Lebensdauer des Gesamtorganismus. Demnach müßte der »physiologische Tod« als Alterstod ein Gehirntod sein. Ein solcher kommt aber in reiner Form (im Gegensatz zu vielen Leichenschaudiagnosen) praktisch nicht vor, weil in der Regel akzessorische Störungen der »Altersschwäche« zuvorkommen. Allerdings spielt die zunehmende Funktionseinbuße im Bereich der zentralen Regulationen insofern eine Rolle, als im Greisenalter eben auch die lebenserhaltenden Abwehrreaktionen verzögert und vermindert eintreten.

Die psychischen Aspekte des Sterbens spiegeln ein höheres Maß von Betroffenheit, wenn der Tod in früheren Lebensperioden eintritt, besonders wenn sich die Unvermeidlichkeit des Endes, wie bei Krebspatienten, schon Tage und Wochen zuvor darstellt.

Das Verhalten des Arztes hat sich an dem kultur-spezifischen Negativismus des heutigen Todeskonzeptes zu orientieren. Alles Gerede vom »bewußten Akzeptieren des eigenen Todes« ändert nichts an der Tatsache, daß moribunde Patienten ihren bevorstehenden Tod als existenziellen Ich-Verlust, als definitives Ausscheiden aus aller Umweltbezogenheit fürchten und verdrängen, – ebenso wie die allseits bemängelte Reaktion eben dieser Umwelt in einer weitgehenden Verdrängung des Todes aus ihrem Bewußtsein besteht.« Sterbezimmer sind Orte der Verlegenheit – wenn überhaupt, redet man über alles andere, nur nicht über den nahenden Tod. Die Überlebenden spielen eine Komödie der Verstellung – und oft genug spielt der Sterbende gehorsam dabei mit« (Benjamin Henrichs). Die Forderung, daß der Arzt mit dem Patienten möglichst offen über dessen zu erwartenden Tod sprechen soll, ist aber in dieser Verallgemeinung sicher nicht richtig. Zwar muß aus juristischer Sicht auf ernsthaftes Verlangen des Patienten, der seine Angelegenheiten ordnen will, wahrheitsgemäße Auskunft gegeben werden; hierbei wird es sich meist um einen früheren Zeitpunkt handeln und der Arzt wird die therapeutischen Konsequenzen der offenen Bekanntgabe einer infausten Prognose sehr wohl gegen die genau zu prüfende Ernsthaftigkeit und rechtliche Relevanz des Verlangens abwägen müssen (vgl. S. 36). Hierbei geht es aber nicht um die Situation des Sterbenden im engeren Sinne: in seiner reduzierten Empfindungswelt sind *Angst, Schmerz* und *Einsamkeit* die herausragenden Faktoren. Hier hat die Hilfe des Arztes einzusetzen, mit 1. dem Belassen von Hoffnung, 2. medikamentöser Schmerzbekämpfung, 3. persönlicher Zuwendung, worin jedenfalls die beste Sterbehilfe zu erblicken ist (vgl. auch S. 49).

Der somatische Vorgang des Sterbens im engeren Sinne wird als **Agonie** bezeichnet.

Bei den protrahierten Agonieformen prägt eine fortschreitende Devitalisierung im psychosomatischen Bereich das Bild. Unter zunehmender Entpersönlichung wird der Mensch schon geraume Zeit vor dem Herzstillstand aus seiner Rolle als reflektierendem Gemeinschaftswesen entlassen: der Sterbende zieht sich aus der Umwelt zurück in die Einsamkeit des Todes (von Kress). Die »Hinneigung des Kranken zum Ende« wird in anderen Fällen wieder durch eine finale Euphorie aufgehellt. Der Eintritt des Todes wird ebensowenig registriert (»erlebt«), wie der Eintritt von Schlaf- oder Barbituratnarkose. Demgegenüber gestaltet bei den kurzen Agonieformen teilweise die Todesangst die präfinale Phase qualvoll, was besonders für die akuten äußeren Erstickungen gilt.

Im **biochemischen Bereich** überwiegt bei den langsamen Agonieformen die cholinergische Reaktionslage, verbunden mit Anhäufung von Stoffwechselschlacken neben bereits agonal anfallenden Autolyseprodukten. Die kurzen Agonieformen des gewaltsamen Todes sind teilweise durch sehr heftige Reaktionen (»Todeskampf«) der Atmung (Dyspnoe), der Motorik (Krämpfe) und des Kreislaufs (Tachykardie, Blutdruckanstieg) gekennzeichnet, deren adrenergischer Hintergrund sich in entsprechenden agonochemischen Verschiebungen widerspiegelt: der Tod als extremste Streß-Form. Diese Veränderungen bleiben oft ganz aus in Fällen ultrakurzer, also praktisch fehlender Agonie (wie etwa bei Zerreißung durch Maschinengewalt oder reflektorischem Herzstillstand).

1. Todeszeichen

Als **Kriterium des klinischen Todes** gilt der Herzstillstand, bei Fällen mit kurzer Agonie oft erkennbar an den maximal erweiterten, lichtstarren Pupillen. Diesen Zeitpunkt wird man im Regelfall auch als den des Individualtodes ansehen, weil der damit unmittelbar verbundene Verlust des Bewußtseins alsbald durch den Organtod des Gehirns irreversibel wird.

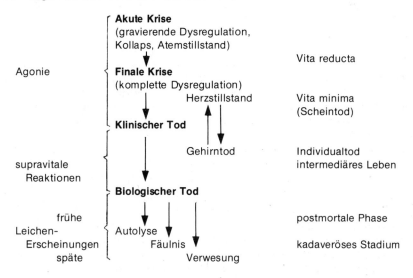

In dieser Phase der »Vita minima« zwischen Herzstillstand und Gehirntod können Reanimationsmaßnahmen erfolgreich sein. Der klinische Dauererfolg ist von der Dauer der Unterbrechung der Hirndurchblutung abhängig. Schon nach 10–20 Sekunden kommt es zu (reversiblen) funktionellen Störungen; 3–4 Minuten führen meist zu irreparablen Schäden. Diese *Wiederbelebungszeit* variiert jedoch in Abhängigkeit von Alter (das Gehirn eines Neugeborenen verträgt einen viel längeren O_2-Mangel), Temperatur (Unterkühlung, z.B. bei Ertrinken in kaltem Wasser, verlängert sie ebenfalls) und sonstigen Begleitumständen (vorangehende Hypoxie etwa verkürzt die Wiederbelebungszeit des Gehirns). In vielen Fällen kann durch die Reanimationsmaßnahmen zunächst nur die Kreislauffunktion wieder hergestellt werden. Auch der Herzmuskel ist aber (bei Normothermie) recht anoxieempfindlich: so beträgt der Erfolg der elektrischen Defibrillation nach der ersten Minute eines Herzstillstandes 90%, nach der dritten Minute nur noch 30%.

Unklarheiten über den juristisch relevanten Zeitpunkt des Todeseintritts könnten sich bei solchen **Beatmungsfällen** ergeben, bei denen das »isolierte« Absterben des Großhirns einen unscharfen Übergang in eine Phase *vegetativen Lebens* einleitet.

Wenn bei fehlender, durch ein Beatmungsgerät ersetzter Spontanatmung bewußtloser Schwerst-Hirnverletzter das Herz noch tage- oder gar wochenlang tätig ist, muß u.U. der Organtod des Gehirnes zum Kriterium des **Individualtodes** gemacht werden.

Wann aber und wie ist dieser nachweisbar? Findet man beim bewußtlosen, beatmeten Patienten im EEG hirnelektrische Aktivität, so steht fest, daß die Hirnfunktion noch auf einer relativ hohen Organisationsebene erhalten ist. Ergibt sich dagegen ein Nullinien-EEG, so ist mindestens die Grenze zum reinen Strukturstoffwechsel erreicht. Auch aus einem solchen Zustand ist aber vollständige Erholung möglich, in 10–20% der Fälle sogar als ad integrum. Bei Vergiftungen und temporärem Kreislaufstillstand wurde eine Wiederkehr der Rindentätigkeit auch noch nach 2-tägiger hirnelektrischer Stille beobachtet.

Von einem dissoziierten Hirntod spricht man bei dem sog. **apallischen Syndrom,** ein Zustand, in dem viele Reanimationsfälle nach Hirnschädigungen verschiedener Genese hospitalisiert bleiben müssen. Auch wenn keine Beatmung mehr erforderlich ist, kann eine apallische Durchgangsphase sich bei weitgehend normaler Grundaktivität im EEG Tage bis Wochen, auch Monate lang hinziehen. Die Frage, ob es sich um ein Endstadium handelt, ist klinisch oft lange Zeit schwer zu entscheiden, da selbst nach Monaten erstaunliche kortikale Leistungen zurückkehren können und die Dauer des Syndroms mehr vom Ausmaß der Ödemnekrosen im Marklager abzuhängen scheint. Der Tod tritt in diesen Fällen meist durch Herz- und Kreislaufversagen bei infektiösen Komplikationen ein.

Aus dem Gesagten ergibt sich ganz klar, daß der klinisch meist nicht exakt faßbare Kortikalschaden bei erhaltener Stammhirnfunktion nicht zum Kriterium des Individualtodes gemacht werden kann.

Der **Gehirntod** ist schon vor dem Aussetzen der Herzaktion bewiesen (Bedeutung für Organtransplantation, vgl. S. 152), wenn es im Falle einer direkten Schädigung des Gehirns durch äußere Gewalteinwirkung oder intrakraniellen Druckanstieg (Barbituratvergiftungen können sich abweichend verhalten!)

1. zu folgenden gleichzeitigen Ausfallserscheinungen des ZNS über 12 Stunden kommt:
   a) Bewußtlosigkeit
   b) fehlende Spontanatmung
   c) bds. Mydriasis und fehlende Hirnnervenreflexe
   d) Nullinien-EEG während 30 min. Ableitung (bei Kleinkindern nach 24 Std. zu wiederholen); oder wenn es

2. zu einem angiographisch nachgewiesenen intrakraniellen Kreislaufstillstand gekommen ist und diese cerebrale Zirkulations-Unterbrechung wenigstens 30 min bestanden hat.

Im außerklinischen »Normalfall« jedenfalls kennzeichnen Herz- und Atemstillstand den Todeseintritt. Nur ist die klinische Feststellung dieser funktionellen Defekte ohne EKG-Gerät mit einem gewissen Unsicherheitsfaktor belastet: so kann es bei Vergiftungen, Unterkühlung etc. zu einem Zustand tiefsten Darniederliegens der vitalen Grundfunktionen kommen, in dem sogar die ärztliche Diagnose irren möchte: Man spricht von **Scheintod:** Scheinbares Fehlen von Herz- und Atemtätigkeit, Blässe, Areflexie, Abkühlung, = **unsichere Todeszeichen** (s.u., Thema Leichenschau).

Nach dem Kreislaufstillstand gibt es eine **Phase des intermediären Lebens,** in der gewisse zelluläre Leistungen noch durch anaerobe Glykose ermöglicht sind.

Der **biologische Tod,** gekennzeichnet durch das zeitlich gestaffelte Absterben der einzelnen Organe, ist, unabhängig von der Todesart, in jedem Fall eine Folge der Anoxie der Zelle. Da dieser Zustand von den verschiedenen Geweben in unterschiedlicher Weise ertragen wird, überleben einzelne Organe oder Teile von ihnen den Gesamtorganismus kürzere oder längere Zeit (das Herz ca. 5−10 min, die Nieren ca. 30 min, die Muskulatur 6−9, die Spermatozoen bis 20 Stunden; recht widerstandsfähig sind auch Haut- und Bindegewebe. Lokale Abstufungen ergeben sich durch die unterschiedliche Abkühlungsgeschwindigkeit an verschiedenen Teilen der Leiche). In dieser Phase sind gewisse **supravitale Reaktionen** überlebender Gewebe auslösbar, die für die Todeszeitbestimmung eine Rolle spielen (s. S. 144); auch die Erscheinungen der Totenstarre gehören hierher.

Als **sichere Todeszeichen** sind *nur Totenflecken, Totenstarre und Fäulniserscheinungen anzusehen.* Sogar das Merkmal der Totenflecken (Livores) bedarf der Einschränkung: Lokal entwickelte, fleckförmige Livores können sich auch bereits agonal, bei noch bestehender Minimalzirkulation bilden; beweiskräftig sind deshalb nur flächenhaft konfluierte Totenflecke an allen abhängigen Partien des Körpers (siehe unten).

2. Supravitale Erscheinungen

Am wichtigsten sind in der Praxis Reaktionen der überlebenden *Muskulatur.* Durch mäßig kräftiges Anschlagen mit dem Reflexhammer, Messerrücken o.ä. lassen sich innerhalb der ersten Stunden p. m. noch lokale Kontraktionen hervorrufen, durch kräftigen Schlag der »idiomuskuläre Wulst« auslösen. Auch die elektrische Erregbarkeit der Skelettmuskulatur ist innerhalb von 2 1/2 Std. p. m. noch sehr deutlich, schwächere Reaktionen sind im Mittel noch 4−5 Std. p. m. auslösbar.

Praktische Bedeutung haben die postmortal (nur) chemisch auslösbaren *Pupillenreaktionen:* beim Eintropfen von Atropin oder Eserinlösung in den Bindehautsack reagieren die Pupillen nur bis zu etwa 4 Stunden p. m., bei subconjunktivaler Injektion von Acetylcholin oder Noradrenalin stets bis 14 Stunden, maximal bis 47 Stunden p. m.

Durch subcutane Injektion von Adrenalin (0,1%ige Lösung) kann lokale Schweißdrüsenaktivität meistens bis zu 20 Std. p. m. ausgelöst werden. Auch die *Spermienvitalität* korreliert mit der Leichenzeit; nach 20 Stunden beträgt der Anteil überlebender Spermatozoen im Nebenhoden etwa 50%, nach 48 Stunden noch 20%.

3. Frühe Leichenveränderungen

Ob die **Abkühlung** der Leiche früher oder später erfolgt, hängt in hohem Maße von den äußeren und individuellen Verhältnissen ab. Je nachdem, in welchem Maße *Strahlung, Leitung, Konvektion oder Wasserverdunstung* an der Wärmeabgabe beteiligt sind, erkaltet der Körper langsamer oder schneller. So erfolgt die Abkühlung durch Strahlung (z. B. Leiche eines Erhängten) langsamer als durch Leitung (Wasserleichen, Verschüttete). In gleicher Weise sind das Verhältnis der Körperoberfläche zur Wärmekapazität (Kinderleichen kühlen schneller ab), die individuelle Ausbildung des subcutanen Fettpolsters, die Bekleidung oder sonstige Bedeckung der Leiche (Wärmeleitvermögen), die Auflagefläche, und nicht zuletzt die Außentemperatur (Leiche im geschlossenen Raum, im Freien [Wind] oder gar im Wasser) von Bedeutung.

Im allgemeinen erfolgt die Abkühlung an der Körperoberfläche in 6−12 Stunden, an unbedeckten Teilen (Hände, Gesicht) schon nach 1/2−1 Stunde, während die inneren Organe meist noch nach 20 und mehr Stunden warm befunden werden. Die Mastdarmtemperatur sinkt anfänglich pro Stunde um 1° C, später langsamer; die Verlaufskurven variieren nach 24 Std. um rund 10°, in den Wintermonaten stärker als im Sommer (Mueller). Da zudem bei einzelnen Todesarten prä- und postmortale Temperatursteigerungen vorkommen, kann der Abkühlungsgrad einer Leiche nur mit Vorsicht und unter Berücksichtigung aller Einzelbedingungen zur Todeszeitbestimmung verwertet werden.

Vertrocknungserscheinungen findet man besonders an zarten Hautstellen und Schleimhäuten. Das Auge verliert bald nach dem Tode Glanz und Spannung; die Cornea trübt sich und sinkt ein, die Conjunctiva verfärbt sich bei geöffneten Lidern graubräunlich, die Bulbi kollabieren. Vor allem bei Kinderleichen vertrocknet die Schleimhaut der Lippen, oft auch die der Zunge, außerdem die Nasenspitze und das Genitale. Während des Lebens zustande gekommene *Hautabschürfungen* vertrocknen in gleicher Weise wie postmortal entstandene zu braunroten, lederartig harten Flächen. Bei dem angeblichen Nachwachsen der Barthaare an Leichen handelt es sich nicht um ein tatsächliches Wachstum, sondern um eine Folge der Vertrocknung, welche zum Nachlassen des Hautturgors und somit zum stärkeren Hervortreten der Haarstümpfe führt. Als Folge der mit dem Herzstillstand eintretenden Stase kommt es im allgemeinen zu einer mehr oder weniger ausgeprägten postmortalen **Blutgerinnung** im Herzen und den großen Gefäßen; das Kapillarblut bleibt flüssig. Bei rascher Gerinnung bilden sich dunkelrote, lockere Cruorgerinnsel, während bei langer Agonie und chronischen Erkrankungen gelbliche Speckhautgerinnsel überwiegen (beschleunigte Blutsenkung vor Gerinnungsbeginn). Vital entstandene Thromben haften der Gefäßwand an und sind meist trockener und wenigstens teilweise geschichtet; als Embolus in der Gabelung der A. pulmonalis fallen sie außerdem durch abweichendes Kaliber und oft abgeknickte Lagerung auf, während sich die Cruorgerinnsel mit dem Gefäßverlauf verzweigen und dünner werden. Insbesondere bei Erstickungen, Verblutung, Luftembolie und einigen Vergiftungen (CO, HCN, usw.), auch bei manchen sonstigen schnell verlaufenden Todesfällen wird das Blut in der Leiche jedoch meist flüssig gefunden.

In den ersten Stunden p. m. tritt oft nach der Entnahme noch in vitro Gerinnung mit weitgehender Wiederauflösung der Gerinnsel auf, später erweist sich das Blut auch nach der Entnahme als ungerinnbar, was auf Afibrinogenämie beruht.

Als Ursache des Fibrinogenschwundes kommt wahrscheinlich weder eine enzymatische Fibrinogenolyse noch eine echte Dekoagulation nach vorheriger Gerinnung in Frage, sondern die bei Erstickung etc. stark erhöte **Fibrinolyse** bringt die noch flüssigen Intermediärprodukte des (intravasal stark verlangsamten) Gerinnungsvorganges noch vor der Gelbbildung zum Abbau (Fibrinolyse im »Profibrin-Stadium«).

Die Ausbildung der **Totenflecken** (Livores, äußere Hypostasen) beginnt vielfach bereits während der Agonie, meist ½ bis 1 Stunde nach Todeseintritt; während der folgenden 12 Stunden konfluieren sie und nehmen an Intensität zu.

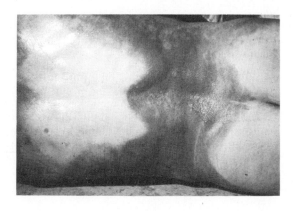

Abb. 8: Aussparung der Totenflecken an den Aufliegestellen.

Die *Lokalisation* der äußeren Hypostasen betrifft die abhängigen Körperpartien mit Ausnahme der Aufliegestellen, da hier das Blut in die zusammengedrückten Kapillargebiete nicht einfließen kann. (In Rückenlage Schmetterlingsfigur über den Schultern; Abb. 8). Durch Kleiderfalten kann derart eine streifige Anordnung der Totenflecke zustandekommen, welche nicht mit Striemen nach Mißhandlung verwechselt werden darf. Bei Umlagerung der Leiche innerhalb der ersten Stunden blassen die Totenflecke ab und treten an den nunmehr zu unterst gelegenen Partien in Erscheinung *(Wandern* der Totenflecke).

Eine rasche Orientierung über diese Verhältnisse erhält man durch den Versuch, einen Totenfleck durch *Wegdrücken* zum Verschwinden zu bringen. Dies gelingt vollständig auf leichten Druck innerhalb etwa der ersten 6, auf kräftigen Druck noch nach 12–24 Stunden; später nur noch unvollständig (bedingt durch Bluteindickung, da bei zunehmender Kapillarpermeabilität zunächst nur Serum abdiffundiert), nach 2–3 Tagen gar nicht mehr (weil nach Hämolyse nun auch der Blutfarbstoff ausgetreten ist: Diffusionstotenflecken!) Diese für die Todeszeit-Bestimmung wichtigen Befunde hängen von der Umgebungstemperatur und auch von der zur Prüfung gewählten Technik und Stelle ab: in den tiefstgelegenen Partien mit größerem hypostatischem Druck kommt es früher und vollständiger zum Austritt des Blutfarbstoffs; auf Instrumentendruck stärkeres Abblassen.

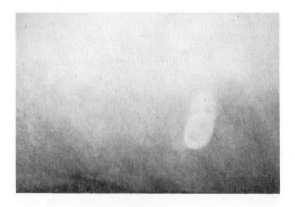

Abb. 9: Wegdrückbarkeit der Totenflecken 4 Stunden p.m. Aufnahme 1 sec nach Loslassen des drückenden Fingers.

Die *Intensität* der Totenflecken ist abhängig von der vorhandenen Blutmenge und dem Grade der postmortalen Gerinnung. Bei äußerer oder innerer Verblutung findet man spärliche und schwach gefärbte, bei Ersticken besonders intensiv ausgebildete Livores.

Im Bereiche der Hypostasen bilden sich häufig durch Kapillarberstungen infolge des Senkungsdruckes punktförmige *Hautblutungen* (Vibices) aus. Auch kann sich ein bereits vorhandener Bluterguß durch postmortale Extravasate vergrößern. Die Unterscheidung vital entstandener Blutaustritte von Totenfleckenblutungen kann zu einer wichtigen und schwierigen ärztlichen Aufgabe

werden, z.B. beim Vedacht der Erstickung durch Erwürgen einerseits, Bauchlage der Leiche oder Herabhängen des Kopfes andererseits, wobei manchmal
sogar submucöse Blutaustritte postmortal entstehen können. Das wichtigste
Kriterium ist die Anhäufung feinpunktförmiger Intrakutan- und Schleimhaut-
blutungen an typischer Stelle beim Erdrosseln und Erwürgen (in den Augenli-
dern, Conjunctiven, retroauriculär, in der Kehlkopfschleimhaut), während hy-
postatische Blutaustritte meist weniger dicht und ungeordnet im Totenflecken-
bereich verstreut liegen und größerfleckig zu sein pflegen.

Die *Farbe* der Totenflecke ist grauviolett bis bläulichrötlich, da der Blutfarbstoff infolge reduktiver Prozesse im Leichengewebe in reduzierter Form vorliegt. An Leichen, die längere Zeit in der *Kälte* gelegen haben, werden die
Totenflecken teilweise (zoniert) hellrot: bei niedriger Temperatur wird einerseits die Sauerstoffzehrung der Gewebe herabgesetzt, andererseits die Haut
für den Luftsauerstoff besser durchlässig, so daß eine teilweise Reoxydation
des Hämoglobins stattfinden kann. Hellrote Totenflecke finden sich ferner
(hier gleichmäßig!) bei *Kohlenoxidvergiftung* (CO-Hb ist in der Leiche äußerst
stabil), seltener bei Blausäurevergiftung.

Analog den äußeren Hypostasen findet man bei der Sektion *innere Hypostasen* an
den abhängigen Teilen der Organe, deren Kenntnis aus differentialdiagnostischen Gründen wichtig ist. Hypostasen der Lungenunterlappen sind von pneu-
monischen Prozessen, solche der rückwärtigen Piagefäße, der Pharynxschleim-
haut, der Dünndarmschlingen, der Nieren von entsprechenden Entzündungser-
scheinungen zu unterscheiden.

Die **Totenstarre** (Rigor mortis) beginnt frühestens 2–3, oft erst 4–5 Stunden
nach dem Tode und ist etwa nach 8–12 Stunden voll ausgebildet.

Auftreten. Die Muskulatur erstarrt in den Teilen zuerst, die vital am stärksten
beansprucht wurden oder einem Dauertonus unterliegen (Unterkiefer,
Sprunggelenke), im übrigen langsam zunehmend an allen Teilen des Körpers
mehr oder weniger gleichmäßig. In manchen Fällen wurde eine absteigende
Folge über den Nacken und Rumpf zu den Extremitäten beschrieben, wobei
die Arme meist früher unbeweglich wurden als die Beine (Nystensche Reihe).
Wird die Starre in den ersten Stunden gewaltsam gelöst, so kann sie an der
betroffenen Stelle erneut, wenn auch schwächer, auftreten.

Verlauf. Die angegebenen Zeiten variieren unter bestimmten Gegebenheiten
stark. Ganz allgemein bedingt Wärme einen früheren Beginn, aber auch
schnellere Lösung der postmortalen Starre, Kälte eine Verzögerung ihres Ab-
laufes. Frühzeitigen Starreeintritt findet man, wenn dem Tode schwere Anstrengungen oder Krämpfe (Tetanus, Strychnin-, E-605-Vergiftung) vorangin-
gen (Rigiditas praecox).

Die **Starrelösung** ist ein allmählicher Vorgang, dessen Fortschreitungsgrad
man durch Prüfung des Widerstandes gegen den Versuch des Abbeugens im
Kniegelenk abschätzen kann (extrem stark, kräftig, zähplastisch, mäßig, minimal). Nach 2–3 Tagen erfolgt im allgemeinen spontane *Lösung* der Totenstarre, vielfach bleibt diese jedoch wesentlich länger erhalten. Bei Temperaturen

unter 5° C kann sich der Lösungsbeginn um Wochen verzögern, zwischen 5 und 15° C ist mit 5–12 Tagen bis zum Beginn und weiteren 4–14 Tagen langsamen Fortschreitens des Lösungsprozesses zu rechnen.

Auch die *glatte Muskulatur* wird totenstarr. Das Herz findet man meist schon 30 bis 60 Minuten p. m. starr, wobei der linke Ventrikel stärker kontrahiert ist als der rechte und seinen Inhalt z.T. ausgepreßt hat. Die *Pupillen* erweitern sich unmittelbar nach dem Herzstillstand und verengen sich im Ablauf der folgenden Stunden bis zu einer mittleren Weite (bei E-605-Vergiftung stärker!) infolge Totenstarre des M.sphincter. Die sog. Gänsehaut der Leiche ist unabhängig von der Todesursache ein Ausdruck der Leichenstarre der glatten Muskelfasern der Haut (Arrectores pilorum).

Als *Ursache der Totenstarre* wurde früher eine postmortale Anhäufung von Milchsäure auf Grund anaerober Umsetzungen angesehen, welche durch Hydratation zu einer Quellung der kontraktilen Elemente führe (Winterstein). Diese Milchsäurehypothese wurde durch die Entdeckung, daß auch der milchsäurefreie Muskel (z.B. bei Halogenessigsäurevergiftung) totenstarr wird, widerlegt. Nach neueren Forschungen ist die Ursache der postmortalen Muskelstarre in einem fermentativen Abbau der Adenosintriphosphorsäure (ATP) zu erblicken. ATP-Mangel bedingt eine Viskositätszunahme durch Bildung von Actomyosin. Umgekehrt hat bei der physiologischen Muskelkontraktion die in der oxydativen Erholungsphase stattfindende Resynthese von ATP einen Weichmachereffekt durch Trennung von Aktin und Myosin.

Dabei spielen Glykogenabbau und Milchsäurebildung insofern eine Rolle, als bei schwach saurer Reaktion der fermentative ATP-Zerfall gefördert und somit der Starrebeginn beschleunigt wird. Auch das Nervensystem scheint auf den Zeitpunkt des Starrebeginns einen Einfluß zu besitzen, da sich der Eintritt des Rigor mortis in der Muskulatur nach Durchtrennung der zugehörigen motorischen Nerven verzögert. Es ist anzunehmen, daß vom absterbenden ZNS noch einige Zeit subminimale Impulse zur Muskulatur gelangen; dabei kommt es zur Freisetzung kleiner Acetylcholinmengen in den Endplatten, wodurch vermutlich der ATP-Stoffwechsel beeinflußt wird.

Über die Lösung der Totenstarre ist noch keine einheitliche Vorstellung vorhanden. Sie fällt etwa mit dem Fäulnisbeginn zusammen.

Von *kataleptischer Totenstarre* spricht man, wenn die letzte Körperhaltung des Lebenden durch eine mit dem Todeseintritt zusammenfallende Starre fixiert wird – ein extrem seltenes Ereignis, mit dessen Auftreten in der Praxis nicht zu rechnen ist, das aber gelegentlich durch postmortale Lageveränderungen vorgetäuscht wird.

4. Späte Leichenveränderungen

Verschiedene endogene und exogene Prozesse führen letzten Endes zur restlosen Zerstörung der Leiche. Neben wechselnden äußeren Einwirkungen, wie Tierfraß, Witterungseinflüssen und grobmechanischen Insulten führen autolytische, Fäulnis- und Verwesungsvorgänge in jedem Fall weitgehende Veränderungen an der Leiche herbei. Diese einzelnen Prozesse sind zwar nach Wesen und Auswirkung grundsätzlich verschieden; sie laufen von Anfang an nebeneinander her, nur dominiert in bestimmten Zeitabschnitten und in Abhängigkeit von äußeren Faktoren jeweils der eine oder andere von ihnen und beherrscht dann entsprechend das äußere Bild weitgehend.

Unter **Autolyse** versteht man die Zersetzung organischer Strukturen durch körpereigene Fermente.

Bekannt ist die postmortal sehr rasch eintretende autolytische Erweichung der Thymusdrüse bei Jugendlichen. Weiterhin findet sich regelmäßig eine postmortale Andauung der *Magenschleimhaut* durch das schleimhauteigene Pepsin. Dabei kommt es außerdem durch Einwirkung der Magensalzsäure vielfach zur Bildung von saurem Hämatin in den Gefäßen der Magenwand mit entsprechender Diffusion in das umgebende Gewebe, ferner durch Gefäßarrosion zu kleinen Blutaustritten unter die Schleimhaut. Der Prozeß kann (besonders bei Kinderleichen) zu einer so weitgehenden Erweichung der Magenwand führen, daß diese spontan oder bei der Sektion einreißt und der Mageninhalt in die Bauchhöhle fließt. Wichtig ist hier die Unterscheidung von dem Wirkbild ätzender Gifte. – Auch das *Nebennierenmark* zerfällt bald nach dem Tode durch autolytische Vorgänge, während die Nebennierenrinde eine größere Resistenz zeigt. Das *Gehirn* von Neugeborenen und Kleinkindern erweicht ebenfalls recht früh. Schließlich wird auch die *Permeabilität* aller Membranen und Grenzflächen gesteigert, so daß der Diffusion von Körperflüssigkeiten keine Schranken gesetzt sind.

Laborbefunde. Durch anaeroben Abbau der Kohlehydrate (Glykolyse) kommt es zunächst infolge Milchsäurebildung zu einer Verschiebung der aktuellen Reaktion der Gewebe im Sinne einer postmortalen Acidose. Klinisch gebräuchliche Reaktionen (Blutzucker, Rest-N, WaR) liefern schon wegen der oft sehr erheblichen agonalen (bei Erstickung z.B. Catecholamin-Ausstoß mit Glykogen-Mobilisierung und Blutzucker- Anstieg) und postmortalen Verschiebungen (z.B. Rest-N-Anstieg durch Fibrinolyse) mit Leichenblut allein meist keine verwertbaren Ergebnisse. Bezüglich des Blutalkoholspiegels vgl. S. 121. Auch er kann in der späteren Leichenzeit Veränderungen erfahren. Für die p. m. Diagnose diabetischer und urämischer Stoffwechsellagen wichtige Laborwerte sollten deshalb stets vergleichend an Blut-, Urin- und Liquorproben gewonnen werden.

Bereits dem Gebiet der **Fäulnis** gehören weitere, später zu beobachtende Verflüssigungen an. Die Fäulnis ist ein durch Bakterien bewirkter, alkalisch-kolliquativer Prozeß auf reduktiver Grundlage, welcher mit Gasbildung (H_2S, Kohlenwasserstoffe) und Abspaltung von Ammoniak einhergeht.

Die meist zuerst erscheinende Fäulniswirkung ist eine *Grünfärbung* im Bereich der Bauchdecken, hervorgerufen durch Verdoglobin S (= Sulfhämoglobin). Von den Bauchorganen aus breiten sich die Fäulniserreger zunächst auf dem Wege der Blutgefäße rasch aus; zur Verdoglobinbildung kommt es aber nur unter Mitwirkung des Luftsauerstoffs, so daß der Prozeß nicht in der Tiefe, sondern nur im Bereich der oberflächlichen Gefäße und deren Umgebung sichtbar wird (Durchschlagen der Venennetze). Durch Abscheidung von Schwefeleisen kann später sogar Braun- oder Schwarzfärbung auftreten. Die fortschreitende Gasentwicklung führt zur Auftreibung der Leibeshöhlen und Aufblähung des Unterhautzellgewebes; das Gesicht erscheint gedunsen, die Lider geschwollen, die Lippen wulstig. Durch zunehmenden Gasdruck wird die Zunge vorgetrieben, werden After und Vulva ausgestülpt. Die Zähne werden durch Proteolyse des Periodontiums gelockert und können ausfallen.

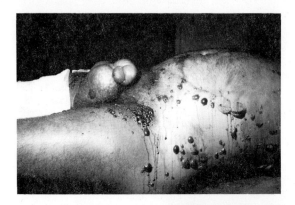

Abb. 10: Fäulnisblasen an der Lendenhaut einer fünf Tage bei 22° C liegenden Leiche.

Abb. 11: Durchschlagende Venen-Netze bei beginnender Fäulnis; 3. Tag p.m., Lagerung bei etwa 24° C.

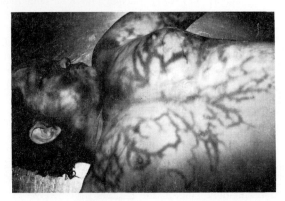

Während der Blut- und Feuchtigkeitsgehalt der Organe zurückgeht, bilden sich in den Körperhöhlen *Fäulnistranssudate;* Fäulnisflüssigkeit fließt auch aus Mund und Nase ab (cave Verwechslung mit Blut, hämorrhagischen Exsudaten usw.!). Im Bereich der Körperoberfläche löst sich die Epidermis zunächst in Form von *Fäulnisblasen* (Abb. 10); (DD. Brandblasen! Mikroskopisch: Bei Fäulnisblasen keine Leukozyten!), später flächenhaft ab, und zwar mitsamt ihren Anhangsgebilden (Finger- und Zehennägeln). Die Haare gehen aus oder folgen einem leichten Zug.

> An Leichen von Frauen, die unter der Geburt bzw. während eines Abortus starben, kann es auf diese Weise zur postmortalen Austreibung der Frucht kommen *(»Sarggeburt«;* in seltenen Fällen auch durch postmortale Wehentätigkeit des überlebenden Uterus denkbar, wenn die Eröffnung des Muttermundes schon vollendet war).

Mit der Zeit sickern alle Körperflüssigkeiten durch die mazerierten Haut-
decken ab, so daß man bei alten Leichen weitgehend blutleere und trockene
Organe findet (DD. vitale Anämie!). Auch vitale (geronnene) Blutergüsse werden verflüssigt und können vollständig abdiffundieren.

Der oben erwähnte, autolytisch-fermentative Abbau von Körperbausteinen wird
durch Enzyme der Bakterien abgelöst und erweitert. Die Fette werden verflüssigt
und ranzig. Als Endprodukt der Proteolyse entstehen vielfach durch die Tätigkeit
von Aminosäuredecarboxylasen sog. *biogene Amine* (Putrescin, Cadaverin,
Histamin, Cholin usw.) und nicht näher definierte sog. Leichenalkaloide von
muskarin-atropinartiger Wirkung, welche in ihrer Gesamtheit als *Ptomaine* (Lei-
chengifte) bezeichnet werden. Die Berührung mit diesen ist natürlich ungefährlich; große Vorsicht ist aber bei septischen, Typhus- und Tbc-Leichen vonnöten!

Als Endprodukte der bakteriellen, meist durch Clostridien verursachten Eiweiß-
spaltung resultieren schließlich Aminosäuren, wobei das Auftreten von Delta-
Aminovaleriansäure (DAVA) in der Leber und von Gamma-Aminobuttersäure
(GABA) im Gehirn als Marker eines bestimmten Fortschreitungsgrades der
fremdfermentativen Proteinspaltung angesehen werden.

Durch autolytische und Fäulnisprozesse wird die *histologische Struktur* der
Gewebe weitgehend vernichtet. Die Kernfärbbarkeit in den parenchymatösen
Organen läßt mehr oder weniger frühzeitig nach, so insbesondere an den
Hauptstück-Epithelien der Nierentubuli. Manche Zellgruppen sind jedoch
ziemlich fäulnisresistent, besonders die Leukozyten. So kann z.B. eine Pneumonie bei Exhumierungen oft noch viele Monate nach dem Tod histologisch
nachgewiesen werden.

Zeitlich meist im Anschluß an die Fäulnisphase tritt die **Verwesung** der Leiche
in den Vordergrund. Sie ist ein mehr trockener, saurer Prozeß auf oxydativer
Grundlage, welcher mit Abspaltung von Sä.ren (H_2CO_3, H_3PO_4, H_2SO_4) einhergeht und im Gegensatz zu der ammoniakalisch stinkenden Fäulnis mehr
aromatisch-ranzig (Phase der Buttersäuregärung, ca. 3-6 Monate p.m.) riecht.
Die Gewebe sintern zusammen, vermodern. Gern siedeln sich graugrüne,
violette und auch rote Schimmelpilze auf der Leiche an und verursachen den
typischen muffigen Gruftgeruch.

Wesentlichen Anteil an der Zerstörung von Leichen hat der **Tierfraß.**

In der warmen Jahreszeit legen bereits während der Agonie bzw. gleich nach dem
Tode die *Fliegen* ihre Eier in Lidspalten, Nasen- und Mundöffnungen ab. Nach
10-25 Stunden (bei günstigen Bedingungen) schlüpfen die Maden aus und beginnen, ständig fressend und rasch heranwachsend, ihr Zerstörungswerk. Die Länge
der Maden in mm entspricht ungefähr ihrem Schlüpfalter in Tagen; die Verpup-
pung erfolgt nach 8-14 Tagen, Abschluß der Metamorphose nach weiteren 5
Tagen.

Wichtig ist zu wissen, daß die Fliegenlarven durch einen äußerlich abgeschiede-
nen Verdauungssaft eine graubraune Verfärbung der befallenen Hautpartien verursachen und sich bei Milieustörung meist zurückziehen, was schon zu Verwechslung mit Verätzungen Anlaß gegeben hat, zumal der ganze Prozeß scharf
riecht.

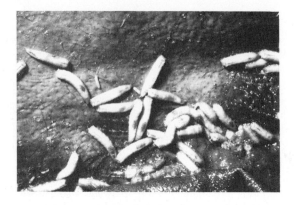

Abb. 12: Ausgewachsene Fliegenlarven an einer im Freien liegenden Leiche nach 8 Tagen Liegezeit im Sommer; dazwischen kleinere Exemplare aus späteren Eiablagen.

Schon nach 48 Stunden kann man im Sommer die Leichen in allen Teilen von Maden durchsetzt finden; nach einigen Wochen (in extremen Fällen schon nach 10-14 Tagen!) können die gesamten Weichteile bis auf das Skelett verschwunden sein. Normalerweise dauert dieser Prozeß jedoch wesentlich länger; er ist in jedem Fall von der Witterung abhängig.

Die Tatsache, daß tagsüber immer neue Eiablagen erfolgen, führt dazu, daß sich nach einigen Tagen an der Leiche mehrere Madengenerationen vorfinden, was zur Bestimmung der Liegezeit beitragen kann. Die Faustregel: Zahl der Madenpopulationen unterschiedlicher Größe + 1 = Leichenzeit in Tagen ist allerdings sehr unzuverlässig, da die Larven verschiedener Fliegenarten unterschiedliche Schlüpf- und Endgrößen haben und Wetteränderungen den Eiablage- und -reifungs-Rhythmus stören können.

Auch *Ameisen* (bräunliche Vertrocknungen; DD. Hautabschürfungen, Ätzspuren!), Käfer, Nagetiere, Raubzeug und Vögel beteiligen sich oft an der Zerstörung im Freien liegender Leichen. Durch *Füchse*, Katzen und Schweine können umfangreiche Verletzungen gerade an frischen Leichen zustandekommen.

Die Unterscheidung derartiger postmortaler Verletzungen von vitalen Einwirkungen ist notwendig und durch das Fehlen vitaler Gewebsreaktionen (Blutunterlaufung!) auch möglich (sofern die Leiche noch frisch ist). An Wasserleichen (s. u.) können Zerstörungen auch durch Fische, Aale und Krebse zustandekommen.

Die **Knochen** widerstehen im Erdgrab der Zerstörung meist längere Zeit. Nach 3-4 Jahren sind anhaftende Weichteilreste und Knorpel aufgelöst, nach etwa 10 Jahren die zunächst deutliche Fettdurchtränkung der Compacta verschwunden. Fettwachsreste in der Markhöhle finden sich oft noch 30-50 Jahre p.m., in den Haversschen Kanälen der Compacta bis zu 100 Jahren nach der Inhumation. Innerhalb der ersten 50 Jahre ändert sich am Knochen selbst nur wenig; zuerst entwickeln sich Usuren der dünneren Compacta-Bereiche an den platten Knochen und den Gelenkenden der Röhrenknochen. Je nach der Lagerungsstelle überwiegt eine Elution des Apatits oder ein Zersatz der bindegewebigen Grundsubstanz, so daß der Knochen fortschreitend leichter und brüchiger wird. Das wird aber erst nach ca. 300 Jahren grobsinnlich deutlicher, auch kann eine spätere Neumineralisation das Skelettmaterial wieder schwerer und härter machen, so daß Schätzungen der Liegezeit ohne histologische Strukturprüfung oft schwierig sind. Skeletteile, die auffallend leicht und brüchig sind, haben meist 1000 und mehr Jahre in der Erde gelegen. Im Freien liegende Knochen können dagegen schon nach 20 Jahren bis auf geringe Reste zerstört sein.

5. Außergewöhnliche Leichenveränderungen

Unter bestimmten Bedingungen können an Stelle der beschriebenen »normalen« Fäulnis- und Verwesungsvorgänge, bzw. im Anschluß an sie, andersartige Erscheinungen an der Leiche auftreten.

Bei Trockenheit und guter Luftzufuhr (luftige Dachböden, Grüfte, Scheunen usw.) kommt es durch starke Verdunstung nicht selten zur **Mumifikation** der Leiche. Infolge des Feuchtigkeitsverlustes (evtl. unterstützt durch Abdiffusion von eiweiß- und salzreichen Transsudaten während einer vorangegangenen Fäulnisperiode) verliert der Körper stark an Gewicht, die Weichteile schrumpfen und vertrocknen lederartig bräunlich. Die äußeren Formen und etwa vorhandene Verletzungen können hierbei durch Jahrzehnte wohlerhalten bleiben. Der Prozeß benötigt zu seiner Vollendung meistens 1/2 bis 1 Jahr, bei Kinderleichen oft nur einen oder einige Monate.

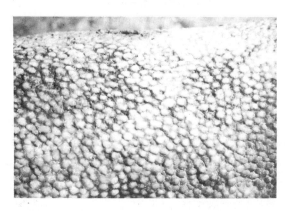

Abb. 13: Oberflächenprofil einer Fettwachsleiche, gebildet aus den gehärteten Fett-Träubchen des Panniculus adiposus der Subcutis nach Fäulnis-Verlust der Dermis.

Fettwachsbildung (Leichenlipid, Adipocire) beobachtet man hingegen, wenn die Leiche längere Zeit unter gänzlichem oder partiellem Luftabschluß in feuchtem Milieu gelegen hat (Wasserleichen, feuchte Gräber).

Bei der Fettwachsbildung spielt die Verseifung der in Glycerin und Fettsäuren gespaltenen Neutralfette (Salzbildung der Fs. mit Ca und Mg) nur eine untergeordnete Rolle (ca. 10%); ungefähr 80% der Totalfettsäuren werden im Leichenlipid in Form freier gesättigter Fs. vorgefunden. Der Prozeß ist also im wesentlichen durch eine Art Stabilisierung der Fette infolge Verschiebung des Schwergewichts von den ungesättigten (Ölsäure) zu den chemisch stabileren gesättigten Fettsäuren (Palmitin-, Stearinsäure) − physiologisches Verhältnis ca. 1:1, im Fettwachs 1:8 − charakterisiert.

Der Prozeß schreitet langsam von außen nach innen fort, bis schließlich das Knochengerüst nur noch von einem tonartig festweichen Fettwachspanzer umscheidet ist. Das erste Stadium der Adipocirebildung in der Subcutis findet man etwa von der 6. Woche p.m. ab. Ein Übergreifen des Prozesses auf die Muskulatur wird erst nach 3-4 Monaten beobachtet, während die vollständige Umwandlung der Leiche in Fettwachsmassen Jahre beansprucht. Auch diese Form der Leichenzersetzung vermag die äußere Form und etwaige Spuren einer Gewalteinwirkung lange Zeit zu konservieren.

An *Moorleichen* kommt es durch Huminsäurewirkung zur Entkalkung der Knochen, Gerbung der Weichteile und Rotfärbung der Haare; durch den zunehmenden Druck der Torfschichten wird der Körper plattgedrückt.

Anhang: Die Todeszeitbestimmung

Die Feststellung der Todeszeit ist in vielen Fällen für die Aufklärung von Verbrechen von ausschlaggebender Bedeutung. Man unterscheidet: die Ermittlung

1) der Zeit des Todeseintrittes (Überlebenszeit)
2) der zwischen dem Tode und der Auffindung der Leiche verflossenen Zeit (Leichenzeit).

1. Zur Schätzung der von einem bestimmten (zeitlich bekannten) Ereignis bis zum Todeseintritt verstrichenen Zeit kann in geeigneten Fällen der Füllungszustand des **Magen-Darmkanals** und der Verdauungsgrad des Speisebreis dienen: in Beziehung zu der letzten Mahlzeit des Verstorbenen gesetzt, ist eine grobe Schätzung der seit der Nahrungsaufnahme verflossenen Zeit möglich. Dabei ist zu berücksichtigen, daß Traumen und psychische Einflüsse den Verdauungsprozeß hemmen können, während postmortale Weiterverdauung und Peristaltik nur eine geringe Rolle spielen.

In ähnlicher Richtung kann auch der Füllungszustand der **Harnblase** für die Todeszeitbestimmung verwendet werden, wobei allerdings zu prüfen ist, ob Urin agonal oder postmortal abgelaufen sein kann. Auch aus dem Zustand von **Verletzungen,** (Ausdehnung von Blutergüssen, Ausbildung reaktiver biologischer Prozesse) kann man Rückschlüsse auf die Überlebenszeit ziehen.

2. Zur Schätzung der seit dem Tode verstrichenen Zeit dient in erster Linie die Feststellung bestimmter **Ausbildungsstadien der Leichenerscheinungen.** Die oben angegebenen Daten stellen einen ungefähren Anhalt dar, dürfen aber nicht kritiklos verwertet werden. Je nach den fallweise wechselnden Umweltbedingungen sind auch die Zeiten, innerhalb derer sich die einzelnen Erscheinungen abspielen, sehr verschieden.

Innerhalb der ersten 24 Stunden ist am wichtigsten die Messung der **Rektaltemperatur** (Faustregel: pro Stunde Abkühlung um 1° C). Natürlich kann hierzu kein Fieberthermometer verwendet werden, das ja Werte unter 36° C nicht mehr anzeigt und dessen Quecksilbersäule nur nach oben wandert. Geeignet sind sog. chemische Thermometer mit Anzeige von 0–50° C (von der Polizei in diesem Zusammenhang als »Leichenthermometer« bezeichnet und von den

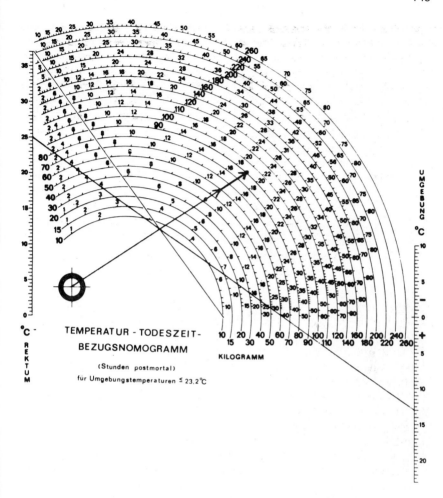

Abb. 14: In diesem Beispiel ist als Umgebungstemperatur 13° C und 25° C Rektaltemperatur angenommen; für ein Körpergewicht von 60 kg ergibt sich eine Leichenzeit von 13 Stunden, für ein Körpergewicht von 90 kg eine solche von 19 Stunden. Nomogramm von Henßge.

Mord-Kommissariaten meist bereitgehalten), zur Not entkapselte Badethermometer. Gute Ergebnisse bekommt man für europäische Durchschnittstemperaturen unter Benutzung der von Henßge entwickelten Nomogramme (Abb. 14): Man verbindet den gemessenen Wert der Rektaltemperatur mit demjenigen der Umgebungstemperatur in den beiden Randskalen und errichtet auf dem Schnittpunkt mit der Nomogramm-Radialen das Lot; wo dieses die Bogenlinie des Körpergewichts trifft, ist die Leichenzeit in Stunden abzulesen.

Für wärmere Bekleidung oder Bedeckung einerseits, Durchfeuchtung und Luftbewegung andererseits muß dieser Wert mit Korrekturfaktoren von 1,8– 0,75 multipliziert werden.

Von den postmortal langsam alterierenden Stoffwerten der **Körperflüssigkeiten** eignet sich am besten die Bestimmung von Rest-N, Kreatin, NH_3 und anorgan. Phosphor im Liquor. Z. B. steigen die Ammoniakwerte innerhalb der ersten 3 Tage p.m. ziemlich kontinuierlich von 0,2 auf 10 mg%. Bestimmt man alle Einzelwerte und bildet nach den Eichkurven von Schleyer einen Mittelwert (wobei Fälle mit inneren Erkrankungen, besonders Leber- und Nierenleiden, Tumoren, Infektionskrankheiten ausgeschlossen werden müssen), so ist noch mit einer Streuung von ca. $\pm$ 30% zu rechnen. Bessere Korrelationen zeigen die Werte der GABA und DAVA in Leber und Gehirn (keine Erhöhung vor dem 3. Tag, dann kontinuierlicher Anstieg).

Daneben (oder in der späteren Leichenzeit allein) kommt die Prüfung des Entwicklungszustandes von Totenflecken und Leichenstarre, im Frühstadium noch die Prüfung der supravitalen **Muskel- und Pupillenerregbarkeit** infrage.

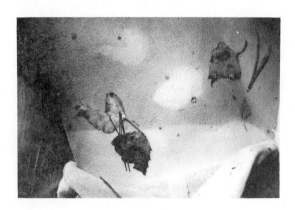

Abb. 15: Aussparungen im Staubniederschlag auf der Haut einer im Freien liegenden Leiche durch herabgefallene Blätter; Abstufungen in der Protektionswirkung lassen auf mehrtägige Lagerung schließen (Leichenfund im Randbereich eines Industriegebietes).

Auch **Erscheinungen in der Umgebung der Leiche** können gegebenenfalls mit gutem Erfolg zur Bestimmung der Todeszeit verwendet werden, z. B. *Regen-* und *Schneefall,* erhaltener Niederschlag von *Tau* und *Nebel,* bei länger liegenden Leichen Berücksichtigung des *Pflanzenwuchses.* Im Frühjahr und Sommer zeigt sich bei lichtausschließender Bedeckung schon nach 3 bis 8 Tagen das sog. Etiolieren der Gräser: die unter der Leiche gelegenen Halme »wachsen aus«, d. h. sie verlieren bei beschleunigtem Wachstum infolge mangelnder Belichtung ihre grüne Farbe. Pflanzen und Wurzeln können die Kleidung der Leiche und sogar diese selbst durchwachsen; es empfiehlt sich in solchen Fällen, das Alter der Pflanzenteile von einem botanischen Sachverständigen bestimmen zu lassen.

II. Leichenschau und Sektion

1. Aufgaben der ärztlichen Leichenschau

Beim Tode einer Person muß vor der Beerdigung eine **Leichenschau** durchgeführt werden; Beerdigung einer Leiche ohne Vorwissen der Behörde ist strafbar (§ 367, 1 StGB). In den Bundesländern gibt es unterschiedliche Bestimmungen über die Handhabung der Leichenschau und des Bestattungswesens, wonach die Beerdigung in der Regel nicht früher als 48 Std. und nicht später als 96 Std. nach Todeseintritt erfolgen darf. Zuvor muß der Sterbefall standesamtlich beurkundet sein, wofür wiederum die Vorlage des Leichenschauscheines erforderlich ist. Jeder approbierte Arzt kann die Leichenschau durchführen. Seine Aufgaben bei Durchführung der Leichenschau sind am schärfsten in dem niedersächsichen »Gesetz über das Leichenwesen« umrissen, ergeben sich aber sinngemäß ebenso für die anderen Bundesländer:

§ 1   (1) Jede menschliche Leiche ist zur Feststellung des Todes, der Todesart und der Todesursache von einem Arzt zu untersuchen (Leichenschau). Der Arzt hat hierüber eine Todesbescheinigung (Leichenschauschein) nach vorgeschriebenem Muster auszustellen.

(2) Ein Kind, bei dem nach der Scheidung vom Mutterleib entweder das Herz geschlagen oder die Nabelschnur pulsiert oder die natürliche Lungenatmung eingesetzt hat, gilt, wenn es verstorben ist, als Leiche.

(3) Als Leiche gilt auch eine Leibesfrucht, bei der sich nach der Scheidung vom Mutterleib keine der in Absatz 2 genannten Merkmale des Lebens gezeigt haben, deren Größe aber mindestens 35 cm beträgt.

§ 3   (1) Die Leichenschau ist unverzüglich vorzunehmen. Der Arzt hat die Leiche sorgfältig zu untersuchen und den Leichenschauschein auszustellen.

(2) Stellt der Arzt Anzeichen dafür fest, daß die verstorbene Person nicht eines natürlichen Todes gestorben ist, oder erlangt er von Umständen Kenntnis, die den Verdacht eines nicht natürlichen Todes begründen, oder handelt es sich um die Leiche eines Unbekannten, so hat der Arzt die für den Sterbe- oder Auffindungsort zuständige Polizeidienststelle unverzüglich zu benachrichtigen und ihr den Leichenschauschein zuzuleiten.

§ 5   Ein Arzt, der vorsätzlich oder leichtfertig eine unrichtige Bescheinigung über die Todesursache ausstellt, wird mit Gefängnis bis zu einem Jahr und mit Geldstrafe oder mit einer dieser Strafen bestraft.

§ 6   (1) Wer ohne Einwilligung der Angehörigen des Verstorbenen eine ihm durch seine berufliche oder ehrenamtliche Tätigkeit bei der Durchführung dieses Gesetzes bekanntgewordene Todesursache unter Nennung des Namens des Verstorbenen vorsätzlich offenbart, wird mit Gefängnis bis zu 6 Monaten und mit Geldstrafe oder mit einer dieser Strafen bestraft.

(3) Die Verfolgung tritt nur auf Antrag der Angehörigen des Verstorbenen ein.

(4) Die Absätze 1 und 2 gelten nicht für die Angaben des Arztes gegenüber Behörden oder Stellen, die mit der Durchführung der aus diesem Gesetz erwachsenden Aufgaben betraut sind.

§ 7   (1) Ordnungswidrig handelt, wer vorsätzlich oder fahrlässig

1. der Verpflichtung nicht nachkommt, die Leichenschau zu veranlassen
2. einen Leichenschauschein a) ohne Leichenschau oder b) nicht nach vorgeschriebenem Muster ausstellt.
3. als Arzt es unterläßt, die zuständige Polizeidienststelle unverzüglich zu benachrichtigen und ihr den Leichenschauschein zuzuleiten, wenn er
   a) bei der Leichenschau Anzeichen eines nicht natürlichen Todes feststellt, oder b) bei der Leichenschau von Umständen Kenntnis erlangt, die den Verdacht eines nicht natürlichen Todes begründen, oder c) die Leichenschau bei der Leiche eines Unbekannten vornimmt.

Bei der Ausfüllung der amtlich formulierten **Todesbescheinigung** ergibt sich, daß auch noch Feststellungen bezüglich der Todeszeit und des Grundleidens getroffen werden müssen, so daß sich zusammengefaßt folgender *Aufgabenkatalog* ergibt:

1. Feststellung der Personalien, 2. des Todes, 3. der Todeszeit, 4. der Todesart (natürlicher Tod, nichtnatürlicher Tod, Unglücksfall, Selbstmord, Tötung; nicht aufgeklärt), 5. der Todesursache, 6. des Grundleidens (welche Krankheiten oder äußeren Ursachen sind dem zum Tode führenden Leiden ursächlich vorausgegangen).

An diesem Verfahren wurde vielfach berechtigte Kritik geübt. Das von der WHO entwickelte Leichenschauformular reflektiert hauptsächlich gesundheitspolitische und medizinalstatistische Gesichtspunkte, während die rechtsmedizinischen Aufgaben der Leichenschau zu einseitig auf die »Feststellung« äußerer Umstände abgestellt sind, deren Erfassung den Arzt im Grunde überfordert. Das betrifft besonders die Rubrik »Todesart« mit den zusätzlichen Angaben zu Ziffer VI, 4: »Zustandekommen (äußere Ursache) des Schadens«, »Unfallkategorie etc.«.

Schwierigkeiten kann schon die Definition des Begriffes »nichtnatürlicher Tod« bereiten. Die Differenzierung in »innere« und »äußere« Ursachen ist allein nicht ausreichend, da ggf. auch auf die Frage des Kausalzusammenhangs abgestellt werden muß. Am besten stützt man sich auf die **Definition** von Schwerd: »**natürlicher Tod** ist ein Tod aus krankhafter Ursache, der völlig unabhängig von rechtlich bedeutsamen äußeren Faktoren eingetreten ist« (vgl. auch den Abschnitt »Unerwartete und unklare Todesfälle«).

Es liegt auf der Hand, daß der Arzt technische Ermittlungen, welche die Örtlichkeit und Unfallursache betreffen, oder solche kriminalistischer Natur zur Abgrenzung von Suizid und strafbarer Handlung nur im Sinne einer ersten Vermutungsdiagnose betreiben kann. Der Feststellungscharakter des amtlichen Formulars verführt aber alle beteiligten Stellen, den Eintragungen des Arztes einen weitergehenden Wert – eben den der amtlichen Feststellung beizumessen. Bei Todesfällen im Verlauf einer Krankheit, insbesondere wenn der Arzt den Verstorbenen zu Lebzeiten in Behandlung hatte, entstehen im allgemeinen keine Bedenken; schwierig und verantwortungsvoll ist die Entscheidung jedoch, wenn man zu der Leiche eines Unbekannten gerufen wird, der ohne ärztliche Behandlung oder gar ohne Zeugen plötzlich verstorben ist. Auf die Angaben der Angehörigen kann man sich nicht immer verlassen: sie könnten z.B. die Schuld für das Ableben des Betreffenden tragen oder aus bestimmten Gründen (Kirche!, Versicherung!!) an der Verheimlichung eines Selbstmordes interessiert sein.

Bei gewaltsamen Todesarten sei man sich der Vorläufigkeit der eigenen Feststellungsmöglichkeiten bewußt. Die eigentlichen »Ermittlungen«, also das Befragen von Zeugen, die Bewertung von Bekundungen, die Deutung von Spuren und technischen Gegebenheiten sind Aufgabe der Polizei und nicht des Arztes, der sich dieser Erkenntnismittel zwar bedienen, aber nicht die Verantwortung für die Endfeststellung, z.B. »Arbeitsunfall« oder »Selbsttötung« und nicht »Mord«, übernehmen kann. In manchen Fällen ist es auch zweckmäßig, die endgültige Ausfertigung des Leichenschauformulars bis zum Abschluß der ersten polizeilichen Ermittlungen oder bis zur Sektion der Leiche zurückzustellen, da die Beerdigung ja doch nicht vor der Leichenfreigabe erfolgen kann:

In Fällen ungeklärter bzw. gewaltsamer Todesursache wird bei Verdacht auf Fremdverschulden durch die Staatsanwaltschaft aufgrund der polizeilichen Anzeige eine richterliche Leichenschau oder Leichenöffnung angeordnet; die Beerdigung einer solchen Leiche darf erst nach Freigabe durch die Staatsanwaltschaft erfolgen (§ 159 StPO).

Aus diesen grundsätzlichen Überlegungen ergeben sich folgende *Leitsätze:*

1. Man unterschreibe keinen Leichenschauschein, ohne sich vom Vorhandensein mindestens eines *sicheren Todeszeichens* (Totenflecke, Leichenstarre) überzeugt zu haben.

2. Leichenschau heißt *Besichtigung* der Leiche! Und zwar *des entkleideten Körpers, auch der Rückseite.* Kinnbinden sind zu entfernen, weil darunter Strangfurchen verborgen sein können.

3. Wenn sich Anhaltspunkte für das Vorliegen eines *unnatürlichen Todes* ergeben haben, ist polizeiliche Anzeige zu erstatten.

4. Die Todesursache ist *»ungeklärt«,* wenn sie sich nicht aus der Besichtigung der Leiche ergibt und auch vom vorbehandelnden Arzt nicht erfragt werden kann. Die beliebte Diagnose »Herzschlag« wird erfahrungsgemäß häufiger gebraucht, als zu verantworten wäre.

5. Bei Verdacht auf Vorliegen eines *Seuchen-*Todesfalles ist Meldung an das zuständige Gesundheitsamt erforderlich.

6. Zur Beurteilung des Falles sind gegebenenfalls auch die *Umstände des Falles* und der Umgebung der Leiche heranzuziehen. Diesbezüglich sei man aber wesentlich auf Zusammenarbeit mit der Polizei bedacht und hüte sich vor vorschneller Diagnose. Die Polizei braucht ihrerseits die Mitwirkung des Arztes für Identifizierungsmaßnahmen, Blutentnahmen, Todeszeitbestimmung, Rückschlüsse aus den Verletzungen auf den Unfallhergang usw.

2. Sektionsrecht

Die **Leichenöffnung** erfolgt

a) als *gerichtliche Sektion,* wenn der Verdacht einer strafbaren Handlung vorliegt.

§ 87 StPO Die Leichenschau wird von der Staatsanwaltschaft, auf Antrag der Staatsanwaltschaft auch vom Richter, unter Zuziehung eines Arztes vorgenommen. Ein Arzt wird nicht zugezogen, wenn dies zur Aufklärung des Sachverhalts offensichtlich entbehrlich ist. – Die Leichenöffnung findet im Beisein der Staatsanwaltschaft, auf deren Antrag im Beisein auch des Richters statt. Sie wird von zwei Ärzten vorgenommen. Einer der Ärzte muß Gerichtsarzt oder Leiter eines öffentlichen gerichtsmedizinischen oder pathologischen Instituts oder ein von diesem beauftragter Arzt des Instituts mit gerichtsmedizinischen Fachkenntnissen sein. Dem Arzt, welcher den Verstorbenen in der dem Tode unmittelbar vorausgegangenen Krankheit behandelt hat, ist die Leichenöffnung nicht zu übertragen. Er kann jedoch aufgefordert werden, der Leichenöffnung beizuwohnen, um aus der Krankheitsgeschichte Aufschlüsse zu geben.

Zur Besichtigung oder Öffnung einer schon beerdigten Leiche ist ihre Ausgrabung statthaft. Die Leichenöffnung und die Ausgrabung einer beerdigten Leiche werden vom Richter angeordnet; die Staatsanwaltschaft ist zu der Anordnung befugt, wenn der Untersuchungserfolg durch Verzögerung gefährdet würde.

§ 89 StPO Die Leichenöffnung muß sich, soweit der Zustand der Leiche dies gestattet, stets auf die Öffnung der Kopf-, Brust- und Bauchhöhle erstrecken.

Die gerichtliche Obduktion umfaßt die äußere und die innere Besichtigung der Leiche, wobei sämtliche erhobenen Befunde in einem *Sektionsprotokoll* ausführlich zu beschreiben sind.

Das vorläufige Gutachten umfaßt zweckmäßigerweise:

1. einige Worte über die Vorgeschichte, das heißt das bisherige Ermittlungsergebnis;

2. die Hauptbefunde nach Art einer pathologisch-anatomischen Diagnose;

3. die Todesursache und das Grundleiden, also das Finalgeschehen (z.B. »Atemlähmung«) und das vorletzte Glied der Kausalkette (z.B. »infolge einer Blutung zwischen harte und weiche Hirnhaut«);

4. Rückschlüsse auf die Art der Gewalteinwirkung und den Tathergang (aber nur in »technischer«, nicht in wertender Hinsicht: das Wort »Verschulden« hat in einem ärztlichen Gutachten nichts verloren!);

5. Hinweise auf etwa erforderliche Ergänzungsuntersuchungen.

Zusammengefaßt ergibt sich folgender **Aufgabenkatalog der gerichtlichen Sektion:** (s. Seite 151)

1. Identifizierung des Toten	Erkennung von Verletzungsmechanik und Handlungsablauf
2. Bestimmung der Todeszeit	Aufdeckung von Täuschungsmanövern
3. Klärung der Todesursache	Diagnose des verletzenden Werkzeugs
4. Rekonstruktion des Tatherganges	Vitalität und Priorität von Verletzungen
5. Auffinden und Auswertung von Tatspuren	Überlebenszeit und Handlungsfähigkeit

b) Voraussetzung jeder *Feuerbestattung* ist eine zweite, amtsärztliche Leichenschau. Gemäß § 3 Feuerbestattungs-Gesetz kann der Amtsarzt die Leichenöffnung veranlassen, wenn er die Todesursache weder durch die Leichenschau, noch durch Beiziehung des behandeinden Arztes feststellen kann.

c) Auch bei *Seuchenverdacht* kann seitens des Gesundheitsamtes die Sektion angeordnet werden.

d) bei Unfällen tritt vielfach die *Berufsgenossenschaft* oder eine Versicherungsgesellschaft als Auftraggeber für die Sektion in Erscheinung. Sie setzt sich mit den Hinterbliebenen ins Einvernehmen. Wenn diese allerdings eine zur Klärung des Unfallzusammenhangs notwendige Sektion verweigern, kommt es zur Umkehr der Beweislast.

e) Die *klinische Sektion* hat an sich keine rechtliche Grundlage; sie ist jedoch andererseits auch nicht rechtswidrig.

§ 168 StGB (1) Wer unbefugt aus dem Gewahrsam des Berechtigten eine Leiche, Leichenteile oder die Asche eines Verstorbenen wegnimmt, wer daran oder an einer Beisetzungsstätte beschimpfenden Unfug verübt, oder wer eine Beisetzungsstätte zerstört oder beschädigt, wird mit Freiheitsstrafe bis zu drei Jahren oder mit Geldstrafe bestraft.
(2) Der Versuch ist strafbar.

Da die Prosekturen der Krankenhäuser gleichzeitig Leichenhäuser sind, die Leichen somit nicht aus dem Gewahrsam eines anderen weggenommen werden, wird der Tatbestand dieses Paragraphen durch die Sektion nicht erfüllt. Auch der Tatbestand der Sachbeschädigung (§ 303 StGB) liegt bei unbefugter Leichenöffnung nicht vor, da laut R. G. Entsch. v. 25. 9. 1930 eine Leiche nicht als Sache zu bezeichnen ist.

Der Arzt, der ohne behördlichen Auftrag und ohne das ausdrückliche Einverständnis der Angehörigen eine Obduktion durchführt, kann also strafrechtlich nicht haftbar gemacht werden, sogar dann nicht, wenn er dies gegen den erklärten Willen der Angehörigen oder des Verstorbenen getan haben sollte. Abgesehen von der menschlichen Fragwürdigkeit des Vorgehens im letzteren Fall auch bei besonderem wissenschaftlichem Interesse müßte man unter bestimmten Voraussetzungen aber mit zivilrechtlichen Haftungsansprüchen rechnen.

Als zu entschädigende Folge ist in der Praxis bereits mit Erfolg eine seelische Reaktion auf die Tatsache der unerwünschten Sektion vorgetragen worden; die

Schmerzensgeldforderung kann erheblich sein. Auch arbeits- und berufsrechtliche bzw. disziplinarische Folgen sind nicht ganz ausgeschlossen, zumindest riskiert man bei der Sektion gegen den Willen der Angehörigen einen Skandal in der Öffentlichkeit mit entsprechenden standespolitischen Auswirkungen.

Das Einverständnis der Angehörigen ist also erforderlich, es sei denn, der Verstorbene hätte schon zu Lebzeiten zugestimmt. Die Sektionsklausel im Klinikvertrag ist in dieser Beziehung nicht unter allen Umständen rechtlich tragfähig genug. Aufgrund derselben wird aber praktisch in den pathologischen Instituten die Sektion vorgenommen, wenn seitens der Angehörigen nicht innerhalb einer bestimmten Frist Einspruch erhoben wird.

3. Transplantation

Ähnliches gilt im wesentlichen auch für die Entnahme von Organen oder Geweben der Leiche zur Transplantation. Eine gesetzliche Regelung steht in der BRD bislang (1983) noch aus. Zunächst muß der Todeseintritt (Gehirntod) hinreichend sicher nachgewiesen sein (vgl. S. 132). Sodann ist es erforderlich, die Einwilligung der Angehörigen einzuholen, ohne die der Eingriff auch dann im Prinzip als rechtswidrig gelten muß, wenn die Leiche sich im »Gewahrsam« der Klinik befindet, aus dem also die »Leichenteile« nicht entfernt werden (§ 168 StGB). Allerdings tritt der Handlung praktisch immer die Rechtfertigung des übergesetzlichen Notstandes zur Seite, da ja das Transplantat dazu dient, einem Schwerverletzten oder -kranken lebensrettend zu helfen.

III. Identifizierung unbekannter Leichen

Während die Persönlichkeitsfeststellung lebender Personen ausschließlich Aufgabe der Polizei ist, kann bei der Identifizierung unbekannter Toter der mit der Leichenschau bzw. Sektion betraute Arzt wesentlich zur Aufklärung des Falles beitragen. Dies geschieht

1. durch Feststellung und Protokollierung **besonderer Kennzeichen** im Rahmen der Persönlichkeitsbeschreibung: *Größe, Gewicht* (faulende Leichen, besonders Kinder, verlieren an Gewicht, das von Wasserleichen steigt anfänglich etwas), schätzungsweise bestimmtes *Alter, Geschlecht* (bei Frauen: Virginität; stattgehabte Geburt?), *Körperbau* und *Ernährungszustand* (faule Leichen erwecken infolge der Gasblähung stets den Anschein von Wohlbeleibtheit!); *Haare, Augenfarbe* (die Iris fauler Leichen zeigt anstelle der ursprünglichen Farbe oft braune bis rötliche Verfärbung; bei Moorleichen können durch Huminsäurewirkung die Haare rötlich verfärbt sein!). Zur Personenidentifizierung in Katastrophenfällen am wichtigsten ist bei weiblichen Leichen anhaftender *Schmuck* und bei beiden Geschlechtern eine genaue Beschreibung des **Gebisses** (Zahnschema: Füllungen, Kronen, Brücken, Prothesen, Bißanomalien, Abschleifungsgrad der Schmelzkronen, Defekte, Caries etc.); Tätowierung, Naevi, Narben, *Verletzungs-*

und *Operationsfolgen, orthopädische Fehler* (Hallux valgus, Hammerze-
hen etc.) und Mißbildungen; ggf. *Röntgenbild -- Vergleich!*
2. bei hochgradiger Verstümmelung und Leichenzersetzung durch wiederher-
stellende Maßnahmen in Form einer **Leichentoilette,** um der erkennungs-
dienstlichen Photographie die erforderliche Grundlage zu verschaffen;
3. Bei Waschhautbildung oder fäulnisbedingter Oberhautablösung (besonders bei Wasserleichen) im Bereich der Hände durch Präparation der Haut,
um die erkennungsdienstliche **Daktyloskopie** zu ermöglichen. Bei Runzelung der Fingerbeeren kommt Glättung des Papillarreliefs durch Untersprit-
zung, bei handschuhförmiger Ablösung eine phantomgestützte Abrollung
oder Photographie des Papillarkörpers der Cutis in Betracht.

Die unter 2. und 3. beschriebenen Maßnahmen dürften im allgemeinen Aufgabe eines Fachinstitutes bleiben.

Auch wenn die Leichenzersetzung schon bis zur Skelettierung fortgeschritten
ist, können durch Untersuchung der **Knochen** noch wesentliche Anhaltspunkte für die Persönlichkeitsfeststellung gewonnen werden.

Bestimmung der *Körpergröße* ist auch bei einzelnen Knochen annähernd
möglich, indem man aus den Maßen der Skeletteile die Gesamtgröße
erschließt; dabei gelten folgende Verhältniszahlen: Gesamtlänge = Schädel-
höhe mal 7,9 = Humerus mal 5 = Femur mal 3,84 = Tibia mal 4,65 = Radius mal
7,06 (beim erwachsenen Mann; für fehlende Knorpel und Weichteile müssen 3
bis 5 cm hinzugerechnet werden). Fehlschätzungen sind möglich, z.B. wenn
das Verhältnis von Ober- und Unterlänge des Individuums nicht bekannt ist.
Besser ist deshalb bei Zugrundelegung von 2 Knochen die Berechnung eines
Variationsintervalls mit Schätzformeln, z.B. von Lorke, für Humerus und Tibia
$x = 60.96 + 1,491 \cdot$ H.-Länge in cm $+ 1,599 \cdot$ T.-Länge in cm; das Ergebnis hat
bei Annahme einer Variationsbreite von ± 9 cm noch eine Fehlermöglichkeit
von 5%.

Für die *Altersschätzung* ist neben der Körpergröße besonders der
Entwicklungs- und Abnutzungszustand des *Gebisses* wichtig. Die Abschlei-
fung der Schmelzkronen ist, da okklusionsabhängig, das unsicherste Zeichen;
besser verwertbar ist das Auftreten von Resorptionserscheinungen an den
frontalen Wurzelspitzen ab dem 5. Lebensjahrzehnt. Die knorpelige Epiphy-
senfuge zwischen *Humeruskopf* und Diaphyse verknöchert etwa im 16.
Lebensjahr, ein rinnenförmiger Synchrondrosenrest an der Außenfläche
bleibt noch etwa bis zum 18. Lebensjahr sichtbar (Abb. 16).

Am frontalen Sägeschnitt ist u.a. das allmähliche Hinaufrücken des proxima-
len Markhöhlenendes zu verfolgen, das aus einem Abstand von 4 bis 5 cm im 3.
Dezennium schließlich gegen das 60. Lebensjahr die in der Spongiosastruktur
sichtbar gebliebene Epiphysenleiste erreicht. – Jugendliche Skelette zeigen
ferner eine charakteristische radiäre Furchung der Wirbelkörper, der Darm-
beinschaufelkämme, kurz aller Knochenflächen, die mit ihren Apophysen bis
dato nur knorpelig verbunden waren, da der Knorpel ja p.m. rasch verschwin-

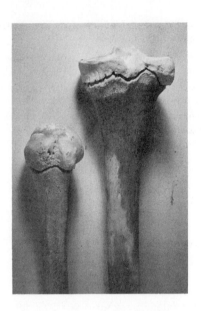

Abb. 16: Rinnenförmiger Synchondrosenrest an Humerus- und Tibiakopf; 18jähriger Mann.

det. Der erste *Rippenknorpel* verknöchert ab dem 4., die übrigen im 6. Lebensjahrzehnt. Mit zunehmendem Alter verknöchern die *Schädelnähte,* im Bereich der Tabula interna früher als an der Außenseite; ab dem 40. Lebensjahr äußerer Verschmelzungsbeginn im hinteren Drittel der Pfeilnaht. – Im Greisenalter zunehmende Osteoporose und Atrophie, häufig arthrotische Veränderungen.

Die *Geschlechtsbestimmung* nach Zerstörung der Weichteile stößt auf Schwierigkeiten, wenn das Becken (weiblich: B.-Eingang queroval, männlich: mehr kartenherzförmig, weiblich: Schambogen geschweift, männlich: spitzwinkelig) nicht zur Untersuchung vorliegt. Der Winkel zwischen Femurhals und -diaphyse ist beim Weibe kleiner als beim Mann. – Die übrigen Anhaltspunkte sind unsicher: beim Mann allgemein kräftigerer Knochenbau, ausgeprägtere Tuberositäten, kräftigere Kiefer, steilere Unterkieferwinkel, relativ größerer Gesichtsschädel, deutlicher Überaugenwulst, stärker zurückweichende Stirn.

IV. Unerwartete und unklare Todesfälle

Die in diesem Abschnitt besprochenen Todesfälle wurden früher meist unter der Überschrift *»Plötzlicher Tod aus natürlicher Ursache«* behandelt. Es ist jedoch nicht sinnvoll, hier nur rasch verlaufende Erkrankungen oder Exazerbationen latenter Prozesse, die zum unerwarteten Tod eines Menschen »scheinbar aus voller Gesundheit heraus« führen, systematisch zu beschreiben; wichtiger erscheint die Darstellung der differentialdiagnostischen Erwägungen des Arztes, die bei der Konfrontation mit solchen Fällen zur Abgrenzung gegenüber den nichtnatürlichen Todesursachen notwendig sind.

1. Tod in der Wohnung

Erkrankt ein Mensch akut innerhalb seiner Familie oder Wohngemeinschaft, so wird normalerweise ein Arzt zur Hilfe gerufen; oft trifft der Ruf den Notdienstarzt, der den Patienten nicht kennt. Findet er diesen moribund oder bereits klinisch tot, stehen Maßnahmen zur Lebenserhaltung bzw. Reanimation im Vordergrund; noch währenddessen und im Zusammenhang mit der Krankenhauseinweisung wird die Palette der ärztlichen Notfalldiagnostik abzufragen sein. – Ist nur noch der definitive Tod festzustellen, muß sich das Tun des Arztes an den Fragestellungen der Leichenschau (Todesbescheinigung) orientieren (vgl. Seite 146 ff.).

Die Frage nach Todesart und -ursache ist besonders dann schwer zu beantworten, wenn alleinstehende Personen ohne Zeugen verstorben sind. Grundsätzlich ist eine solche Totauffindung (»Wohnungsleiche«) zunächst der Todesart-Gruppe »ungeklärt, ob natürlicher oder nichtnatürlicher Tod« zuzuordnen. Es kann sich handeln um:

a. Natürliche Todesfälle Erwachsener

In Betracht kommen die verschiedensten Krankheitsprozesse; im Fall besonders rascher latenter und unvorhergesehener Abläufe aber vor allem:

das **akute Herzversagen** infolge von Coronarinsuffizienz. Der sog. plötzliche Herztod ist meist nicht verursacht durch einen Herzinfarkt, wie ihn der Kliniker kennt, auf der Basis einer Coronarthrombose, mit morphologisch nachweisbarer Myocardnekrose; vielmehr findet sich meist (über 80% der Fälle) kein akuter Gefäßverschluß, bei freilich in der Regel schweren Wandveränderungen mit Verhärtung und Lichtungseinengung schon in den Hauptästen.

Auch bei jungen Männern kommt der plötzliche Coronartod vor, wobei sich die Entwicklung arteriosklerotischer Intimaveränderungen manchmal ganz auf die Abgangsstellen der Coronarien oder ein einzelnes Beet im linken vorderen absteigenden Ast beschränkt und meistens spezielle körperliche oder psychische Belastungen als Ursache einer aktuellen hämodynamischen Überforderung des nur noch beschränkt anpassungsfähigen Systems zu eruieren sind.

Damit ist das eigentliche Problem der rechtsmedizinischen Diagnostik offensichtlich: eine sichere anatomische Todesursache ist bei der Sektion in vielen Fällen nicht festzustellen! Zwar kann der Befund mit einer einengenden Coronarsklerose und jüngeren und älteren Myocardschwielen gewichtige Hinweise liefern; man muß sich jedoch darüber im Klaren sein, daß der gleiche Befund auch bei Menschen angetroffen werden kann, die aus ganz anderen Gründen gestorben sind. Deshalb ist bei der gerichtlichen Sektion die sorgfältige Differentialdiagnose, d.h. **der Ausschluß jeder anderen,** insbesondere einer unnatürlichen Todesursache von entscheidender Bedeutung (Vergiftungen, Tod durch elektrischen Strom, Erfrieren, Hitzschlag, Insektenstiche etc.).

Umsomehr gilt dieser Vorbehalt für die Leichenschaudiagnose: sie kann ja praktisch nicht per exclusionem gestellt werden! Besonders bei jüngeren Menschen überwiegt jedenfalls die Wahrscheinlichkeit anderer Todesursachen. Unter den weiteren natürlichen Ursachen unerwarteter Todesfälle praevalieren nächstdem die **Atemwegserkrankungen.** Es ist erstaunlich, wie oft bei der Sektion unklarer Todesfälle nach Ausschluß einer Vergiftung eine unspezifische Tracheobronchitis, manchmal mit beginnender Pneumonie und infekttoxischen Begleitbefunden (z.B. Myocarditis), oft aber auch in Verbindung mit mehr oder weniger gemäßigtem Alkohol- u. Arzneimitteleinfluß, als wesentliche Todesursache »übrigbleibt«. Solche »Grippe-Todesfälle« werden häufig bei Verwahrlosten und Trinkern gefunden, nicht ganz selten aber auch bei gut konsolidierten Personen jüngeren Alters (Totauffindung im Bett am Morgen nach unauffälliger Vorgeschichte). Öfters wird der Verdacht des Drogenmißbrauchs geäußert; jedenfalls sind suizidale und unfallmäßige Heroin- u. andere Vergiftungen (Injektionsstellen?) zu bedenken (vgl. auch Seite 261). – Differentialdiagnostisch kommen ferner in Betracht:

Intrakranielle Spontanblutungen. Sie begegnen am häufigsten in Form der *subarachnoidalen Massenblutung* an der Hirnbasis, entstanden durch Ruptur eines Aneurysmas im Bereich des Circulus arteriosus (Abb. 17), die oft, z.T. unter Einbruch in das Ventrikelsystem, innerhalb von Minuten bis Stunden zum Tode führt. Ein Zusammenhang mit Blutdrucksteigerungen (Streitigkeiten, sexuelle Erregung), liegt manchmal auf der Hand; Bewußtlosigkeit und Handlungsunfähigkeit treten meist rasch ein.

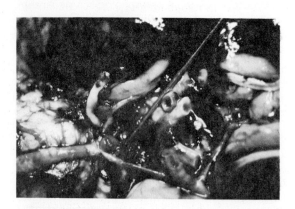

Abb. 17: Glasstecknadelkopfgroßes Aneurysma an der Gabelung der A. basilaris mit kleinster Rupturstelle, freipräpariert.

Bei der Sektion ist die Blutungsquelle öfters trotz sorgfältiger Präparation nicht zu finden, was die Differentialdiagnose gegenüber traumatisch entstandenen Blutungen gleicher Lokalisation sehr schwierig macht (vgl. Seite 183). – Demgegenüber ist das subdurale Hämatom, besonders bei Lokalisation über der Großhirnkonvexität, in der Regel traumatisch entstanden.

Spontane *intracerebrale Blutungen* in Gestalt der hypertonischen Massenblutung führen selten zum unerwarteten Tod.

Beim *Tod im epileptischen Anfall* geben manchmal ein frischer Zungenbiß oder ältere Narben, ferner disseminierte Ganglienzellnekrosen und Gliasklerosen im Bereich von Ammonshorn, Kleinhirnrinde, Thalamus usw. einen Hinweis.

Gastroenterale Krankheiten sind seltener Ursache des unerwarteten Todes. Alleinstehende Menschen erdulden manchmal die initialen Beschwerden bei Ulcusperforation, Ileus etc. bis zur Peritonitis, ohne rechtzeitig Hilfe zu suchen; bekanntlich gibt es gelegentlich auch merkwürdig symptomarme Verläufe. – Zum Teil ist *Alkoholabusus* die Ausgangsbasis einer Reihe weiterer Akuterkrankungen im gastrointestinalen Bereich, die sonst auch als klinische Notfälle geläufig sind. *Blutungen aus Ösophagusvarizen, Magenulzera und -erosionen* können latent bleiben, bis der Patient im Blutungsschock handlungsunfähig wird, zumal oft akuter Alkoholeinfluß hinzukommt; bei der Sektion findet sich neben entsprechender Organanämie der Magen-Darmkanal angefüllt mit Blutmassen. Manchmal erwecken aber auch profuse Blutungen nach außen (Bluterbrechen) den Verdacht eines nichtnatürlichen Todes. Bei Magenblutungen sind mögliche Zusammenhänge auch mit Arzneimittelanwendungen in der Vorgeschichte (Cortison, Phenylbutazon, Acetylsalicylsäure + Alkohol) zu bedenken. – Gelegentlich begegnet uns das **Coma hepaticum** als Ursache dubioser Todesfälle, meist auf der Grundlage einer aggressiv-progredienten Hepatitis, wobei oft wiederum Alkoholabusus als Kausalfaktor angeschuldigt wird. Eine das Finalstadium begleitende hämorrhagische Diathese kann dabei zu multiplen spontanen, auch großflächigen Hautunterblu-

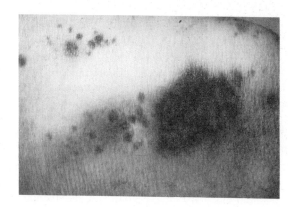

Abb. 18: Unterschiedlich alte und schichtendifferente Hautblutungen bei Blutgerinnungsstörungen hepatischer Genese.

tungen führen (Abb. 18). Differentialdiagnostisch zu beachten ist die Möglichkeit von Leberschädigungen durch Chlorkohlenwasserstoffe (Schnüffler!), Narkosemittel und Pharmaka, ferner durch Pilzgifte. – Auch die *akute Pankre-*

asnekrose kann unter heftigen Initialbeschwerden sehr rasch zu Handlungsunfähigkeit und Tod im Schock führen. – Alkoholneuropathien spielen als mitwirkende Todesursache u.U. in Form des *Entzugsdelirs* eine Rolle, welches im Rahmen unfreiwilliger Entziehungssituationen mit Elektrolytentgleisung und Kreislaufdekompensation eine ernste Komplikation bilden kann. In diesem Zusammenhang sind auch alkoholinduzierte Dysregulationen im Bereich des Kohlehydratstoffwechsels zu bedenken. Der medikamentös eingestellte *Diabetes* dekompensiert in einem gewissen Prozentsatz der Fälle nach einigen Jahren; auch während der Sulfonamidtherapie kommen nächtliche Hypoglykämien vor, die als mitwirkende Todesursache bei grippalen Infekten, Tabletten- u. Alkoholwirkung infrage kommen. Die pm Diagnostik ist besonders schwierig. Am wichtigsten ist die Glucosebestimmung in Urin und Liquor, während der Blutzuckerspiegel in der Leiche rasch absinkt; der Nachweis des hypoglykämischen Schocks ist deshalb auf diese Weise kaum möglich. Wichtig sind ferner: Die Lactatkonzentration im Liquor und ein Hb A_1-Wert von über 10%. Der Ketonkörpernachweis kann beim hyperosmolaren Coma negativ ausfallen.

Eine Sonderstellung nehmen **allergische Krisen** im Rahmen von Immunopathien, Arzneimittelunverträglichkeiten und nach Insektenstichen ein. Diagnostisch entscheidend sind neben der Anamnese der histologische Organbefund und die immunologische Analyse. Gelegentlich erfolgt der Tod im Rahmen eines Asthmaanfalls. Der histologische Lungenbefund kann beim Status asthmaticus ganz charakteristisch sein; bei chronischen Asthmatikern mit Lungenemphysem ist auch die Entwicklung eines Cor pulmonale mit der Möglichkeit stressbedingter Akutdekompensation von Bedeutung.

b. Unerwartete Todesfälle im Säuglingsalter

Der plötzliche Tod *im Säuglingsalter* stellt sich mit einem statistischen Gipfel um den 2.–3. Lebensmonat in den meisten Fällen so dar, daß das Kind am Morgen tot im Bett gefunden wird, ohne daß zuvor von der Mutter besondere Krankheitszeichen beobachtet wurden, oftmals in Bauchlage, so daß beim Umdrehen des Körpers die Totenflecken im Gesicht auffallen (Abb. 19. Cave: Verwechslung mit Cyanose!). Oft wird in solchen Fällen zu Unrecht »Erstickung unter der Bettdecke« angenommen.

Weil diese Vorkommnisse meist nicht (mehr) zur Kenntnis der pädiatrischen Kliniken gelangen, finden sich Literaturunterlagen praktisch nur im rechtsmedizinischen und pathologisch-anatomischen Schrifttum. Der plötzliche Säuglingstod ist viel häufiger, als im allgemeinen angenommen wird; man kann z.Zt. pro Million Einwohner mit etwa 20 (zur Sektion gelangenden) Fällen pro Jahr rechnen. Das männliche Geschlecht überwiegt, in der jahreszeitlichen Verteilung liegen die meisten Fälle im Winterhalbjahr; ein Zusammenhang mit der sozialen Umwelt ist nicht gegeben.

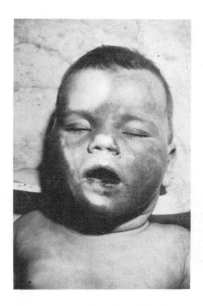

Abb. 19: Totenflecken mit Aussparung der Aufliegeflächen im Gesicht eines Säuglings bei Tod in Bauchlage. Todesursache: Kapillarbronchitis; keine Erstickung.

Früher wurde an diesen Säuglingstodesfällen, vor allem aufgrund ungenügender morphologischer Befunderhebung, viel herumgerätselt; die ältere Literatur enthält eine Fülle inzwischen widerlegter Hypothesen, von der Unterstellung eines konstitutionellen Sonderstatus (»thymolymphaticus«) bis zu Kuhmilchallergie und Elektrolytverschiebungen im Herzmuskel bei Dysplasie der Nebenschilddrüsen. Auch die vielfach angeschuldigte Erstickung im Brechakt kommt bei gesunden Kindern kaum als alleinige Todesursache vor, ebensowenig wie eine Erstickung in den Kissen: Derartige Angaben beruhen fast ausnahmslos auf mangelhafter Untersuchung oder Sachkunde und sind als Verlegenheitsdiagnosen zu werten.

Für die Beruhigung der Eltern, die sich oft unbegründete Vorwürfe machen, vor allem aber zum Schutz mancher jungen Mutter gegen den Vorwurf mangelnder Sorgfalt ist es unbedingt geboten, – eine wahrhaft ärztliche Aufgabe des Leichenschauers! – die wirkliche Todesursache aufzuklären, was allerdings ohne (am besten gerichtliche) Sektion nicht möglich ist.

In über 90% der Fälle handelt es sich um einen Atemwegsinfekt in Form einer sogen. **Kapillarbronchitis** mit oder ohne **Säuglingspneumonie,** manchmal auch um die letztere isoliert in den verschiedensten Formen. Die anatomische Diagnose stützt sich auf den charakteristischen Lungenbefund mit seinem Wechsel von Dystelektasen und herdförmiger Blähung bei Schleimobturation zahlreicher Bronchiolen: »Bild der bunten Lunge«; die Thymusdrüse findet sich übersät mit subkapsulären Petechien, auch das Epikard, wohingegen die erstickungstypischen subpleuralen (und conjunctivalen) Ekchymosen fehlen oder spärlich bleiben.

Der *mikroskopische Befund* ist manchmal hinsichtlich zellig-entzündlicher Veränderungen spärlich, aber doch praktisch immer positiv, besonders an Tracheal- und Bronchialwänden, die Bronchiolen enthalten Schleim und desquamierte Epithelien, oft untermischt mit Luftblasen (= Reaeration als vitales Zeichen). Meistens finden sich daneben verbreitete herdförmige interstitielle Infiltrationen mit cytologisch mehr oder weniger undifferenzierten histiogenen und hämatogenen Zellen im Sinne einer »unreifen« frühkindlichen Viruspneumonie, seltener »normale«, also intraalveoläre Bronchopneumonien mit meist eher lymphoidzelligem Exsudat. Beide können sich ohne deutliche klinische Krankheitszeichen entwickeln (ca. 40% der Fälle), so daß auch ein fortgeschrittener pneumonischer Lungenbefund nicht zu dem Schluß berechtigt, eine aufmerksame Pflegeperson hätte doch etwas von der Erkrankung des Kindes bemerken müssen. An den übrigen Organen finden sich oft Zeichen einer toxischen Gefäßschädigung mit Mediaverquellung und perivaskulärem Oedem. Die in älteren Darstellungen behauptete Befundlosigkeit, welche dem plötzlichen Säuglingstod jenes Flair des Geheimnisvollen verlieh, kann durch neuere Erfahrungen mit gründlicher histologischer Befundung als widerlegt gelten.

Althoff beziffert den Anteil von Säuglings-Todesfällen mit den Todeseintritt begründenden morphologischen Befunden mit über 80%.

Charakteristisch ist die Häufung dieser Todesfälle in der Zeit des Immunglobulin-Tiefstandes einerseits, in der »Erkältungszeit« andererseits, so daß insgesamt als Erklärung für den, meist nur scheinbar perakuten, Krankheitsverlauf ein völliges oder teilweises Versagen der immunbiologischen Abwehrleistungen des kindlichen Organismus gegenüber einer Virusinfektion aus dem Formenkreis der grippalen Erkrankungen angenommen werden muß.

Dabei könnte in manchen Fällen eine *zentralnervöse Atemregulationsstörung* als konditionierender Kausalfaktor für das Nicht-Überwinden der morphologisch oft nicht so gravierenden Atemwegserkrankung infrage kommen. Von neuropädiatrischer Seite wurde ein durch Reifungsverzögerung bedingtes Auftreten verlängerter nächtlicher Apnoephasen überhaupt als die wesentliche Ursache des bisher angeblich ungeklärten »plötzlichen Säuglingstodes« (im englischen Schrifttum = sudden infant death, SID) in Anspruch genommen. Dieses Konzept wird aus rechtsmedizinischer Sicht eher abgelehnt, 1.) weil ein Teil der Todesfälle gar nicht während des Schlafes eintritt, 2.) weil auch bei den nocturnen Fällen sich aus der Auffindesituation meistens agonale Aktivitäten des Kindes (Strampeln, Herumwälzen) erkennen lassen.

Im Sommer findet man, heute recht selten, auch **Enteritiden** als Ursache des Säuglingstodes. Der Sektionsbefund pflegt spärlich zu sein: der abnorme Darminhalt (flüssig, schleimig untermengt) ist für die Diagnose meist wichtiger als der Schleimhaut-Befund, da Rötung und Schwellung postmortal weitgehend verschwinden.

Nicht selten findet sich als Nebenbefund eine unentdeckte Otitis media.

Differentialdiagnose: schwierig zu entscheiden ist zuweilen die kausale Bedeutung nachgewiesener **Pflegeschäden.** Zweifellos werden ein ausgedehntes Wundliegen infolge zu seltenen Windelwechsels, ungenügendes Warmhalten,

Unter- oder Fehlernährung als wesentlich disponierende Faktoren zu werten sein; andererseits ist zu bedenken, daß sich 95% aller tödlichen Atemwegsinfekte bei gut gepflegten und ernährten Kindern finden und effektive Inanitionstodesfälle ohne oder nur mit finaler Pneumonie vorkommen. Nicht jedes Ekzem ist ein Pflegeschaden. Dennoch ist nicht zu übersehen, daß ganz unglaubliche Fälle von Vernachlässigung von Säuglingen und Kleinkindern vorkommen, wobei die früher häufigeren Fehlernährungsschäden infolge der bequemen Verwendbarkeit konfektionierter Säuglingsnahrung eine geringere Rolle spielen als schlichtes Hungernlassen des Kindes. Sorgfältig ist auch im Säuglingsalter bereits auf Mißhandlungsspuren zu achten (vgl. Seite 67) und die Möglichkeit von Vergiftungen (CO! s.u.) zu bedenken.

c. Nichtnatürlicher Tod

Beim Fehlen äußerer Verletzungen kommen in erster Linie Vergiftungen in Betracht. *Suizidale Giftaufnahme* läßt sich manchmal bei Auffindung leerer Tablettenschachteln, von Trinkgläsern mit ungelösten Tablettenrückständen, Behältern mit Pflanzenschutzmitteln etc. vermuten; der Verdacht ist nur selten durch äußere Untersuchung des Toten weiter zu erhärten (vgl. Seite 245 ff.). Je rascher der Vergiftungsablauf, umso wahrscheinlicher ist das Vorhandensein konkreter Hinweise, wie etwa bei Drogentodesfällen. Selbst Heroinvergiftungen sind aber auch beim Fehlen einer Injektionsvorrichtung nicht von vorneherein auszuschließen, weil diese durch Angehörige der »Szene« entfernt worden sein kann, außerdem protrahierte Verläufe vorkommen. Immer sollte der Arzt die Möglichkeit einer unfallmäßigen *CO-Vergiftung* prüfen; daran wäre besonders bei Auffinden des Toten im Badezimmer (Gastherme?) oder in der Küche (Gasherd?) zu denken, aber auch beim Vorhandensein von Zimmerbrand-Öfen in der Heiz- oder Übergangsperiode, schließlich bei Lage des Toten in einem Kraftfahrzeug, in der Garage usw. (vgl. Seite 250 f.)

Zu bedenken sind ferner häusliche Unfälle durch *elektrischen Strom,* worauf sich allerdings meistens Hinweise aus der Auffindungssituation ergeben (vgl. Seite 222 f.).

Offen bleibt vielfach auch die Differentialdiagose verdeckter gewaltsamer Todesursachen, z.B. *gedeckter Schädelhirntraumen,* wenn man bedenkt, daß z.B. epi- und subdurale Hämatome nach Sturz oder Schlag öfters erst nach einem freien Intervall zur Handlungsunfähigkeit führen. Äußere Verletzungen brauchen nicht vorhanden zu sein, sie sind im Bereich der behaarten Kopfhaut oft auch schlecht erkennbar. Ohne Sektion ist in solchen Fällen nicht auszukommen.

Auch bei *Säuglingen* ist die äußere Erstickung von den Atemwegsinfekten im wesentlichen durch den Organbefund zu unterscheiden, weil die äußeren Befunde minimal sein können und in diesem Alter die asphyktischen Stauungsblutungen im Kopfbereich oft fehlen oder nur schwach ausgeprägt sind. Auch beim Säugling sollte man an die Möglichkeit einer CO-Vergiftung den-

Differentialdiagnose

Kapillarbronchitis			Erstickung		
Lungen	Petechial-blutungen		Lungen	Petechial-blutungen	
Dystelektasen im Wechsel mit herd-förmiger Blähung (»bunte Lunge«)	Pleura visc. Epikard Thymus Conjunctiven	(+) + + + + + −	akutes Emphysem aller Lungen-teile	Pleura visc. Epikard Thymus Conjunctiven	+ + + + + +

ken. Bei der Sektion zu beachten ist schließlich, daß die Befunde einer Säuglingsbronchitis auch einmal mit einer unnatürlichen Todesursache konkurrieren oder koinzidieren können: wir sahen einen Strangulationsfall und eine (homizidale) Barbituratvergiftung neben den sonst für den natürlichen Säuglingstod typischen Befunden einer Atemwegsinfektion.

2. Plötzlicher Tod am Arbeitsplatz oder unterwegs

Ob mit oder ohne Zeugen eingetreten, − unerwartete Todesfälle während der Arbeit wecken viel häufiger den Gedanken an äußere Einflüsse und lösen dadurch, neben der notfallmäßigen Alarmierung des Arztes, bereits anderweitige Ermittlungen aus. Das Zusammenbrechen eines Arbeiters an der Bohrmaschine läßt an einen Stromunfall denken, Stürze legen die Vermutung unfallmäßigen Fehltretens nahe; oft kommt auch der Gedanke an gewerbliche Vergiftungen auf (CO, CO_2, H_2S, Chlorkohlenwasserstoffe, im landwirtschaftlichen Bereich auch Insektizide). Der Arzt, dem nur noch die Feststellung des Todes bleibt, sollte sich nach Lage des Falles auch dann über solche Anknüpfungspunkte in der Umwelt des Verstorbenen orientieren, wenn er mehr der Auffassung zuneigt, daß es sich um einen plötzlichen Tod aus innerer Ursache gehandelt hat. Vielfach wird er gerade in solchen dubiosen Fällen in der Todesbescheinigung die Rubrik »ungeklärt« wählen und nötigenfalls die Ermittlungsbehörde verständigen.

Dies gilt besonders, wenn das plötzliche Hinstürzen beim Sekundenherztod zu agonalen Nebenverletzungen geführt hat. Aber auch dann, wenn sich der Verdacht eines Fremdverschuldens, eines Unfalles oder Selbstmordes nicht bestätigt, kann die Berücksichtigung äußerer Umstände versicherungsrechtliche Bedeutung erlangen.

Dies gilt für den interkurrenten Herztod dann, wenn er während besonderer Anstrengungen oder exponierter Tätigkeiten, aber auch im Straßenverkehr, z.B. auf dem Weg zur Arbeitsstelle eintritt. Ein synkopaler Herzstillstand beim Lenker eines Kraftfahrzeugs (oder Flugzeugs!) kann natürlich zu schweren Unfällen führen; manchmal erlebt man zwar, daß der Betroffene noch für einige Sekunden handlungsfähig bleibt, daß er den Wagen noch am Straßenrand abbremsen kann oder wenigstens überhaupt noch reagiert. Dennoch bleibt die Abgrenzung gegenüber anderweitigen Unfallursachen (und Selbstmord durch beabsichtigten Unfall!) auch bei der Sektion oft ein schwieriges Problem, wobei der histologische Nachweis bzw. das Fehlen einer zu erwartenden Fettembolie entscheidend sein können. – Einfacher ist die Diagnose, wenn der Coronartod während verbaler Auseinandersetzungen nach einem Unfall eingetreten ist oder, – in strafrechtlichem Zusammenhang, – bei Streitigkeiten oder Raufhändeln.

Bei der Sektion finden sich neben dem Gefäßprozeß oft noch die Narben kleinerer vorangegangener Infarkte im Herzmuskel (oft auch bei stummer Anamnese!); der makroskopische Befund kann aber auch ganz negativ sein, weil bis zum Sichtbarwerden eines frischen Infarktes ja eine Überlebenszeit von mehreren Stunden erforderlich ist, bzw. die Hauptbefunde der coronaren Herzkrankheit im mikroskopischen Bereich liegen können.

Versicherungsmedizinisch wichtig ist, daß bei der Belastung durch betriebliche Arbeit als wesentlicher Kausalfaktor nur eine über das übliche Maß hinausgehende Anstrengung anerkannt wird (vgl. Seite 61). Der Gesichtspunkt gravierender Lebensverkürzung durch die äußere Einwirkung im Sinne der Unfallversicherung gilt auch bei geringergradigen, für sich allein nicht tödlichen Verletzungen, in deren Verlauf der Herztod auftritt. Welchen Anteil hatten Anstrengung, Schmerzen, Streß, Schockzustand, Blutverlust, Krankenlager, Infektion, anästhesierende und operative, schließlich sonstige therapeutisch-medikamentöse Maßnahmen auf den Eintritt der tödlichen Coronarinsuffizienz? Es wird darauf ankommen, in jedem Einzelfall Ausmaß und zeitliche Lokalisation der fraglichen pathophysiologischen Alteration mit Änderung hämodynamischer Größen auf ihre Korrelation mit dem Zusammenbruch der Herzfunktion zu prüfen. Die Versagensschwelle der (ja schon zuvor latent insuffizienten) Coronarversorgung ist zuweilen rasch erreicht, wenn adrenergische Reaktionen (Tachykardie) in der Streßsituation hinzutreten.

In solchen Fällen kann es auch darauf ankommen, das **Alter frischer Myocardnekrosen** zu bestimmen. Die Diagnose des frischen Infarktes ist mit konventionell-histologischen Methoden (verstärkte Eosinophilie der Muskelfasern, regressive Kernveränderungen) frühestens nach 6 Stunden möglich, histochemisch (abgeschwächte Cytochromoxidase- oder Succinodehydrogenase-Reaktion) oder durch phasen-kontrastmikroskopischen Nachweis gedehnter Muskelfasern mit größeren Querstreifungsabständen (Hort) schon nach einer bis 2 Stunden. Im Verlauf des ersten Tages beginnen Leukozyten vom Rand her in das Infarktgebiet einzuwandern; sie bilden bis zum 5. Tag einen dichten Wall unter teilweiser Verfettung. Etwa am 4. Tag beginnt die reparative Organisation mit Einsprossung von Kapillaren und Abraum zerfallenden Materials; ab Ende der 2. Woche Neubildung kollagener Fasern. Das Granulationsgewebe dringt in 10 Tagen etwa 1 mm vor, so daß größere Infarkte nach 2–5 Monaten vernarbt sind.

Eine Herzruptur tritt in etwa 10–15% der Infarkte, meist zwischen dem 3. und 10. Tag und ohne weiteren äußeren Anlaß ein, zuweilen aber auch in so überzeugender Koinzidenz mit einer blutdrucksteigernden Arbeitsleistung (z.B. Anheben von Lasten), daß Kausalbezug schwer von der Hand zu weisen ist. Dann wäre freilich noch zu prüfen, ob der Infarkt ohne die äußere Teilursache mit Wahrscheinlichkeit längere Zeit überlebt worden wäre.

3. Unerwartete Todesfälle im Krankenhaus

Gelegentlich gibt es auch bei Klinikpatienten unerwartete Todesfälle, die nicht immer einfach deshalb, weil sie auf Station eingetreten sind, als »natürlicher Tod« qualifiziert werden können. Abgesehen von *Suiziden, Unfällen durch Sturz* (auf der Treppe, vom Wagen, aus dem Bett), Narkose- und sonstigen *Zwischenfällen* im Rahmen diagnostischer oder therapeutischer Maßnahmen sind auch manche plötzlichen Todesfälle endogener Natur als »ungeklärt« zu qualifizieren, wenn die *Möglichkeit einer ursächlichen Verknüpfung mit vorangegangenen äußeren Einwirkungen* besteht.

Beispiel: Tödliche Lungenembolie nach unfallbedingtem, für sich allein ungefährlichem Knöchelbruch. Der für unerwarteten Todeseintritt bei älteren Patienten oft als Vermutungsdiagnose in Anspruch genommene »Herzinfarkt« stünde dagegen mit dem vorangegangenen Unfall möglicherweise nicht im Kausalzusammenhang, – was für die Angehörigen einen rechtlichen Nachteil bedeuten würde.

E. Forensische Traumatologie und gewaltsamer Tod

§ 211 StGB Der Mörder wird mit lebenslanger Freiheitsstrafe bestraft. Mörder ist, wer aus Mordlust, zur Befriedigung des Geschlechtstriebes, aus Habgier oder sonst aus niedrigen Beweggründen, heimtückisch oder grausam oder mit gemeingefährlichen Mitteln, oder um eine andere Straftat zu ermöglichen oder zu verdecken, einen Menschen tötet.

§ 212 StGB Wer einen Menschen vorsätzlich tötet ohne Mörder zu sein, wird als Totschläger mit Freiheitsstrafe nicht unter 5 Jahren bestraft. In besonders schweren Fällen ist auf lebenslange Freiheitsstrafe zu erkennen.

§ 213 StGB War der Totschläger ohne eigene Schuld durch eine ihm oder einem Angehörigen zugefügte Mißhandlung oder schwere Beleidigung von dem Getöteten zum Zorne gereizt und hierdurch auf der Stelle zur Tat hingerissen worden, oder liegt sonst ein minderschwerer Fall vor, so ist die Strafe Freiheitsstrafe von 6 Monaten bis zu 5 Jahren.

§ 216 StGB Ist jemand durch das ausdrückliche und ernstliche Verlangen des Getöteten zur Tötung bestimmt worden, so ist auf Freiheitsstrafe von 6 Monaten bis zu 5 Jahren zu erkennen. Der Versuch ist strafbar.

§ 222 StGB Wer durch Fahrlässigkeit den Tod eines Menschen verursacht, wird mit Freiheitsstrafe bis zu 5 Jahren bestraft.

Kriminologie. Die kriminologische Forschung beschäftigt sich mit den Kausalfaktoren der Straftaten in der Person des Täters und seiner Umwelt (Kriminalbiologie, -soziologie, -psychologie), auch den Bezügen zu seinem Opfer (Victimologie), mit Sinn und Optimierung von Strafvollzug, Bewährung und sozialer Prognose u.a.m. Dieses multidisziplinär behandelte Gebiet kann hier nur insoweit gestreift werden, als sich im Zusammenhang mit den *Tötungsdelikten* rechtsmedizinische Bezüge ergeben.

Bedeutung von Anlagefaktoren. Der »geborene Verbrecher« des Turiner Kriminalanthropologen Lombroso ist eine längst überholte Hypothese, nach der gewisse ererbte Körpermerkmale zur Schwerkriminalität disponieren sollten. Die mangelnde Validität oder Relevanz von Einzelbefunden kennzeichnet auch spätere Erhebungen in dieser Richtung (Blutgruppenverteilung, Chromosomenanomalien, wie XYY, Klinefelter, – Hypoglykämieneignung, Thymuspersistenz u.a.m.). Zweifellos können psychische Abnormitäten im Rahmen von Psychopathien, Psychosen, Debilität, Intoxikationen kausale Bedeutung gewinnen. Vor allem im Zusammenhang mit der Jugendkriminalität wird auf den Einfluß frühkindlicher Hirnschäden und postencephalitischer Charakteränderungen hingewiesen. Das Vorkommen besonders schrecklicher Morde durch schizophrene Täter ändert nichts an der Erfahrung, daß die Häufigkeit dieser Taten geringer ist als der Bevölkerungsanteil der Schizophrenen. Unter den »abnormen Persönlichkeiten« (Charakterspielarten ohne Krankheitswert) werden im Zusammenhang mit Tötungsdelikten besonders genannt die »Gemütsarmen«, die »Bedenkenlosen« (Göppinger), die »Explosiblen« und »Kampffanatiker«, während Querulanten, Haltschwache und Selbstunsichere nur ausnahmsweise gewalttätig werden.

Gerade in diesem Zusammenhang ist aber daran zu erinnern, daß die Persönlichkeit des Menschen nicht durch seine Erbanlagen starr vorgegeben ist, sondern durch **Umweltfaktoren** in verschiedene Richtungen entwickelt werden kann. Zerrüttete Familienverhältnisse und ungünstige soziale Voraussetzungen sind kriminalitätsfördernd. Dabei wird das Problem des »broken home« zumeist überschätzt; eher führen anhaltende Konfliktsituationen in der elterlichen Ehe, ein kaltes Familienklima, mangelnde Einflußnahme und Lenkung durch die Eltern zu Sozialisationsdefiziten und initiieren oft einen Prozeß allmählicher Kriminalitätsentwicklung. Von den kriminalpsychologischen Theorien über den Ursprung von Aggression und Gewalt ergänzen sich die Frustrations-Aggressions- u. die Aggressions-Lerntheorie in einsichtiger Weise, während die Triebtheorie eher Gegenargumente herausfordert.

Der *Alkoholismus* kann eine bedeutende Rolle für den Sexual- u. Konfliktmord spielen, während eine Tatzeit-aktuelle Alkoholisierung bei Tötungsdelikten häufig festzustellen ist.

Allgemein unterscheidet man den Affekttäter, den Triebtäter und den rationalen Täter, dessen Motiv meist Gewinnsucht ist; als Sonderform zu nennen ist neben dem Deckungsmord der Versicherungsmord, bei dem zuweilen (Flugzeug) auch die Tötung Unbeteiligter in Kauf genommen wird. Ein Spezifikum der jüngeren Zeit und des Großstadtmilieus sind Gemeinschaftsmorde jugendlicher Täter, im Ergebnis oft von besonderer Rohheit, wobei das Exazerbieren der Aggressivität gruppendynamische Hintergründe hat.

Mord. Bei der gerichtlichen Prüfung der Tatbestandsmerkmale des § 211 StGB kann der Arzt aus den verschiedensten Gründen als Sachverständiger gehört werden. Zunächst ist es ja Aufgabe der gerichtlichen Sektion (vgl. S. 150), neben der Todesursache den Tathergang objektiv zu rekonstruieren. Aus den Spuren der Gewalteinwirkung am Körper des Opfers läßt sich vielfach die Art und Reihenfolge der Einwirkungen des Täters, ihre Zahl und Heftigkeit, die Stellung von Täter und Opfer zueinander, Flucht und Gegenwehr ablesen; es können Rückschlüsse auf das Tatwerkzeug, die Überlebenszeit und Handlungsfähigkeit gezogen werden. Alles das wird auch dann von Bedeutung sein, wenn es um das Merkmal der Heimtücke oder das der Grausamkeit geht. Grausam ist eine Tötung dann, wenn sie schwere Leiden körperlicher oder seelischer Art hervorruft, sei es durch die Stärke oder durch die Dauer der Handlung (RGSt 76, 299). »Leiden« heißt, daß das Opfer die Einwirkungen des Täters empfinden können muß, es muß also noch (nach der ersten Einwirkung) bei Bewußtsein sein. – Heimtückisch ist Ausnutzung der Arglosigkeit des Opfers; aus der Lokalisation der Verletzungen kann u.U. ein Angriff von hinten erschlossen werden.

Selbstmord. Die epidemiologische Forschung hat gezeigt, daß suizidale Todesfälle in den meisten zivilisierten Ländern an die 2. Stelle der altersspezifischen Todesursachenstatistik für das 15.–44. Lebensjahr gerückt sind. Nach einer WHO-Analyse sterben jährlich im Durchschnitt 18 von 100 000 Einwohnern durch Selbst-Tötung (in Berlin 34, in den USA 10); in der Bundesrepublik wurden 1975–80 durchschnittlich 13 400 Fälle im Jahr registriert. – Unter den Methoden rangieren heute die Vergiftungen an erster Stelle, je nach den örtlichen Gegebenheiten gefolgt von Erhängen, Erschießen, Ertränken usw. Über die Sonderstellung des Suizidversuchs (häufig Demonstrationscharakter) ist viel geschrieben worden; immerhin fand man an einem großen Material in Zürich, daß rund die Hälfte aller Selbstmörder binnen drei Monaten nach einem mißlungenen Versuch gestorben war; das Verhältnis gelungener zu versuchten S. schwankt sonst zwischen 1 : 1,3 (BRD) und 1 : 120 (Teenager in USA). Der Suizid ist bei Männern häufiger als bei Frauen (2 : 1), bei alten Menschen häufiger als bei den mittleren Jahrgängen. Das *Motiv* ist nur ganz selten zwingend (»Bilanzselbstmord«) aus Umständen oder Krankheit abzuleiten; in letzterer Beziehung handelt es sich häufiger um hypochondrische Reaktionen. Die (endogene oder reaktive) Depression, auch schizophrene Entwicklungen, spielen eine doch recht beachtliche Rolle (Suizid als abnorme Erlebnisreaktion). Als Richtzahl wird ein Anteil von 60% Depressiven bei Selbstmordhandlungen genannt, wobei der gelungene Selbstmord mehr für die endogene, der Selbstmordversuch für die reaktive Depression typisch sei. Einige Rauschdrogen, z.B. Halluzinogene, können direkt zu Selbstmordhandlungen Anlaß geben (»Horror-Trips«). Suizidträchtig sind sicher auch drogenbedingte Persönlichkeitsveränderungen im Sinne zunehmender Selbstwertzweifel im Rahmen der sozialen Konfliktsituation. Im übrigen handelt es sich weitaus überwiegend um Kurzschlußhandlungen, die durch oft bagatellöse Ehe- und Familienstreitigkeiten, Liebeskummer etc. ausgelöst und im Fall des Mißlingens oft schon nach kurzer Zeit von den Betreffenden selbst nicht mehr verstanden werden. Man kennt ferner den Fluchtselbstmord, um einer ausweglosen Situation zu entrinnen, und den demonstrativen Selbstmord, auch aus politischer Motivation. Viel häufiger jedoch nimmt die aggressive Komponente der Handlung Bezug auf persönliche Umstände. Das gilt besonders für Jugendliche (bei uns 1% aller Todesfälle zwischen dem 5. und 15. sowie 12% derjenigen zwischen dem 15. und 25. Lebensjahr. Die zweithäufigste Todesursache nach den Unfällen!). Schon ein kurzes Trostgespräch könnte oft den Kurzschluß lösen.

Selbstmord ist (im Gegensatz zu mittelalterlichen Rechten) straflos, während Anstiftung zum S. unter der Voraussetzung als Tötung unter »mittelbarer Täterschaft« belangt werden kann, daß ein unzurechnungsfähiges Opfer nur durch den Täterwillen zum S. bestimmt oder jemand durch Versetzen in eine Zwangslage oder einen Motivirrtum zum S. getrieben wird. Beihilfe zum S. oder Nichtabwendung des Erfolges müßten theoretisch, da S. selbst ja straflos ist, ebenfalls straflos geschehen können. Trotzdem wird in vielen Fällen das Wissen um die mangelnde Stichhaltigkeit der Motivation ohne weiteres eine sittliche Pflicht des Zuschauers dahin begründen, daß er das Handeln des Verzweifelten weder fördern noch tatenlos hinnehmen darf. Dementsprechend sind auch, je nach Lage des Falles, obergerichtliche Entscheidungen dahin ergangen, daß Tötung auf Verlangen, unterlassene Hilfeleistung (§ 330 c StGB) oder fahrlässige Tötung angenommen wurde. Überlebt der Täter in Fällen von gemeinsamem oder »erweitertem« Suizid, so wird er meist milder bestraft, wenn der Tötungsversuch bezüglich der eigenen Person ernsthaft war.

Die **Differentialdiagnose** von Selbstmord, Fremdtötung und Unglücksfall aus den an der Leiche und am Tatort gegebenen Merkmalen ist grundsätzlich eine schwierige Aufgabe, welche aufmerksame Zusammenarbeit von Arzt und Polizei erfordert. Auf die allgemeinen kriminologischen Charakteristika, die Selbstmord und Mord unterscheiden (vgl. S. 169), kann man sich im konkreten Fall nicht verlassen, weil zu viele Ausnahmen vorkommen und in beiden Richtungen (Dissimulation und Vortäuschung eines Suizids) mit bewußten Täuschungsmanövern zu rechnen ist. In den folgenden Kapiteln sind jeweils die wichtigsten Gesichtspunkte besprochen.

I. Mechanische Insulte

1. Schnitt-, Stich- und Hiebverletzungen

Diese Verletzungsarten haben als gemeinsames Charakteristikum die scharfe Zusammenhangstrennung der Gewebe und die Verursachung einer Blutung.

Die **Schnittwunde** ist glattrandig, ihre Länge größer als die Tiefe; bei stumpfen bzw. schartigen Werkzeugen sind die Ränder gezackt. Bei senkrechter Einwirkung ist das Profil der Wunde keilförmig, bei schrägem Ansetzen überdeckt der in der Einwirkungsrichtung liegende Wundrand lappenförmig den anderen. Bei einmaligem Zuschneiden finden sich spitz zulaufende Wundwinkel; Doppelungen und seitliche Zipfel beweisen mehrfache Schnittführung. Infolge Retraktion der Wundränder können Schnittwunden, besonders am Halse, erheblich klaffen. Am Kopf wäre Verwechslung mit linearen Platzwunden möglich (Unterscheidungsmerkmale vgl. S. 171).

Die häufigste Todesursache bei Schnittverletzungen ist die **Verblutung**. Ob ein Blutverlust tödlich wirkt, hängt ab

1. von der verlorenen Blutmenge,
2. von der Schnelligkeit, mit der das Blut ausfließt,
3. vom Kräftezustand des betroffenen Individuums.

Der Verlust von 70% der gesamten Blutmenge ist immer tödlich; kranke und geschwächte Personen, Säuglinge, sterben oft schon bei Verlusten von weniger als einem Drittel der Gesamtmenge. Den höchsten Grad der Ausblutung findet man bei langsamer innerer Verblutung (Tubarruptur, Lungenstich etc.); die hier in den Körperhöhlen gefundenen Blutmengen belaufen sich bei Erwachsenen auf 1,5 bis 2,5 Liter.

Die Diagnose des *akuten Verblutungstodes* ist zu stellen aus: Der Art der Verletzung (Arteriendurchtrennung?), der Menge des ausgetretenen Blutes und (oder) dem Grad der Anämie. Bei weitgehender Ausblutung zeigen die parenchymatösen Organe ihre Eigenfarbe, die Herzhöhlen sind leer, die Totenflecken sind blaß und spärlich. Typisch sind ferner subendokardiale Ekchymo-

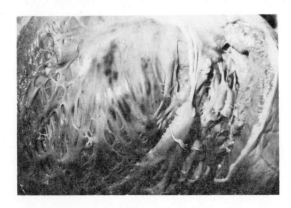

Abb. 20: Sog. Verblutungsblutungen, subendocardial, im Septumbereich der linken Kammer.

sen. Sie sind nicht spezifisch für Verblutung, fehlen bei dieser aber nur selten (Abb. 20). Durch reaktives Einströmen von Gewebsflüssigkeit kommt es zur Verdünnung des Blutes (Hydrämie), nachweisbar am besten im rechten Herzen (Anwachsen des Plasmaanteils von 55 auf 70 bis 85%). – Bei langsamem Blutverlust Schocksymptomatik (vgl. Seite 186). Als weitere (konkurrierende oder – selten – alleinige) Todesursachen können, besonders bei Schnittverletzungen des Halses, Luftembolie und Blutaspiration auftreten. Bezüglich Transfusionszwischenfällen vgl. Seite 111.

Mord oder Selbstmord. Der Selbstmörder wählt Stellen, an denen er größere Schlagadern zu treffen glaubt: Gelenkbeugen und Hals. Erfahrungsgemäß wird bei Pulsaderschnitten von Laien die A. radialis meist nicht getroffen. Charakteristisch für Selbstmord sind deshalb mehrere, oft zahlreiche, parallele Schnitte an einer oder mehreren Stellen, besonders den Handgelenksbeugen; von diesen verlaufen meist etliche oberflächlich (sog. Probierschnitte). (Abb. 21).

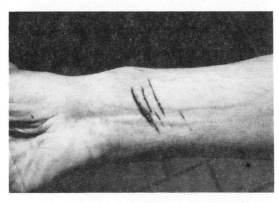

Abb. 21: Sog. Probierschnitte an der Handgelenksbeuge eines Selbstmörders; letztliche Todesursache Kopfschuß.

Für Mord spricht vor allem das Vorhandensein von *Abwehrverletzungen* an den Händen: diese finden sich an der Handfläche, wenn in das Messer gegriffen wurde (aktive A.); am Handrücken, wenn die Hände schützend um den Hals gelegt wurden (passive A.), oder auch an den Unterarmen. Mehrfach bis auf die Wirbelsäule reichende Schnitte mit Karotisdurchtrennung (alsbaldige Handlungsunfähigkeit!) beweisen die Tötung durch fremde Hand. Der Tatbestand ist manchmal auch noch am Skelett durch den Befund von Schnittrillen an den Wirbelkörpern nachweisbar.

Die **Stichwunde** hat glatte Ränder und meist spitz zulaufende Wundwinkel bei insgesamt schlitz- bis mandelförmiger Gestalt, ganz gleich ob sie durch ein rundes, ein- oder zweischneidiges Werkzeug verursacht wurde; bei drei- und mehrkantigen Werkzeugen kann sie drei- und mehrstrahlig sein. Bei Werkzeugen mit wenigstens einer Schneide entspricht die Wundrichtung der Achsenrichtung des Stiches; bei Werkzeugen mit rundem oder vielkantigem Querschnitt wird sie durch die Spaltbarkeitsrichtung der Haut bestimmt. Wird ein einschneidiges Messer beim Herausziehen gedreht (und *etwas* geschieht dies fast immer!), so entsteht ein *Schwalbenschwanz*-Winkel, welcher die Seite der Messerschneide markiert (vgl. Abb. 22) und in extremen Fällen wie zwei Einzelstiche aussehen kann.

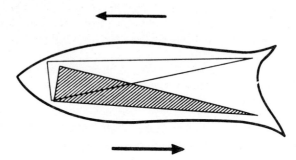

Abb. 22: Die Schwalbenschwanzbildung kennzeichnet den Wundwinkel der Messerschneide, wenn sich die Achsenstellung beim Herausziehen ändert.

Pathomechanik. Die Diagnose des verletzenden Werkzeuges ist schon hinsichtlich des verwendeten Waffentyps schwierig. Auch die oft verlangte *Bestimmung der Klingenbreite* des Tatmessers ist im allgemeinen nicht möglich, da 1) die Länge des Einstiches infolge der Hautelastizität kleiner sein kann als die Breite des Werkzeugs, 2) das Werkzeug beim Einstechen oder Herausziehen in Richtung der Schneide bewegt und damit die Wunde verbreitert werden kann.

Somit besteht im Grunde nur die Möglichkeit, ein bestimmtes Werkzeug als in Frage kommend oder ausgeschlossen zu bezeichnen, je nachdem seine Klingenbreite kleiner oder größer als die Wundlänge ist. Das gleiche gilt für die *Bestimmung der Klingenlänge*: Der Stichkanal ist oft länger als die verwendete Klinge, da die Weichteile (auch der Thorax) bei wuchtigem Stoß komprimiert werden; andererseits braucht die Klinge auch nicht in ganzer Länge in den Körper eingedrungen zu sein. Selten findet man als Hautvertrocknung um den Stichwundenrand eine Abformung des Messerheftes. Im Gegensatz zu der unklaren Hautwunde kann die Form des Stichwerkzeuges am *Knochen*, besonders am Schädel, deutlich wiedergefunden und zur Identifizierung der Tatwaffe verwendet werden; letzteres besonders dann, wenn die Spitze des Werkzeuges abgebrochen und steckengeblieben ist. Bei Durchstechen der Rippenknorpel können gelegentlich Schartenspuren entstehen (Abb. 23).

Die **Todesursache** bei Stichverletzungen ist ebenfalls in erster Linie die *Verblutung*, nach außen oder (meist) nach innen; bei Herzstichen kann es zur *Herzbeuteltamponade* (Herzlähmung durch mechanische Aktionsbehinderung) kommen. Auch Herz- und Schädelstiche können noch um Stunden, ja Tage überlebt werden und schließen Handlungsfähigkeit nach Erhalt der Verletzung keineswegs aus.

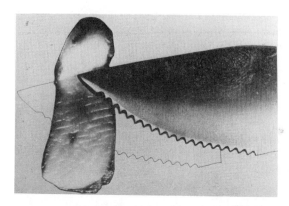

Abb. 23: Entstehung von Schartenspuren im Rippenknorpel (Aufnahme Dr. Bonte).

Selbstmord oder Tötung durch fremde Hand. Stichverletzungen entstehen meist als Leidenschaftsdelikt bei Raufereien. Der Selbstmörder wählt die zuvor entblößte Herzgegend. Ausnahmen kommen vor. Die Beibringung mehrerer, ja zahlreicher Stiche, meist an der gleichen Stelle, ist beim Suizid keine Seltenheit; die Wunden werden dabei wiederum parallel zueinander geordnet sein. Eine derartige »Stichelung« kommt auch bei Tötung durch fremde Hand vor, wenn auf das am Boden liegende Opfer blindlings eingestochen wird, doch wird hier eine regellose Verteilung der Verletzungen festzustellen sein. Rückenstiche, Mitdurchstechen der Kleidung sprechen für Mord.

Hiebverletzungen durch schneidende Werkzeuge (Beile, Säbel) besitzen glatte Ränder und spitze Wundwinkel wie Schnittverletzungen, jedoch ist bei keilförmigem Querschnitt des Werkzeuges gelegentlich eine leichte Abschürfung der Wundränder zu bemerken. Die Differentialdiagnose gegenüber linearen Platzwunden ist oft nicht leicht; sorgfältige Untersuchung des Wundgrundes (bei stumpfer Gewalt stehengebliebene Gewebsbrücken, Blutunterlaufung) und der Knochenverletzung ermöglicht jedoch die Unterscheidung. Letztere verläuft bei scharfen Hiebverletzungen gleichsinnig zur Richtung der Hautwunde und ist meist ebenfalls scharfrandig (vgl. Abb. 24).

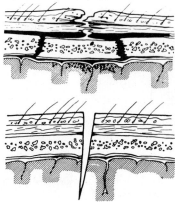

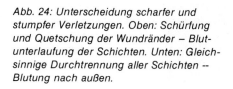

Abb. 24: Unterscheidung scharfer und stumpfer Verletzungen. Oben: Schürfung und Quetschung der Wundränder – Blutunterlaufung der Schichten. Unten: Gleichsinnige Durchtrennung aller Schichten -- Blutung nach außen.

Diagnose des verletzenden Werkzeuges:
Bei Hiebverletzungen können Schartenspuren im Knochen als feine Riffelung der Trennungsfläche zurückbleiben. Um eine fragliche Waffe, z.B. ein Beil, als Tatwerkzeug zu identifizieren, erzeugt man mit der (im gleichen Winkel angesetzten!) Schneide Vergleichsspuren in Plastilin. Diese werden bei seitlicher Beleuchtung ebenso wie die Knochenfläche fotografiert und die vergrößerten Fotogramme verglichen.
Hiebverletzungen sind in der Mehrzahl der Fälle durch fremde Hand beigebracht; es kommt aber auch vor, daß sich Selbstmörder diese unbequeme Tötungsart aussuchen. In solchen Fällen deutet wieder die Vielzahl parallel verlaufender, meist seichter Wunden in der Stirn- und Scheitelgegend auf den Tatbestand.

2. Verletzungen durch stumpfe Gewalt

a. Allgemeines

Man unterscheidet Verletzungen durch stumpfe oder stumpfkantige Gewalt
1. mit breiter Angriffsfläche,
2. mit umschriebener Angriffsfläche.

Hautabschürfungen = Excoriationen entstehen meist durch tangentiale, streifende Gewalteinwirkung. Aus der Strichrichtung abgescherter Epidermisreste kann man mitunter auf die Schleif- bzw. Anstoßrichtung schließen.

Diese Art der inkompletten Hautverletzung kann aber auch durch mehr senkrecht auftreffende Gewalt entstehen, welche im Moment des Auftreffens die Haut einwölbt, wobei die Epidermis zerstört wird. Sie ist oft mit intra- oder subcutaner Einblutung verbunden und kann auch als Prellmarke bezeichnet werden. Sie ist oft das einzige Kennzeichen für den Angriffspunkt einer Gewalteinwirkung (z.B. Anstoßstelle bei Verkehrsunfall); sie kann auch ein Abbild der Angriffsfläche eines Werkzeugs sein (Abb. 25). Sie ist daher stets nach Form, Ausdehnung und Lokalisation genau zu beschreiben, für Identifizierungszwecke mit Maßstab zu fotografieren. An der Leiche vertrocknet das von der Epidermis entblößte Corium

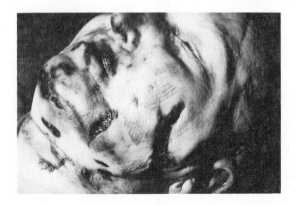

Abb. 25: Hautabschürfung in Form eines Profilsohlenabdrucks bei Tritt ins Gesicht (neben Messerstich-Verletzungen).

zu lederartig harten, dunkelbraunroten Flächen, und zwar in gleicher Weise bei vital und bei postmortal entstandenen Abschürfungen; eine Unterscheidung in dieser Beziehung wäre über den Nachweis vitaler Reaktionen zu treffen (vgl. S. 227).

Blutungen im Bereich der Haut entstehen durch Quetschung mit Zerreißung von Blutgefäßen an dieser Stelle (»Kontusion«) oder auch durch Blutinfiltration ausgehend von entfernter Quelle. Die Blutung (Hämatom) kann ferner *unter* der Haut oder *in* der Haut liegen. Wir haben somit zu unterscheiden:

Intracutanblutungen = meist in Gruppen stehende, punkt- oder kleinfleckförmige Unterblutungen der Epidermis oder dermale Einblutungen; sie erscheinen infolge ihrer oberflächlichen Lagerung distinkt, scharfrandig und kennzeichnen oft (anstelle einer Hautabschürfung oder in Verbindung mit einer solchen) den Ort einer umschriebenen (in der Regel heftigen) Gewalteinwirkung. Spontane (Petechial-) Blutungen auf diesem Niveau liegen mehr verstreut.

Subcutane Blutungen = Suffusionen, Blutunterlaufungen.

1) **direkte.** Sie sind das geläufigste Merkmal lokaler Druck-, Stoß- oder Schlagwirkung. In der Regel findet sich nur eine undeutlich geformte, unscharf begrenzte blaurötliche Hautfärbung.

Manche subcutane Blutung ist sofort nach ihrer Entstehung noch gar nicht von außen sichtbar, sondern erst nach Ablauf eines mehrstündigen Diffusionsprozesses; auch tiefer liegende Suffusionen dicker Hautpartien sind bei der Sektion nicht sichtbar und müssen durch Einschnitte nachgewiesen werden. Bei Verkehrsunfällen empfiehlt sich für die Auffindung von Anstoßstellen die Anlage von großen Suchschnitten über den Prädilektionsstellen. Die Ausdehnung eines Blutergusses hängt von der Intensität der Gewalteinwirkung, dem Gefäßreichtum und der Bindegewebsbeschaffenheit der getroffenen Stellen ab; in dem lockeren, grobmaschigen Bindegewebe der Augenlider und des Hodensackes z.B. entstehen schon bei geringfügiger Kontusion größere Sugillationen.

Die Form des Werkzeuges findet man nur selten wiedergegeben, z.B. als *Striemen bei Stockschlägen,* die bei rundem Querschnitt des Werkzeugs als Doppelstreifen zu imponieren pflegen (vgl. Abb. S. 68).

Durch tangentiale Verschiebung von Gewebspartien kommt es gern zur Abhebung der oberflächlicheren Schichten durch beträchtliche Blut- bzw. Lymphergüsse (sog. *Décollement*).

Quetschungsblutungen sind anfangs von einer durch das Wundoedem bedingten Schwellung begleitet, die nach 2–3 Tagen zurückgeht; nunmehr ist die Blutung auch vielfach transdermal an die Oberfläche gewandert, wo sie tiefblaurot und scharf begrenzt in Erscheinung tritt.

2) **indirekte** Suffusionen können von Knochenbrüchen ausgehend im lockeren Bindegewebe vorkriechen oder absacken. Am bekanntesten ist das Brillen- oder Monokelhämatom der Augenlider, das von Orbitaldachbrüchen ausgehend im retrobulbären Bindegewebe vordringt und 1–4 Stunden nach der Verletzung in Erscheinung tritt (Abb. 26).

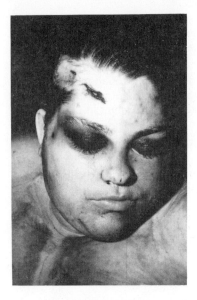

*Abb. 26: Stärker diffundiertes Brillenhäma-
tom bei ca. 2 stündigem Überleben nach
Schädelzertrümmerung durch Schläge mit
dem Beilrücken. Platzwunde über der rechten
Stirnseite.*

Seine Unterscheidung vom durch direkte Quetschung entstandenen Lidhäma-
tom (»blaues Auge«) ist dadurch möglich, daß dieses in frischer Form meist auf
die Subcutis der Lider beschränkt ist, während die indirekte Blutung sich auch
innerhalb des Septum palpebrale, also subconjunctival ausbreitet.

Verlauf: Durch Abbau des Blutfarbstoffs geht die Farbe des Hämatoms nach
etwa 6 Tagen ins Grünliche, nach 8 Tagen ins Gelbliche über; nach ungefähr
14 Tagen ist der Bluterguß resorbiert. Diese Verhältnisse sind aber sehr va-
riabel. Mikroskopisch sieht man Leukozytenemigration aus benachbarten Gefäßen im Panniculus adiposus und Oedem der Bindegewebsmaschen nach
1–4 Stunden; Ery-Zerfall, Hb-Diffusion, Phagozytose vom Rand her frühestens nach 20 Stunden, Einsprossen von Fibroblasten und Hämosiderinbil-
dung frühestens am 3.–4., meist erst vom 6.–9. Tag an, Hämatoidin nicht vor
dem 11. Tag.

Pathomechanik der Hautverletzungen durch stumpfe Gewalt:

Rißwunden entstehen indirekt durch Zug und Überdehnung des Gewebes.

Reicht die Gewalt nicht aus, um eine völlige Zusammenhangstrennung zu bewirken, so kommmt es durch Auseinanderweichen der elastischen Strukturen oft zu
der unvollkommenen Form striaeähnlicher *Dehnungsstreifen.* Rißwunden sind in
isolierter Form oft glattrandig, jedoch nur, was die eigentliche Dermis betrifft; das
subcutane Gewebe überragt die Trennkante der Lederhaut unregelmäßig, Lap-
penbildung ist häufig.

Quetschwunden entstehen durch starken Druck an kleiner Stelle; die Dermis
findet sich aufgelockert und unregelmäßig zu kleineren Rissen auseinander
gedrängt, oft ausgedünnt, jedenfalls eingebiutet.

Platzwunden entstehen besonders am Kopf, wenn die Haut über dem Knochen entsprechend der Spaltbarkeitsrichtung zum Platzen gebracht wird.

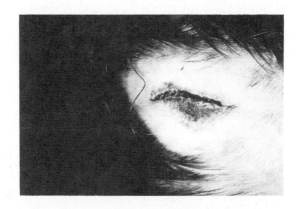

Abb. 27: Platzwunde der Kopfhaut mit geformter Hautabschürfung, welche einen Teil der Schlagfläche eines Maurerhammers wiedergibt.

Während Faustschläge ins Gesicht leicht zum Platzen der Haut über Jochbogen, Arcus superciliaris und im Lippenbereich führen, setzen Platzwunden über der Schädelkalotte Schläge mit einem harten Gegenstand oder den Aufschlag des Kopfes auf harter Unterlage voraus. Bei Verkantung der Schlagfläche eines Hammers oder Beilrückens können in Schlagrichtung abgewinkelte Einrisse der Wundwinkel (und Terassenbrüche des Schädelknochens; s.u.) entstehen. Je nach der Wucht des Schlages platzt nur die Haut auf oder auch die tieferen Schichten der »Kopfschwarte«. Nach der überwiegenden Orientierungsrichtung der Bindegewebszüge fallen die Wunden über der Scheitelhöhe meist einfach schlitzförmig (Abb. 27), über dem Hinterkopf vielfach mehrstrahlig bis sternförmig aus. Die durch Expansion der Pulvergase zwischen Haut und Knochen hervorgerufene Aufplatzung der Haut beim aufgesetzten Schuß (vgl. S. 199) ist in der Stirnmitte immer vierstrahlig in Form eines liegenden Kreuzes. – Schläge mit kantigem Werkzeug führen manchmal zu Haareinklemmungen in Depressionsbrüchen, was bei der chirurgischen Revision zu berücksichtigen ist. Ein solcher Befund an einer durch Fäulnis etc. skelettierten Leiche erlaubt den Schluß, daß eine Durchtrennung der Kopfschwarte vorgelegen hatte.

Differentialdiagnose gegenüber Verletzungen durch scharfe Gewalt: Hautwunden durch stumpfe Gewalt zeichnen sich durch unregelmäßige Zackung und Lappung der Wundränder aus; den Wundgrund sieht man von stehengebliebenen Gewebsbrücken durchzogen. Die Platz- und Quetschwunden lassen außerdem Abschürfung der Wundränder und Blutunterlaufung des gequetschten Gewebes erkennen.

Durch Verschiebung zersplitterter Knochen kann es auch an vom Ort der Gewalteinwirkung entfernter Stelle zur *Durchspießung* der Haut kommen, die Wundränder können auch hier Vertrocknungssäume zeigen. Nicht jede Hautwunde zeigt also eine äußere Einwirkung an dieser Stelle an.

b) Verletzungen innerer Organe

Die **Commotio thoracica bzw. abdominalis** bei heftigen Erschütterungen des Rumpfes kann zur Blutdrucksenkung durch Vagusreiz und zur Anämie der lebenswichtigen Zentren infolge mangelhaften Blutflusses zum Herzen führen (vgl. Goltzscher Klopfversuch). Das Gleiche gilt für Wirbelsäulen-Prellungen und den sog. Larynxschock bei Schlägen gegen den Hals.

Lungenquetschungen und -rupturen, meistens in Verbindung mit Serienfrakturen der Rippen, entstehen durch Kompression des Brustkorbes, oft verbunden mit traumatischem Emphysem. Durch Schleuderwirkung kann die Lunge am Hilus ganz oder teilweise abreißen, häufiger finden sich im Hilusbereich auch nur subpleurale Zerrungsblutungen. Bei Anspießung der Lungen sieht man oft sekundäre Blutaspirationsherde.

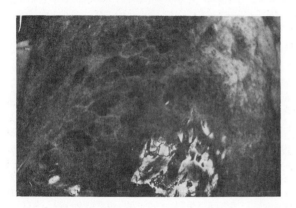

Abb. 28: Blutaspirationsherde an der Lungenoberfläche.

Die Unterscheidung von Quetschungsblutungen gegenüber Blutaspirationsherden ergibt sich daraus, daß letztere meist lobulär begrenzt sind; innerhalb eines an der Lungenoberfläche erscheinenden Aspirationsherdes sieht man die Interlobulärsepten als feine graue Linien, während Quetschungsblutungen ohne Rücksicht auf Läppchengrenzen dunkelrot und etwas vorgewölbt aussehen (Abb. 28). – *Klinisch* ist das Bild der Lungenkontusion meist durch das Hinzutreten eines (traumatischen) Oedems gekennzeichnet. Als Komplikation tritt vielfach ein Hämatothorax hinzu, dessen Umfang allerdings bei den gedeckten stumpfen Brustkorbtraumen meist geringer bleibt als bei penetrierenden Verletzungen. In ca. 15% der Fälle entwickelt sich auch ein *Pneumothorax*, den man bei der Sektion dadurch nachweist, daß man in den Seitenwinkel des abpräparierten Hautmuskellappens Wasser einfüllt und darunter in einen Zwischenrippenraum einsticht.

Multiple Rippen- und sogar Sternalfrakturen können, besonders bei älteren Patienten, durch Wiederbelebungsmaßnahmen (Herzmassage) entstehen. Die Unterblutung der angrenzenden Gewebe ist dann meist geringer ausgeprägt, aber doch vorhanden, sodaß in diesen Fällen die Differentialdiagnose vital – postmortal besonders schwer zu stellen ist.

Commotio und Contusio cordis können, auch bei nicht sehr groben Prellungen, sofort oder nach kurzem Intervall zu schweren Funktionsstörungen führen. Klinisch stehen pectanginöse Beschwerden im Vordergrund; das morphologische Bild umfaßt je nach der Überlebenszeit Gruppen von subepicardialen Punktblutungen oder auch größere Blutaustritte, frische venöse Thromben in Kranzgefäßen, Blutungen und Nekrosen als Folge einer traumatischen Durchblutungsstörung im Myocard, fallweise auch subendocardiale Blutungen. Zu beachten ist übrigens auch hier ggf., daß durch forcierte Herzmassage epicardiale Blutaustritte entstehen können.

Herzrupturen entstehen meist durch direkte Quetschung (mit oder ohne Sternalfraktur) oder infolge Schleuderwirkung. Zerrungsrisse als typische Decelerationsverletzung finden sich meist an der Herzbasis zwischen V. cava inf. und rechtem Vorhof. Die Unterscheidung der traumatischen Herzruptur von myomalazischen Spontanrupturen nach Coronarinfarkt ist besonders beim Kraftfahrunfall versicherungsmedizinisch wichtig und durch histologische Untersuchung des betroffenen Myocardanteils auch möglich.

Die Aortenruptur tritt am häufigsten ebenfalls als Decelerationsverletzung des nicht angegurteten Kraftfahrers beim Aufprall auf das Lenkrad auf, und zwar durch »Schaufeleffekt« der unteren Rundung beim Untergleiten desselben (vgl. Seite 191). Der traumatische Einriß der Aorta erfolgt immer in querer Richtung.

> Bei Sturz aus einiger Höhe treten häufig inkomplette Rupturen auf, die nur die Intima betreffen und oft multipel sind. Ist auch die Media gerissen, so entwickelt sich, unter Adventitia und Pleura vorkriechend, eine mantelförmige Blutung, die im Sinne der zweizeitigen Ruptur in die linke Pleurahöhle durchbrechen, aber auch über ein Aneurysma dissecans in ein längeres Intervall münden kann. Spontanrupturen kommen u.a. im Bereich luetischer und atheroskleröser Aneurysmen vor.

Die Milzruptur kann ein- oder zweizeitig erfolgen; Folge ist stets eine massive Bauchhöhlenblutung. Ursache sind zu 80% Verkehrsunfälle, zu je 10% Schläge oder Tritte und Sturz aus einiger Höhe.

Auch die **Leberruptur** ist am häufigsten Folge von Überfahrung oder Kfz.-Anprall. Die Einrisse betreffen vorwiegend den re. Lappen; man unterscheidet echte, subkapsuläre, zentrale und zweizeitige Rupturen. Die Blutung in die Bauchhöhle ist selten so stark, daß sie zum Tode führt, jedoch sind meist noch andere schwere Verletzungen vorhanden.

Als Verletzungsmechanismus kommt neben der direkten Kompression auch hier Zugwirkung infolge Schleuderung infrage. Charakteristisch für die Deceleration beim Fall auf Füße oder Gesäß sind Zerrungsblutungen am Kapselansatz der Ligamente.

Nierenrupturen werden ebenfalls am häufigsten auf Verkehrsunfälle zurückzuführen sein; sie führen zur Ausbildung erheblicher subcapsulärer, oder wenn die Kapsel mit eingerissen ist, retroperitonealer Hämatome. Die Risse verlaufen meist zum Hilus. Auch bei kleineren Rissen kommt es regelmäßig zur Hämaturie.

Darmrupturen finden sich beim stumpfen Bauchtrauma ganz überwiegend im Verlauf von Jejunum und Ileum und sind, besonders bei Fettleibigkeit, oft mit Mesenterialeinrissen verbunden. Sie haben als Ursache außer den auch hier dominierenden Straßenverkehrsunfällen häufiger Stoß und Tritt und kommen bei Schlägereien, durch landwirtschaftliche Unfälle und als Sportverletzung vor. Der Entstehungsmechanismus umfaßt Quetschung gegen Becken oder Wirbelsäule, Berstung durch Erhöhung des Binnendrucks und den Abriß. Letzterer kommt (selten) wieder als Dezelerationsverletzung vor und liegt an physiologisch oder durch Verwachsung fixierten Stellen. Bei inkompletten Darmrissen kann es noch nach Tagen zum plötzlichen Ausbruch einer Durchwanderungsperitonitis kommen.

An den **Geschlechtsorganen** sieht man praktisch am häufigsten die Hodenquetschung mit Hämatocele, oft gefolgt von Hodenatrophie mit Zeugungsunfähigkeit. Bei der Frau kommen stark blutende Vestibular- bzw. Vaginalrupturen als Coitusverletzungen vor.

c. Schädelhirntraumen

Die typische Folge von Stoß und Schlag gegen den Kopf ist zunächst das *subcutane Hämatom*, das infolge des großen Gefäßreichtums der Kopfhaut im Überlebensfall rasch anwächst und stärker hervortritt (Beule). Hiervon zu unterscheiden ist das sogen. Kopfschwartenhämatom, welches sich in dem lockeren Gewebe unter der Galea aponeurotica ausbreiten kann und zu einer mehr diffusen, weichen Schwellung führt.

Kopfschwartenhämatome gehen oft von Schädelbrüchen aus und lassen, wenn sie flächenhaft zwischen Galea und Periost der frakturierten Kalotte liegen, keine Lokalisation der Gewalteinwirkung zu. Wichtiger in dieser Beziehung sind bei der Sektion die kleineren, spaltförmigen Blutaustritte in dem straffen Gewebe zwischen Subcutis und Aponeurose (Abb. 29).

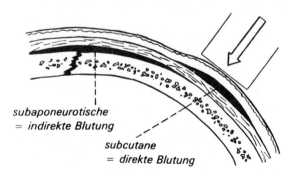

subaponeurotische
= indirekte Blutung

subcutane
= direkte Blutung

Abb. 29: Nachweis des primären Angriffspunktes der Gewalteinwirkung: Beweiskräftig ist nur die subcutane Unterblutung.

Pathomechanik der Schädelbrüche.

1) *Berstungsbrüche* verlaufen meridional vom Zentrum der Gewalteinwirkung aus; wird der Schädel als Hohlkugel in einem Durchmesser zusammengedrückt, so weicht er in der hierzu senkrecht stehenden Achse auseinander. Da aber die Druckfestigkeit des Knochens größer ist als die Zugfestigkeit, so reißt der Schädel in der Richtung der Gewalteinwirkung auseinander. Längsdruck erzeugt demnach Längsbruch, Querdruck Querbruch (vgl. auch Abb. 31 rechts).

2) *Biegungsbrüche* entstehen durch lokale Einbuchtung des Knochens und verlaufen äquatorial zur Stelle der Gewalteinwirkung als bogenförmige, oft konzentrisch-terrassenförmige Fissuren.

Meist findet man Biegungs- und Berstungssprünge kombiniert, so daß man bei Hiebverletzungen z.B. das Zentrum der Gewalteinwirkung von einigen Biegungsbrüchen umkreist sieht, welche ihrerseits von radiär auseinanderlaufenden Berstungssprüngen gekreuzt werden. Bezüglich der Reihenfolge mehrerer Einwirkungen vgl. Abb. 31 links.

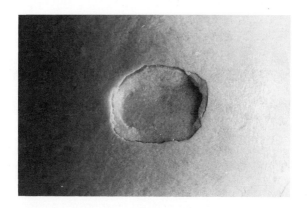

Abb. 30: Geformter Impressionsbruch der Schädelkalotte mit Teilabbildung der Schlagflächenkontur des verletzenden Werkzeugs (Hammer).

3) *Geformte Brüche* entstehen meist bei Schlag mit einem Werkzeug mit umschriebener Angriffsfläche bis zu etwa 16 cm² Größe. Die Begrenzung der Impression gibt oft die Umrisse der Schlagfläche wieder, woraus die Bedeutung dieser Verletzungen für die Identifizierung des Tatwerkzeuges hervorgeht (Abb. 30). Je nach der vollständigen oder teilweisen Loslösung des Bruchstückes spricht man von Lochbruch, Depressionsbruch oder Terrassenbruch. Letzterer entsteht bei Verkantung der Schlagfläche, wobei die Terrasse auf der Seite der Schlagrichtung zu finden ist. Meist ist die Tabula interna in größerem Umfang aufgesplittert als die T. externa. Die Wahrscheinlichkeit für die Entstehung eines Lochbruches ist um so größer, je größer die Geschwindigkeit und Masse des auftreffenden Gegenstandes und je kleiner und scharfkantiger dabei dessen Angriffsfläche ist. Die Abformung erfolgt auf der Haut oft besser als im Knochen.

4) *Schädelbasisbrüche* sind meist die Folge eines Berstungsmechanismus beim Aufschlagen des Kopfes auf eine harte Fläche. Beim Fall auf den Hinterkopf entsteht der typische Längsbruch (Abb. 31) bei seitlicher Kompression, z.B. beim Überfahren des Kopfes, ist das Bruchsystem frontal orientiert, manchmal in Form eines Scharnierbruchs.

Regel: Längsdruck erzeugt Längsbruch,
Querdurck erzeugt Querbruch!

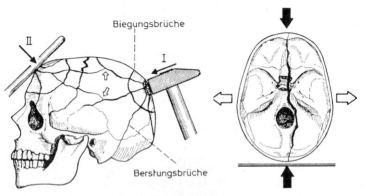

Abb. 31: Links: Priorität von Schädelbrüchen (Puppe'sche Regel): Die Sprünge des später entstandenen Systems enden dort, wo schon ein Sprung des primären Systems vorhanden war. Rechts: Diagnose der Stoß- (Druck-, Fall-) Richtung aus dem Verlauf der Schädelbasisbrüche: Verformung durch Druck verursacht quere Zugkräfte – Rißfraktur.

Die Basisbrüche kreuzen oft den Sellabereich, das Siebbein, eine oder beide Felsenbeinpyramiden (Blutung aus Nase und Ohr!), so daß mit hypophysären und Hirnnervenschädigungen zu rechnen ist. Die dünnen Orbitaldächer, aber auch die Lamina papyracea des Os ethmoides sind oft indirekt beteiligt (Brillenhämatom). Häufig ist eine Mitverletzung des Rachendachs (Keilbeinhöhle): Gefahr der Blutaspiration! – Ringbrüche der hinteren Schädelgrube, die in 5–10 cm Abstand, meist etwas exzentrisch, das Hinterhauptsloch umkreisen, können zwei Ursachen haben: 1. Stauchung der Schädelbasis gegen die Wirbelsäule, 2. Traktion durch Beschleunigung des Schädels in axialer Richtung scheitelwärts gegen die (durch Massenträgheit) fixierte WS. Beide Formen können als Dezelerationsverletzung auftreten, (1) z.B. beim Caudalsturz aus einiger Höhe, (2) beim Kfz-Aufprall im Haltegurt, wobei der Kopf gegen den fixierten Rumpf nach vorn gerissen wird; aber auch als Accelerationsverletzung, (1) z.B. bei Detonation unter dem Fußboden, (2) bei heftigem Stoß oder Schlag unter das Kinn. Der Entstehungsmechanismus kann röntgenologisch oder autoptisch aus der Dislokationsrichtung, aber auch aus der Schräge der Bruchkanten erschlossen werden: bei Stauchung konische Erweiterung eines Bruch»trichters« nach innen, bei Traktionsfrakturen nach außen.

Für die *Altersbestimmung* von Schädelbrüchen gilt, daß die Heilung je nach Breite der Fissur wesentlich länger dauert als bei Extremitätenfrakturen; der Spalt kann im Röntgenbild noch nach $1/2$ bis 1 Jahr nachweisbar sein. Bei Erwachsenen dauert die knöcherne Konsolidierung von Kalottenbrüchen ca. 1 Jahr; ist der Bruchspalt breiter als 2 mm, erfolgt (zunächst) nur bindegewebige Vernarbung und die Fraktur bleibt röntgenologisch jahrelang erkennbar. Viele, besonders basale Schädelbrüche werden klinisch übersehen, weil sie sich in der Übersichtsaufnahme nicht darstellen. Autoptisch findet sich beginnende Abrundung der Bruchkanten ab einer Überlebenszeit von etwa 4 Wochen.

Schädelbrüche, aber auch Kopftraumen ohne Knochenverletzung, können mit mehr oder weniger schweren Verletzungen des Schädelinhaltes einhergehen:

Das **epidurale Hämatom** ist immer traumatisch. Es entsteht meist durch Verletzung der A. meningica media in der Schläfen-Scheitelgegend. Die Dura bildet gleichzeitig das Endost und ist deshalb mit dem Knochen fest verbunden; auf diese Weise wird die Ausbreitung der Blutung eingedämmt, so daß es gewöhnlich erst nach einem freien Intervall von 3–24 Stunden zu Hirndrucksymptomen (Compressio cerebri) kommt. Das klinische Bild läßt im typischen Fall ein *Reizstadium* mit Kopfschmerz, Pupillenenge, Erbrechen, Pulsverlangsamung, motorischer Unruhe, Stauungspapille, und ein *Lähmungsstadium* mit Bewußtlosigkeit und Atemstörungen unterscheiden. Bei der Sektion findet man eine mehr oder weniger ausgedehnte Abhebung der Dura durch geronnene Blutmassen mit Eindellung und Verdrängung des Gehirns.

Die besondere praktische Bedeutung dieser Verläufe liegt darin, daß die Betroffenen oft das zugrundeliegende Trauma am Ende des Intervalls aus verschiedenem Motiv nicht zur Kenntnis ihrer (jetzt oft gewechselten) Umgebung bringen (wollen oder können). Die primären Reizerscheinungen werden dann u.U. für Vergiftungsfolgen gehalten. Tritt nun Bewußtseinstrübung hinzu, ist auch für den Arzt die Gefahr groß, unter dem Eindruck von Nebenerscheinungen (Alkoholgeruch, Erbrechen, verschmutzte Kleidung, Kommentar inkompetenter Marginalfiguren) die bequeme Fehldiagnose »Trunkenheit« zu stellen.

Merke: Bei Prüfung der Haftfähigkeit eines angeblich Betrunkenen in der »Ausnüchterungszelle« ist größte Vorsicht am Platz! *Bei effektiver Nichtansprechbarkeit* ist auch ohne nähere Diagnose *in jedem Fall Krankenhauseinweisung* indiziert: Handelt es sich »nur« um Alkoholwirkung, dann hat diese bereits Vergiftungsqualität und bedarf ärztlicher Behandlung (Intensivpflege mit Beatmung überbrückt auch an sich tödliche Blutalkoholkonzentrationen), erst recht natürlich bei Kombination mit Medikamenten- oder Drogeneinfluß; liegt eine Hirnhautblutung vor, so ist bekanntlich von der operativen Behandlung ebenfalls Lebensrettung zu erhoffen. Den Arzt, der sich schnellfertig der Laienmeinung: »– der soll nur seinen Rausch ausschlafen!« angeschlossen hat, trifft in solchen Fällen mit Recht der Vorwurf der Fahrlässigkeit.

Das subdurale Hämatom entsteht besonders nach Gewalteinwirkungen, die mit einer *Rotationsbeschleunigung* verbunden sind; hierbei führen Scherkräfte zum Abriß der Brückenvenen, die Blutung liegt bevorzugt über der Großhirn-Konvexität. Oft ist die Blutungsquelle auch ein Kontusionsherd mit Zerreißung der Arachnoidea und pialer Venen oder Aa.-Verzweigungen. Solche Blutungen sind immer traumatisch bedingt; man findet sie auch schon nach leichteren, gedeckten Traumen, meist aber in Verbindung mit Schädelbrüchen.

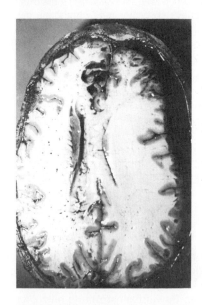

Abb. 32: Subdurales Hämatom mit Kompression und Verdrängung einer Hirnhälfte zur anderen Seite.

Der Ausriß kleiner Seitenzweige der A. cerebri media im Parietalbereich führt nach Krauland besonders bei Alkoholikern mit hepatogener Gerinnungsstörung und Hirnatrophie (dadurch größere Relativbeweglichkeit des Gehirns) zu umfänglicheren, rascher raumbeengenden Blutungen (Abb. 32). Der Inhalt solcher Hämatome schwankt je nach ihrer Entwicklungsdauer; schon bei 100 ml kann es bei rascher Blutung zur Hirndrucklähmung kommen. Sowohl venöse wie arterielle Blutungsquellen können auch thrombosieren und wieder abheilen, allerdings auch bei geringen Folgetraumen wieder nachbluten.

Bei mehreren schädigenden Ereignissen ist natürlich die *Altersbestimmung* der Blutung von entscheidender Wichtigkeit. Verflüssigung tritt nach ca. 1 Woche ein. Die Organisations- bzw. Abraum-Reaktion vom arachnoidalen Gewebe und (besonders) der Innenschicht der Dura aus beginnt um den 4.–5. Tag deutlich zu werden; dann findet sich auch Hämosiderin in den Makrophagen, extrazelluläres Hämatoidin meist erst viel später. Die schwere Löslichkeit des Hämosiderins kann dazu führen, daß Pigmentreste noch jahrelang nachweisbar bleiben. Im Organisat der Durainnenfläche finden sich vom 5. Tag an Kapillaren, nach 3–4 Wochen bindegewebige Abkapselung und sogen. Riesenkapillaren, aus denen es nachbluten kann. So können Konvexitätsblutungen offenbar auch chronischen Verlauf nehmen (Krauland), so daß die Differentialdiagnose gegenüber der sogen. Pachymeningitis hämorrhagica interna bzw. dem »idiopathischen« Hämatoma durae matris schwierig wird.

Subarachnoidale Blutungen markieren bei Translationstraumen, oft in Verbindung mit Rindenprellungsherden, Stoß- und Gegenstoßstelle. An der Konvexität sind sie meist filmartig dünn, an der Basis kann sich die Blutung bei Einriß kleiner Arterienzweige auch zum massiven Cisternenhämatom ausdehnen. Diese *basale Massenblutung* kommt gelegentlich sogar nach Bagatelltraumen, z.B. Faustschlägen ins Gesicht, vor und führt meist in kurzer Zeit zur Atemlähmung. Dabei können praeexistente Gefäßalterationen, z.B. Arteriosklerose, Aneurysmen eine mitwirkende Teilursache abgeben. Andererseits kommt sie aber auch spontan vor. Bieten Anamnese und Befund keinen Anhaltspunkt für ein Trauma (Kopfschwarten- und Gesichtshämatome, cerebrale Kontusionszeichen), so handelt es sich meist um ein spontan rupturiertes Basisgefäß-Aneurysma. Die Blutungsquelle ist oft schwer nachzuweisen. Die traumatischen Gefäßläsionen liegen meist im hinteren Basilaris- und Vertebralisgebiet. Auch bei Spontanblutungen ist manchmal der Ausgangspunkt der Blutung nicht zu finden (vgl. S. 156). Im Zweifel ist die überwiegende Wahrscheinlichkeit der Spontanblutungen zu berücksichtigen.

Die **Commotio cerebri** ist eine häufige aber nicht obligatorische, klinische Begleiterscheinung der Schädeltraumen.

Die Schwellenintensität der zu ihrer Auslösung erforderlichen Beschleunigung liegt bei sagittaler Stoßrichtung zwischen 50 und 100 g bei einer Einwirkungszeit von 2–4 Millisekunden. Es handelt sich um einen noch nicht näher geklärten, reversiblen Lähmungsmechanismus der corticalen Nervenzellen durch mechanische Irritation.

Das klinische Bild der Commotio mit meist nur kurzdauernder Bewußtlosigkeit und Amnesie, manchmal gefolgt von einer Phase der Benommenheit mit Orientierungs- und Merkfähigkeitsstörungen (amnestisches Syndrom), in der Regel von vegetativen Störungen mit Kopfschmerzen, Übelkeit und Erbrechen, Kollapsneigung hat keine anatomisch nachweisbare Grundlage.

Zwar können sich unabhängig oder mit zusätzlicher neurologischer Auswirkung Kontusionsblutungen finden, es besteht aber keine kausale Verbindung zwischen solchen Befunden und der klinischen Diagnose »Commotio«. So können Fälle mit erhaltener Handlungsfähigkeit bei der Sektion zuweilen schwerste cerebrale Veränderungen zeigen.

Einen gewissen Anhalt dafür, daß Bewußtlosigkeit bestand, bietet bei Schädelbasisbrüchen der Befund einer *Blutaspiration*, während Blutverschlucken für erhaltenes Bewußtsein spricht.

Beim **Boxen** treten häufiger schwere Hirnverletzungen auf, als gemeinhin angenommen wird. Nach Niederschlag anhaltende Bewußtlosigkeit ist öfters durch Entwicklung subduraler Hämatome begründet; in Todesfällen finden sich meist auch disseminierte Stammhirnblutungen. Bekannt ist die Entwicklung cerebraler Dauerschäden bis zur »Dementia pugilistica«.

184

Bei **Contusio cerebri** findet man je nach der Schwere des Falles *Rindenprellungsherde* an den Kuppen einzelner Gehirnwindungen, und zwar meist an der Stoß- und Contrecoupstelle sowie der Hirnbasis (Stirn-, Schläfen-, Hinterhauptspole). Die primärtraumatischen Rindenschäden treten bei *Translationstraumen* mit linearer Beschleunigung des beweglichen Schädels als Cavitations-Effekt durch Massenträgheit am Gegenpol häufiger und meist auch intensiver in Erscheinung. Besonders bei *Impressionstraumen* aufgrund höher beschleunigter, kleinflächiger Gewalteinwirkung werden ganze Rindenbezirke gequetscht und können blutig erweichen; nie vermißt man dabei ausgedehnte, besonders den Gefäßfurchen folgende, subarachnoidale Blutungen. In der weißen Substanz entstehen vielfach traumatische *Markblutungen*, meist in Form multipler, kleiner Blutungsherde von Stecknadelkopf- bis wenig über Erbsengröße (Abb. 33).

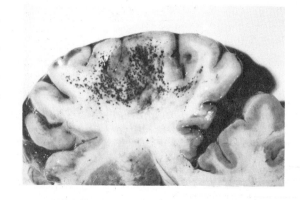

Abb. 33: Lokale Massierung traumatischer Markblutungen im Angriffsbereich stumpfer Gewalteinwirkung (um mehrere Stunden überlebt).

Begutachtungsfragen: Bei größeren Blutungen kann die Differentialdiagnose gegenüber einer Spontanapoplexie Schwierigkeiten machen; diese ist aber jedenfalls eine zentrale, solitäre Massenblutung im Gegensatz zu den traumatischen Markblutungen, die meist subcortical und praktisch nur im Schläfen-, manchmal auch im Stirnlappen auftreten und stets von multilokulären kleineren Rinden- und Markblutungen begleitet sind (vgl. Abb. 34). Manchmal dehnen sich diese subcorticalen Kontusionsblutungen bis in die Prädilektionsstellen der spontanen Massenblutungen aus.

In vielen Fällen schließt sich auch hier an die primäre Bewußtlosigkeit ein mehr oder weniger freies Intervall, manchmal sogar mit Handlungsfähigkeit an. Es handelt sich meist um ältere Leute, Alkoholiker, Gerinnungsstörungen. Liegt der Beginn der deletären Verschlechterung innerhalb der nächsten 48 Stunden und sind autoptisch außerdem primärtraumatische Läsionen nachweisbar, so spricht man von *posttraumatischer Frühapoplexie* (Peters) und ist berechtigt, die Kausalitätsfrage ohne Vorbehalt zu bejahen. Liegt die Massenblutung dagegen zentral und beträgt das Intervall bis zum Auftreten des apoplektischen Syndroms eine oder mehrere Wochen, so ist der Zusammenhang mit dem Trauma umso unwahrscheinlicher, je weniger primärtraumatische Schäden vorhanden waren. Die Möglichkeit einer solchen »Spätapoplexie« wird vor allem deshalb als wenig wahrscheinlich angesehen, weil normalerweise gedeckte zentrale Hirnverletzungen nicht zu Nachblutungen neigen.

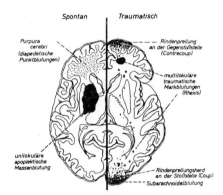

Abb. 34: Differentialdiagnose der Hirnblutungen. Merke: Purpura-Blutungen kommen auch als Sekundärfolge nach Brüchen der langen Röhrenknochen vor (Fettembolie oder Schock).

Für die Zusammenhangs-Begutachtung bei Mehrfachtraumen spielt wieder die histologische *Altersbestimmung* eine bedeutende Rolle. Die zelluläre Diapedese tritt am Rande von Hirnblutungen deutlich später in Erscheinung als bei Hautverletzungen; erst nach ca. 12 Stunden kann man mit der Nachweisbarkeit leukozytärer Emigration rechnen. Makrophagen treten hier in der charakteristischen Sonderform der Fettkörnchenzelle wohl kaum vor Ablauf von 3–8 Tagen in Erscheinung; sie können andererseits am Rande alter Erweichungsherde noch nach Jahren angetroffen werden. Bei Rindenprellungsherden dauert das Stadium der Blutung und Nekrose 1–5 Tage, das der Resorption und Organisation 6 Tage bis 6 Wochen. Als Endstadium hinterlassen abgeheilte Rindenblutungen (durch Blutfarbstoffabbauprodukte) gelbbraune, etwas eingesunkene Narben auf der Windungskuppe (Plaques jaunes, Schizogyrie).

Bei der **posttraumatischen Hirnpurpura** findet sich ebenso wie bei der Luft- und Fettembolie eine diffuse Verteilung der (meist sehr kleinen) Blutpunkte über das Markweiß der Hemisphären, mikroskopisch handelt es sich überwiegend um Ring-(Diapedese-)Blutungen, das Zentralgefäß enthält oft einen kleinen Fibrinthrombus oder Fettropfen.

Von diesen primären Folgen des Schädelhirntraumas abzugrenzen sind bei entsprechender Überlebenszeit charakteristische **Sekundärschäden am Gehirn,** die als zirkulatorische Hypoxieschäden durch Hirndruck infolge des posttraumatischen Oedems entstehen können. Anämische Erweichungen sind immer sekundär, wobei noch die Abgrenzung gegenüber spontanen (arteriosklerotischen, embolischen) Prozessen notwendig ist; An der Rinde finden sich die Primärschäden (Rindenprellungsherde) immer an der Windungskuppe, die Sekundärblutungen als hämorrhagische Erweichungen im Windungstal bei unveränderten Meningen und bevorzugt im Occipitalgebiet.

Sekundär-hämorrhagische Blutungen sind ferner oft in den Zentralganglien, im Ammonshorn und im N. dendatus des Kleinhirns lokalisiert. Im Hirnstamm sind primär traumatische Blutungen stecknadelkopf- bis linsengroß und schärfer begrenzt, sie liegen meist in den dorsalen Anteilen, sekundäre liegen mehr zentral und sind unscharf begrenzt.

Die Manifestationszeit von Mittelhirnschäden kann nur 2 Stunden betragen, anämische oder hämorrhagische Sekundärschäden in Balken, Uncus, Cortex, Putamen und Pallidum wurden nach 1 Tag, im Thalamus nach 7 Tagen Überlebenszeit gesehen (Peters, Adebahr, Schewe).

d) Todesursachen

Bei stumpfer Gewalt kommen in Frage: Atemlähmung, innere oder äußere Verblutung, Herzlähmung (bei Commotio cordis, Herzbeuteltamponade), Erstickung infolge Aspiration von Blut oder Erbrochenem, schließlich die verschiedenen Sekundärfolgen (Schock, Infektionen, Streß-Ulcus, Thromboembolie).

Als charakteristische Folge stumpfer Gewalteinwirkung, besonders bei Frakturen der Röhrenknochen, beobachtet man bei histologischer Untersuchung der Lungen fast stets eine **Fettembolie** (FE), die als ein wichtiges *Zeichen für die vitale Entstehung* der Verletzungen anzusehen ist.

Es gibt zwar in geringem Umfang auch nichttraumatische FE, z.B. bei Patienten mit hochgradiger Fettleber (Alkohol- u.a. Vergiftungen, Eklampsie, Diabetes) und bei Dekompressionsunfällen; weshalb im praktischen Fall die forensische Beweiskraft des Befundes zu erhärten ist. Ebenso wie FE nach orthopädischen Eingriffen vorkommt, ist zu bedenken, daß die extrathorakale Herzmassage im Zuge von Wiederbelebungsmaßnahmen noch postmortal zur FE führen kann, zumal dabei vielfach Rippenbrüche verursacht werden.

Das Fett erscheint in der Regel bereits wenige Sekunden nach dem Trauma im Lungenkreislauf. Sogar bei Flugzeugunglücken fand sich bei 80% der Opfer eine FE; sie fehlte praktisch nur bei Abriß der großen Gefäße oder Herzruptur.

Die FE kommt schließlich auch als (selten alleinige) *Todesursache* in Betracht. Das klinische sogenannte FE-Syndrom mit pulmonalen (Dyspnoe, Cyanose, Unruhe, Blutdruckabfall) und cerebralen (Tachykardie und Hyperthermie, Koma, Krämpfe, Paresen) Symptomen, beginnend meist ein bis zwei Tage nach dem Trauma, ist zwar pathogenetisch umstritten und durch andere Traumafolgen oft überlagert, für die forensische Inanspruchnahme einer FE als Todesursache aber ebenso wichtig wie der histochemische Nachweis einer hochgradigen Lungen- und Organ-FE. Nur bei schwerer pulmonaler FE kommt es auch zur cerebralen FE. Zu beachten ist, daß FE auch als iatrogene Komplikation nach Lymphographie auftreten kann.

Klinisch wichtiger als die meist latent bleibende FE ist der nach stumpfer Traumatisierung, besonders bei größeren Blutverlusten und Frakturen fast regelmäßig auftretende **Schock**.

Für den Arzt ist klar, daß die durch Hypovolämie, Hypotension und Hypoxie charakterisierte Kreislaufstörung gemeint ist, während der Sprachgebrauch der Laienwelt, leider auch publizistisch, mit diesem Wort psychische Alterationen meint (»er stand unter Schock«), die besser als Schreckreaktion bezeichnet würden.

Die *morphologische Schockdiagnostik* stützt sich auf folgende Befunde, die aber nicht immer vollständig ausgeprägt sein werden: Interstitielles Lungenoedem, oft zunächst herdförmig perivasal, bei vermehrtem Auftreten von Megakaryozyten in den alveolären Kapillaren, dort auch Thrombozytenaggregate und Fibringerinnsel als Ausdruck der Mikrozirkulationsstörung; bei längerem Bestehen Entwicklung zur ausgeprägten Schocklunge mit hyalinen Membranen und schließlich zunehmender Bindegewebsproliferation. Schocknieren; hämorrhagische Erosionen der Magen- und Duodenalschleimhaut, petechiale Blutungen in Haut und Schleimhäuten.

Das sog. Mikroemboliesyndrom im Rahmen des klinischen Bildes der Verbrauchskoagulopathie, im Detail also der aus Plättchen und Fibrin bestehende hyaline Thrombus in den Kapillaren des Manifestationsorgans ist das eigentliche pathologisch-anatomische Äquivalent der klinischen Schockdiagnose. Die Befunde wechseln u.a. nach dem Zeitpunkt des Todeseintritts; in den Frühfällen zeigen Lunge und Leber die deutlichste Manifestation (Mikrothromben finden sich am häufigsten nach einer Schockdauer von 10–24 Stunden), während in späteren Stadien das Bild der *Schockniere* mit glomerulärem Kollaps, Weitstellung der Tubuli und interstitiellem Oedem in den Vordergrund tritt. Eine Aussage zur Schockdauer ist aufgrund der wechselnden Befunde (z.B. Entwicklung herdförmiger Lebernekrosen, Fortschreitungsgrad der Schocklunge) möglich. Der *posttraumatischen Hirnpurpura* unter dem klinischen Bild der Fettembolie liegen ebenfalls Mikrothrombosen im Zentrum von Ringblutungen zugrunde.

Zermalmung von Muskulatur bei Überfahren oder Verschüttung kann ein sogenanntes *Crush-Syndrom* nach sich ziehen: Myolyse in den nekrotischen Gewebspartien führt zu Myoglobinämie mit Nieren- und Kreislaufschädigung durch toxische Zerfallsprodukte.

e) Sonderfälle

Sturz oder Schlag?

Beim *Fall auf die Füße* entstehen bevorzugt Brüche des Calcaneus, des Tibiakopfes, des Schenkelhalses, Kompressionsfrakturen der Wirbel, Ringbrüche der Schädelbasis, ferner Zerrungsblutungen an Lungenwurzel und Leberligamenten, komplette oder Intimarisse der Aorta und im Vorhofsbereich des Herzens.

Beim flachen Aufschlagen des Körpers können Hautverletzungen ebenfalls fehlen; dafür finden sich flächenhaft epifasziale Blutungen zwischen Haut und Muskulatur, oft Rippenbrüche, Organrupturen, Gefäßrisse (auch beim Aufschlag auf eine Wasseroberfläche möglich). Der Tod durch *Sprung in die Tiefe* ist eine nicht ganz seltene Selbstmordart, jedoch wurden auch schon Morde durch Hinabstoßen, z.B. bei Bergtouren, beobachtet. Eine Unterscheidung aufgrund des anatomischen Befundes ist praktisch nicht möglich, es sei denn, daß das Opfer zuvor gewürgt oder ihm typische Verletzungen (Schuß, Stich) beigebracht wurden.

Beim Sturz mit *Aufschlagen des Kopfes* auf ebenem Boden wird man nur *eine* Hautwunde an den seitlichen, vorderen oder hinteren Teilen des Schädels erwarten, die am meisten prominent sind (Hutkrempenregel, vgl. Abb. 35);

mehrere, insbesondere in der Scheitelregion gelegene oder zerstreute Verletzungen sprechen für vorangegangene Schläge, es sei denn, ein Schotterbelag oder mehrfaches Aufschlagen (Treppensturz) könnten den Befund erklären. In gleicher Weise entstehen durch Sturz am Schädelknochen hauptsächlich Berstungssprünge (Globusbruchform), während nach Schlägen gegen den Kopf mit einem Werkzeug eher geformte Brüche vorkommen. Normalerweise wird der Betroffene bei unfallmäßigen Stürzen den Kopf durch Muskelanspannung und Abwehrbewegungen der obe'en Extremitäten schützen, wofür z.B. Ellenbogenprellungen, Handgelenksbrüche etc. sprechen könnten; hemmungsloses Aufschlagen mit dem Kopf erweckt den Verdacht einer Bewußtseinsstörung, wobei auch Alkoholwirkung infrage kommt.

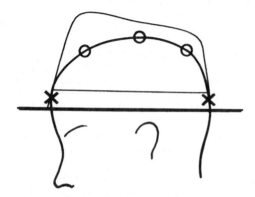

Abb. 35: Hutkrempen-Regel: x = Sturzverletzung, o = Hiebwunden.

Sehr häufig sind natürlich *Schlag und Sturz* kombiniert, wobei meistens das Aufschlagen mit dem Kopf die größere Verletzung hervorbringt. Ein Faustschlag unter das Kinn etwa hinterläßt in der Regel nur eine geringfügige subcutane Einblutung, der Fall auf den Hinterkopf dagegen meist eine Platzwunde, oft einen Schädelbasisbruch und Hirnquetschungen an Stoß- und Gegenstoßstelle, Hirnhautblutungen. Manchmal packt der Täter das bereits wehrlose Opfer und schlägt dessen Kopf noch mehrfach auf den Boden. Da aus solchem Handeln eher ein Tötungsvorsatz abzuleiten ist, wird es später meist abgestritten und die Rekonstruktion des Tathergangs muß sich auf die ärztliche Befunderhebung (*mehrere* Platzwunden, Quetschungsblutungen etc. auf umschriebener Fläche) stützen.

Der aggressive Impetus des Täters führt nicht selten dazu, daß dem niedergeschlagenen Opfer auch noch *Fußtritte* versetzt werden. Je nach der Beschaffenheit des Schuhwerks können hierbei (am Kopf) erhebliche Quetsch- und Platzwunden, Impressionsfrakturen und auch sonst tiefgreifende Quetschungen, Organrupturen etc. verursacht werden. Der anatomische Nachweis ist mit der nötigen Sicherheit meist nur dann möglich, wenn geformte Abschürfungen, Profilsohlen-Abdrücke etc. als »Werkzeug«spuren vorhanden sind (vgl. Abb. 25).

Bißverletzungen

Durch *Tierbisse* entstehen Rißquetschwunden, welche oft die Form des Gebisses wiedergeben; dieser Umstand kann zur Identifizierung des betreffenden Tieres (Hund) verwertet werden (Schadenersatz!). Abgesehen davon, daß ausgedehnte Zerfleischungen, besonders bei Kindern, durch Blutverlust zum Tode führen können, sind Bißverletzungen durch gefährliche Wundinfektionen ausgezeichnet, wobei die Lyssa nur eine untergeordnete Rolle spielt.

Auch die Tötung von Erwachsenen, meist älteren Personen, durch freilaufende Hunde (infrage kommen besonders Schäferhunde und Doggen) ist wiederholt vorgekommen. Wendet sich die, oft zunächst nur angebellte oder angesprungene Person zur Flucht, so erwachen in den Tieren u.U. Jagdinstinkte; stürzt der Betroffene zu Boden, scheint die vorhandene Tötungshemmung gegen den Menschen, der mit der aufrechten Haltung (und dem Zeigen von Angst) seine Alpharolle einbüßt, verloren zu gehen. Da von der Leiche oft die Kleidung teilweise heruntergerissen ist und sich die Verletzungen auf die Halsgegend konzentriert finden können, andererseits manchmal auch das Genitale (nachträglich) angegangen wurde, ist bei der Auffindung des Opfers schon fälschlich an Lustmord gedacht worden. Die Fangzähne des Gebisses hinterlassen schlitzförmige »Einstiche«; beim Abreißen von Weichteilpartien entstehen u.U. großflächige Rißwunden mit glatten Rändern, wodurch es schon zur Verwechslung mit Schnitten gekommen ist.

Menschenbisse findet man bei Sexualverbrechen (Brüste) und Raufhändeln (Nase, Ohren, Finger), auch als Tatortspuren in angebissenen Lebensmitteln.

Zum Vergleich kann man den Tatverdächtigen in eine fingerdicke Plastilinscheibe beißen lassen. Tat- und Vergleichsspur werden im gleichen Maßstab fotografiert und die eine Aufnahme als Diapositiv über der anderen bis zur Konturendeckung verschoben. In der Regel läßt die Kriminalpolizei allerdings einen zahnärztlichen Gebißabdruck herstellen. Da ähnliche Form einzelner Zähne, und zwar auch, was Stellungsanomalien betrifft, bei verschiedenen Individuen mit wechselnder Häufigkeit vorkommt, sind an den Übereinstimmungsbeweis hohe Anforderungen zu stellen (Konturdeckung von 4–5 nebeneinanderliegenden Eindrücken mit den entsprechenden Zähnen des Beschuldigten). Die Qualität der Bißspuren in Haut, wobei es sich ja meist um etwas unterblutete Excoriationen handelt, ist im kriminaltechnischen Sinne meist so schlecht, daß nur ein ungefährer Vergleich hinsichtlich Breite und Achsenstellung der Zähne möglich ist. Die Beurteilung des Beweiswertes in diesem Sinne übereinstimmender Normabweichungen erfordert odontologische Kenntnisse.

Eisenbahnüberfahrung

Es handelt sich meist um Selbstmord oder Unfall; aber auch nachträgliches Überfahrenlassen eines Bewußtlosen, Sterbenden oder einer Leiche, um Unfall oder Selbstmord vorzutäuschen, kommt vor. Beim Sturz aus schnellfahrenden Zügen wird der Körper oft unter die Waggons gewirbelt und in viel größerem Ausmaß zerrissen und zerstückelt, als man dies bei Lagerung auf den Schienen vor dem herannahenden Zug sieht; allerdings kommen auch Selbstmordfälle vor, in denen sich der Betreffende unter den Zug wirft oder ihm entgegenläuft. Wegen der stets unklaren Genese des Vorfalls ist die genaue Untersuchung solcher »Bahnleichen« eine wichtige Pflicht des Leichenschauers; nur zu leicht wendet sich der Untersucher mit Schaudern zu früh ab und schließt sich der üblichen Wahrscheinlichkeitsdiagnose »Selbstmord« oder »Unfall« an. Wir selbst erlebten im Lauf der Jahre 4 Mordfälle, bei denen die vom Täter herbeigeführte Zerstückelung zunächst eine Feststellung der primären Tatspuren verhindert hatte.

Deshalb ist der Nachweis der vitalen Reaktion an den Überfahrungsverletzungen besonders wichtig (vgl. auch S. 227). Da lokale Blutunterlaufungen auch noch in der frühpostmortalen Phase entstehen, kommt bei den Eisenbahnleichen der allgemeinen Ausblutung (das Herz schlägt auch nach der Dekapitation noch etwas weiter) und dem Nachweis subfaszialer Zerrungsblutungen an den Ansätzen der Halsmuskulatur besondere Bedeutung zu. In einem gewissen Prozentsatz der Fälle sind sogar Blutaspirationsherde in der Lunge zu finden. Auch Petechialblutungen in den Conjunctiven kommen vor, ohne daß ein Würgeakt vorlag!

Verkehrsunfälle mit Todesfolge

Die Aufklärung des Unfallherganges durch **Zeugenaussagen** ist manchmal recht problematisch oder gar nicht möglich. Abgesehen davon, daß Zeugen auf Grund eines gewissen Geltungsbedürfnisses, oft im Glauben an die Richtigkeit und überzeugt von der Wichtigkeit ihrer Aussagen, alle möglichen Details schildern, die sie selbst gar nicht wahrnehmen konnten, gibt es bekanntlich eine Fülle von Möglichkeiten zur fehlerhaften Perzeption von Vorgängen, zur nachträglichen Umwertung oder Überbewertung bestimmter Erinnerungsbilder, so daß die im guten Glauben gemachten Aussagen verschiedener Personen über denselben Vorgang weitgehend differieren können. Manchmal sind Unstimmigkeiten auch auf Konfabulation bei Gehirnerschütterung mit retrograder Amnesie zurückzuführen. Viele Unfälle haben ja auch keine Zeugen gehabt, sodaß lediglich die Angaben des, möglicherweise schuldigen, Kraftfahrers vorliegen; dabei kann es sich teilweise um Schutzbehauptungen handeln.

Leider werden bei uns die meisten Verkehrstoten überhaupt nicht seziert, sondern von den Staatsanwaltschaften mit der ebenso simplen wie unzuverlässigen Begründung freigegeben, daß ja an der Todesursache, nämlich dem Unfall, kein Zweifel bestehe. Diese Art zu entscheiden kann in zweierlei Hinsicht fehlgehen: Erstens könnte z. B. beim Herzinfarkt am Steuer und nur äußerlichen Verletzungen eine andere Todesursache vorliegen; auch infolge des Schrecks kann es nach einem Unfall ohne besondere Verletzungen zum plötzlichen coronaren Herzversagen kommen (vgl. S. 162). Zweitens ist die **Aufgabe der gerichtlichen Sektion beim Verkehrsunfall** ja nicht nur die Feststellung der Todesursache, sondern – besonders beim *Fußgängerunfall* – die **Rekonstruktion des Unfallherganges** aufgrund des Leichenbefundes. Dabei kommt es besonders darauf an, zumal beim tödlichen, zeugenlosen Fußgängerunfall auf nächtlicher Landstraße häufig wiederkehrende **Schutzbehauptungen** des unfallbeteiligten Kraftfahrers zu kontrollieren:

1. Das Opfer habe schon auf der Fahrbahn gelegen. Wenn das wahr ist, so ist natürlich zu fragen: Warum liegt jemand nachts auf der Fahrbahn? Am wenigsten

wahrscheinlich ist dabei die häufig geäußerte Vermutung, daß er wegen Trunkenheit zusammengebrochen und eingeschlafen sei. Infrage kommt dagegen ein vorangegangener anderer Unfall mit Fahrerflucht! 2. Das Opfer sei unvorhersehbar von der Seite her in die Fahrbahn gelaufen. 3. Das Opfer habe sich in Selbstmordabsicht vor die Räder geworfen. –

Das einzige Mittel zur objektiven Überprüfung, abgesehen von der meist unergiebigen Auswertung der Unfallspuren, ist die genaue und sachkundige Untersuchung der Leiche mit folgenden Fragestellungen: Wurde der Fußgänger angefahren oder überfahren oder beides? Aus welcher Richtung, mit welcher Geschwindigkeit? Lag er auf der Straße, weil er infolge Trunkenheit gestürzt oder durch einen vorangegangenen Unfall bewußtlos oder gar tot war? Ist er von hinten, von rechts oder links angefahren worden? Welcher Zeitabstand lag zwischen erstem und zweitem Unfallereignis; welches verursachte die tödlichen Verletzungen? Bei Fahrerflucht: Welcher Fahrzeugtyp kommt nach dem Verletzungsmuster infrage, sind an der Leiche Materialspuren des Unfallwagens vorhanden? – Bei Fahrzeuginsassen erhebt sich öfters die Frage der Sitzordnung (Alkohol!). Wer befand sich im Moment des Anpralls auf dem Fahrersitz? Welche Rolle spielten endogene oder accessorische Ursachen, wie Erkrankungen, Drogen, Medikamente?

Es folgt eine Darstellung der wichtigsten Aussagemöglichkeiten aufgrund der

Unfallverletzungen

a) Fahrzeuginsassen

Beim Aufprallunfall mit 50 km/h beträgt die Frontverkürzung meist etwa 0.60 m, der Körperanprall der Insassen folgt nach 40-70 msec, für den Schädel mit einer Verzögerung (Wucht) von etwa 330 g, wonach tödliche Verletzungen zu erwarten sind.

Ohne Haltegurt steht beim **Fahrer** in den meisten Fällen der Aufprall auf das Lenkrad im Vordergrund; 35% aller Kraftfahrer kommen bei Frontalkollisionen durch eine Aortenruptur an klassischer Stelle ums Leben (vgl. S. 177). Der untere Teil des Rumpfes wird durch Trägheitskräfte unter das Lenkrad gerissen, sodaß die untere Lenkradrundung mit einem Schaufeleffekt den unteren Teil der Brustkorbvorderwand mitsamt dem Mediastinalinhalt nach innen und cranialwärte preßt; dabei kommt es zur Deflektion des Arcus aortae (Voigt). Begleitverletzungen sind multiple Rippenbrüche in den vorderen Axillarlinien und eine Sternalfraktur meist zwischen 2. und 3. Rippe. Das Gesicht schlägt meist gegen die obere Lenkradrundung mit der Folge von Traktionsverletzungen der HWS. Bei Aufstauchung auf die Lenksäule treten häufig Herzrupturen auf. Einen wichtigen Hinweis können Mittelfußbrüche rechts durch Niedertreten des Bremspedals im Moment des Aufpralls abgeben. Auch die Schuhsohle kann Abdruckspuren des Pedals aufweisen und umgekehrt! – Beim **Beifahrer** finden sich häufiger Splitterverletzungen des Gesichts durch Aufprall gegen die Windschutzscheibe; beim Zerfall von Sicherheitsglas in polyedrische Bruchstücke ergibt sich oft ein charakteristisches Stanzmuster in der Haut. Durch einen Schereffekt beim Aufprall mit dem Kinn gibt es Abrisse zwischen Schädelbasis und Atlas, intrakraniell Brückenvenenläsionen. In einem Drittel der Fälle kommt es durch den Aufprall der Brustpartie gegen das Armaturenbrett auch beim Beifahrer zu Aorten- und Herzrupturen; auch Leber- und Milzrupturen kommen vor. Stoßen vorher die Knie gegen Instrumentenbalkon oder Spritzwand, so kommt es zu Patellar,- Kondylen-, Schaft- und Halsfrakturen des Femur, auch zu Luxationen und charakteristischen Beckenbrüchen (dashbord-Verletzung).

Mit Haltegurt werden alle diese Verletzungen bei Unfällen mit nicht zu hoher Geschwindigkeit vermieden oder doch modifiziert. Beim Zweipunkt-Gurt kam es früher gelegentlich zu Strangulationsverletzungen durch Untergleiten. Beim Dreipunkt-Gurt ist als Dezelerationsfolge das Schleudertrauma der Halswirbelsäule durch Hyperflexion zu gewärtigen. Jeder Haltegurt verursacht in der Haut oder durch Einblutungen der Subcutis ein charakteristisches Druckmuster (seat-belt-Syndrom), wobei links- oder rechtsseitiger Schlüsselbeinbruch die Fahrer- oder Beifahrerposition bezeichnen kann. Der Quer-(Becken-) Gurt verursacht öfters gedeckte Darmrupturen.

Bekannt ist ferner als typische Accelerationsverletzung beim Auffahrunfall von hinten das Peitschenschlag-(Whiplash)-Syndrom durch Hyperextension der HWS. Diese extreme Retroflexion des Kopfes führt übrigens auch zu Zerrungsblutungen in den Sternoclavicular-Ansätzen der Halsmuskeln und ist durch Einbau von Nackenstützen vermeidbar. – Bezüglich der Sitzordnung können sich auch aus der Verteilung von Blut- und Haarspuren im Fahrzeug Hinweise ergeben (vgl. S. 268ff.).

b) Fußgänger

Beim **Angefahrenwerden** von hinten ergibt sich nur beim flächigen Anstoß der Kleinbusse und Transporter mit ihrer einheitlichen Vertikalfront eine unmittelbare Kongruenz zwischen Karosserie-Elementen und Verletzungsmuster: Glassplitterverletzungen und Horizontalkontusion im Nacken, u.U. mit Genickbruch durch Einschlag des Kopfes in den unteren Teil der Windschutzscheibe, Abformung prominenter Leisten oder Spalten an Rücken und Gesäß, Stoßstangen-Verletzung knapp unter Kniekehlenhöhe. Bei allen Pkw-Anstößen erfolgt der Aufprall in oder kurz unterhalb des Körperschwerpunktes, das Becken als primäre Stoßzone wird in Fahrtrichtung beschleunigt, der Oberkörper aber entgegen der Stoßrichtung über die Kühlerhaube flektiert, wobei der Kopf mit etwa 1 1/2 facher Fahrzeuggeschwindigkeit aufschlägt. Die Kopfbeschleunigung liegt bei Anfahrgeschwindigkeiten von 10-14 m/sec bei 70-80 g und ist damit über doppelt so hoch wie beim Aufschlag auf die Straße nach dem Abwurf. Erfolgt der Anstoß weit unterhalb des Körperschwerpunktes, z.B. beim VW-Käfer, so werden die Beine hochgerissen und es kommt zum Aufschlag von Oberkörper und Beckenpartie gegen die Frontscheibe bzw. den seitlichen Rahmen. – Der Anstoß der Fahrzeugfront gegen Gesäß- oder Hüftpartie hinterläßt in bestimmter Höhe (Sohlenabstand messen!) oft charakteristisch geformte Abdrücke von Karosserieteilen, z.B. teilkreisförmige Excoriationen durch den Scheinwerferring. Die Anstoßstellen sind durch besonders ausgeprägte subcutane Zerquetschung des Binde- und Fettgewebes gekennzeichnet, oft in Form größerer blutgefüllter Ablederungshöhlen, in deren Tiefe man quergerissene Muskelpakete finden kann.

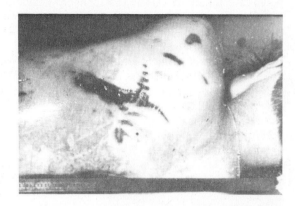

Abb. 36: Anstoßstelle mit Abformung der Kühlrippen vom Zylinderkopf eines Motorrades (Streifende Berührung des bereits liegenden Opfers eines vorangegangenen Anfahrunfalls).

Am Unterschenkel gibt die **Analyse der Knochenbruchform** fast regelmäßig den entscheidenden Hinweis auf die Anstoßrichtung: Der seitliche Stoß gegen den an beiden Enden fixierten Knochen (beim Standbein distal durch Bodenhaftung, proximal durch die Trägheit der Körpermasse) führt zum Herausbrechen eines annähernd dreieckigen Keiles, dessen Spitze der Richtung der Gewalteinwirkung entspricht (Messerer; Entstehungsmechanik s. Abb. 37. Gleichartige Brüche am Unterarm als »Parierfraktur«). Wichtig ist die genaue präparatorische Darstellung der spezifischen Bruchform, weil die grobe Dia-

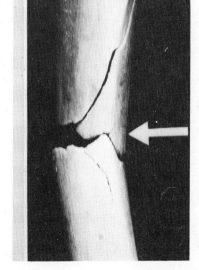

Abb. 37: Der Messererbruch als typische Stoßstangenverletzung: Entstehungsmechanismus: Durch die Biegung Zugbeanspruchung und Einriß auf der gegenüberliegenden Seite, gabelförmiges Ausweichen der Fraktur über dem verdichteten Bezirk. Hier: Linkes Schienbein, doppeltes Biegungsbruchsystem mit Stoßrichtung von hinten.

gnose eines keilförmigen Bruchstücks (oder seines Fehlens) zu Irrtümern führen kann. Zur Unterscheidung echter und falscher Keile dient der gebogene Verlauf der oft nur als feine Fissur nach Mazeration sichtbaren Bruchschenkel: Der echte Messererbruch hat konkave Kathetenform des Bruchdreiecks (Abb. 37).

An den **Schuhsohlen** können Kratzer durch das Wegschieben des belasteten Fußes über Rauhigkeiten der Fahrbahndecke im Moment des Anfahrens entstehen und ebenfalls eine Aussage über die Stellung des Fußgängers in diesem Zeitpunkt liefern (Abb. 38).

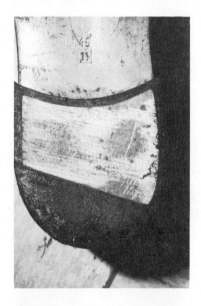

Abb. 38: Typische Kratzspuren an der Schuhsohle durch Wegschieben des belasteten Fußes beim seitlichen Anstoß durch ein Kraftfahrzeug.

Die **Überfahrung** des Brustkorbes verursacht mehrfache Reihenrippenbrüche, fast stets verbunden mit Herz- und Lungenrupturen, diejenige des Bauches besonders Leber- und Nierenzerreissungen, oft auch Einrisse der Bauchaorta und von Mesenterialgefäßen. Die Überrollung des Beckens hinterläßt meist Dehnungsteilrisse der Haut und Schambeinbrüche, die Überfahrung des Kopfes querverlaufende Scharnierbrüche der Schädelbasis und manchmal Rißwunden der Haut am Ohrmuschelansatz. Das Profilmuster der Reifen hinterläßt meist undeutliche Abdrücke in Form eines Negativbildes durch Hauteinblutungen im Bereich der Vertiefungen, während Reifenabdrücke auf der Kleidung in Form von Staubspuren das Positivbild wiedergeben.

So kann bei Fahrerflucht auch die gerichtsärztliche Untersuchung Hinweise für die Feststellung des Tatfahrzeugs liefern (vgl. z.B. Abb. 36). Eine Hauptrolle in dieser Hinsicht spielt die **Spurensicherung.** Der Vergleich von Profilabdrücken mit dem Reifenmuster des Unfallwagens ist eine gesonderte kriminaltechnische

Aufgabe, bei der Sektion müssen aber die betreffenden Spuren unter Beinahme eines Maßstabes fotografiert werden (die Entnahme des Hautstücks als Spurenträger ist weniger geeignet, weil sich die Haut elastisch kontrahiert und dadurch die Maßstäblichkeit des Abdrucks verloren geht). – Auch die physikalischchemische Auswertung abgesplitterter Lackteilchen in Verletzungen, die Analyse und der Nachweis von Paßstellen von Glassplittern, oder umgekehrt der Nachweis von Blutspuren, Organspritzern, Haaren und Kleiderfasern (Mikrospuren im Anstoß- und Aufgleitbereich) an Chassis und Karosserieteilen können zur Ermittlung des Tatfahrzeugs beitragen. Auf Spurenmaterial an der Leiche und in Verletzungen ist deshalb sorgfältig zu achten, insbesondere sollte die Kleidung von Verkehrsleichen nie voreilig vernichtet werden. – Grundsätzlich gehört zur vollständigen Begutachtung tödlicher Verkehrsunfälle auch die Besichtigung des beteiligten Fahrzeugs und womöglich der Unfallstelle; zumindest müssen mögliche Korrespondenzen zwischen Verletzungen und Karosserieteilen nach Form, metrischem Bezug und Anstoßdynamik geprüft werden.

II. Schußverletzungen

1. Waffengesetz; Schußwaffen und Munition

Nach § 28 des WG in der Fassung vom 31.5.1978 ist der *Erwerb* von Schußwaffen und Munition an behördliche Erlaubnis gebunden (Waffenbesitzkarte und Munitionserwerbschein); unabhängig davon ist das (Mit-) *Führen* einer Schußwaffe an die Erteilung eines Waffenscheins gebunden (Ausnahme: befugte Jagdausübung).

Zu den zahlreichen *Waffentypen* sei hier nur Folgendes erwähnt: Es gibt Kurz- und Langwaffen (Faustfeuerwaffen und Gewehre).Bei den Faustfeuerwaffen unterscheidet man *Revolver* mit getrenntem Lauf und Patronenlager in drehbarer Trommel, bei denen abgeschossene Hülsen nicht ausgeworfen werden, von *Pistolen,* bei denen meistens (Selbstlade-P.) die Schußabgabe einen Rückholvorgang des Verschlußstücks mit Hülsenauswurf und Nachladung einer neuen Patrone aus dem Griff-Magazin bewirkt. – *Jagdgewehre* besitzen meistens 2 oder 3 Läufe für Kugel- u. (oder) Schrotpatronen; der gezogene »Büchs«-Lauf dient für den Kugelschuß, der »Flinten«-Lauf mit glatter Innenfläche und größerem Kaliber für den Schrotschuß. Am häufigsten begegnet der »normale Drilling« mit zwei Flinten- und einem Büchs-Lauf.

Bei den *Geschossen* sind gängige Kaliber (in mm) 5,6 – 6,35 – 7,65 – 9,0 – 11; die englischen Bezeichnungen sind .22, .38, .41, .44, .45. Man unterscheidet Vollbleigeschosse, die meist in Revolvern und Kleinkalibergewehren verschossen werden und Mantelgeschosse für Pistolen. – Bei den Schrotpatronen ist das Geschoß durch eine größere Anzahl kleiner Hartbleikügelchen (Schrote, Körner) ersetzt mit Größen zwischen 2,5 und 4 mm. Für die Jagd werden auch Teilmantelgeschosse benutzt, die sich beim Eintritt in den Körper zerlegen und größere Wunden reißen; auch Patronen für Faustfeuerwaffen können durch Manipulation zu solchen Deformationsgeschossen umgearbeitet werden.

2. Schußwirkungen

Die Schußverletzungen stellen einen Sonderfall der Verletzungen durch stumpfe Gewalt dar, insofern als ein stumpfes Werkzeug (das Geschoß) mit besonders hoher Geschwindigkeit den Körper trifft.

Je nach der Durchschlagskraft des Geschosses entsteht ein *Durchschuß* oder ein *Steckschuß,* wobei zwischen Einschuß, Schußkanal und Ausschuß zu unterscheiden ist.

Von *Tangentialschuß* spricht man, wenn der Schußkanal die Körperoberfläche in schräger Richtung durchsetzt, so daß Ein- und Ausschuß mehr oder weniger dicht beieinander liegen.

Der *Streifschuß* trifft die Körperoberfläche tangential und noch oberflächlicher, so daß Ein- und Ausschuß in Form einer rinnenförmigen Aufreißung zusammenfallen.

Beim *Prellschuß* prallt das Geschoß infolge zu geringer Beschleunigung durch den elastischen Widerstand des Gewebes wieder ab, ohne die Haut zu durchtrennen. Man findet meist nur eine rundliche Hautvertrocknung an der betreffenden Stelle, während das Geschoß in den Kleidern liegt; dabei können allerdings in der Tiefe noch Organverletzungen gefunden werden.

Ein *Winkelschuß* entsteht, wenn das Geschoß nach Eintritt in den Körper seinen Weg nicht in gerader Richtung fortsetzt, sondern durch ein widerstandsfähigeres Gebilde (Knochen) abgelenkt wird. Ist hierbei das Projektil zersprungen, so können die einzelnen Trümmer ihren Weg in verschiedener Richtung nehmen und entsprechende Schußkanäle verursachen; auf diese Weise kommen manchmal bei einem Einschuß mehrere Ausschüsse zustande.

Kontur- oder Ringelschüsse sind sehr selten. Das Geschoß prallt z.B. beim Auftreffen auf die Tabula interna der Ausschußseite ab und folgt der inneren Kontur der Schädelhöhle.

Gellerschüsse können auftreten, wenn das Geschoß auf seiner Flugbahn in spitzem Winkel den Erdboden oder eine Wand trifft und ricochettiert. Bei Warnschüssen kann auf diese Weise eine Person tödlich getroffen werden, obwohl dies nicht in der Absicht des Schützen lag. Die Objektivierung derartiger Tatbestände ist oftmals durch genaue Feststellung der Richtung des Schußkanals in der Leiche unter Berücksichtigung der behaupteten Stellung des Opfers zum Täter, sowie durch den Nachweis einer Deformierung des Geschosses und mitgerissener Bodenbestandteile möglich.

Die Rekonstruktion des Tatherganges bei der gerichtlich-medizinischen Untersuchung von Schußverletzungen umfaßt:

a) Die Feststellung der Schußrichtung

Sie ergibt sich aus der Lokalisation von Ein- und Ausschuß und dem Verlauf des Schußkanales, bezogen auf 1. die Horizontale, 2. die Körperhaltung des Opfers im Augenblick der Verletzung. Der Abstand zwischen Schußloch und Ferse der Leiche ist stets zu vermerken.

Der **Einschuß** ist ohne weiteres zu erkennen, wenn Nahschußzeichen (siehe unten) vorhanden sind. Handelt es sich aber um einen *Fernschuß,* so kann die Unterscheidung Schwierigkeiten bereiten. Liegt nicht gerade eine Querschlägerverletzung oder Platzwirkung bei absolutem Nahschuß vor, so ist das wichtigste Kennzeichen der Einschußöffnung der *Schürfsaum;* ein rundlicher, etwa dem Geschoßkaliber entsprechender Epidermisdefekt mit schwach lazerierten Rändern, innerhalb dessen die freiliegende Oberfläche der Dermis als schmaler Saum das eigentliche, viel kleinere Schußloch umgibt (Abb. 39). Seine Ränder sind nicht adaptierbar.

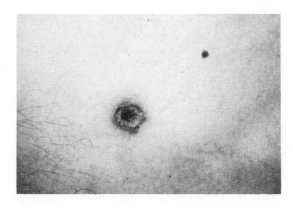

Abb. 39: Einschußöffnung der Haut mit Kontusionsring und Schürfsaum.

Dieser Schürfsaum vertrocknet oft p.m., so daß er mit dem (besser adaptierbaren) Rand der Ausschußöffnung verwechselt werden könnte. Bei Schrägschüssen findet sich meist ein exzentrischer Schürfring, wobei die breitere Seite der Abschürfung der Seite, wo das Geschoß herkam, entspricht. Der Einschuß zeigt manchmal einen *Schmutzsaum* durch schwärzliche Laufrückstände und Fett, welche das Geschoß beim Durchdringen der Haut abgestreift hat. Traf der Schuß einen bekleideten Körperteil, so kann sich der Schmutzsaum auch an dem Einschußloch der Kleider finden. Wurden Kleider mit durchschossen, so sind fast stets mitgerissene *Kleiderfasern* im Anfangsteil des Schußkanals mittels Auflichtmikroskopes nachzuweisen. Wenn der getroffene Körperteil unbekleidet war, mit bloßem Auge kein Schmutzsaum zu erkennen, und infolge Vertrocknung der Wundränder eine Unterscheidung von Ein- und Ausschuß an Hand des Schürfringes nicht mehr möglich ist, so müssen die Schmauch-Elemente des Schmutzringes, die auch bei optisch ringlosen Einschüssen, vom Geschoß mitgenommen und abgestreift, nie ganz fehlen, spektrographisch nachgewiesen werden.

Der **Ausschuß** stellt eine ebenfalls rundliche, vielfach aber auch schlitzförmige oder strahlige Wunde dar, deren Ränder adaptierbar, meist etwas gelappt und frei von Schürfungen sind. Der Ausschuß ist nur dann größer als der Einschuß, wenn sich das Geschoß durch Knochenpassage verformt und Knochensplitter mitgerissen hat oder als Querschläger austritt. Die Größe des Schußloches ist auch deshalb kein verläßliches Kriterium, weil die beim Schuß mit aufgesetzter Waffe entstehende Einschußplatzwunde den Ausschuß an Größe meist wesentlich übertrifft (!)

Durchsetzt der **Schußkanal** an irgendeiner Stelle einen *Knochen,* so lassen sich weitere Anhaltspunkte für die Schußrichtung gewinnen. Besonders an den platten Knochen (Schädel, Becken, Scapula) findet sich stets ein in der Schußrichtung kegelförmig auslaufender Schußkanal, da der Knochen an der Ausschußseite in größerem Umfange ausbricht als an der Einschußseite (Abb. 40).

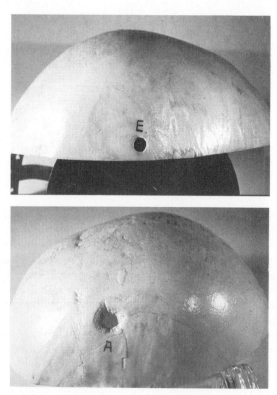

Abb. 40: Oben: Einschußöffnung am Knochen, glattrandig; unten: Ausschußseite mit trichterförmiger Aussprengung.

Beim Schrägschuß ist oft von der Tabula externa in der Schußrichtung ein halbmondförmiges Stück ausgesprengt. Ähnliche Verhältnisse findet man, jedoch nicht konstant, an den parenchymatösen Organen. Am Schädel kann man neben den eigentlichen Schußlöchern häufig, besonders bei aufgesetzten Schüssen, auch Zeichen einer hydrodynamischen Sprengwirkung finden. Solche indirekten Verletzungen imponieren meist als Berstungsfissuren der Schädelkalotte, von den Schußlöchern ausgehend, oder als Impressionen der Orbitaldächer, Rindenprellungsherde des Gehirns finden sich seltener. Der Schußkanal im Gehirn wird von einem Lazerationsmantel mit Blutaustritten begleitet, welcher der durch den Geschoßdruck für Sekundenbruchteile eröffneten »temporären Wundhöhle« entspricht.

b) Die Schußentfernung

läßt sich aus dem Befund an der Einschußöffnung annähernd ermitteln.
Beim **absoluten Nahschuß** handelt es sich um einen Schuß mit aufgesetzter Waffe. Besonders an Stellen, an denen der Knochen nahe unter der Haut liegt, kommt es zur Ausbildung mehrstrahliger *Einschußplatzwunden,* weil die aus der Waffenmündung austretenden Pulvergase mit dem Geschoß in den Körper eintreten und durch ihre Ausbreitung zwischen Knochen und Haut die letztere zerreißen (s. Abb. 41). Bei fest angedrückter Mündung entsteht außen auf der Haut kein Pulverschmauchniederschlag, vielmehr finden sich die Pulverrückstände im Schußkanal und unter der taschenartig abgehobenen Haut in Form einer schwärzlichen *Schmauchhöhle.* Die Mündung der angesetzten Waffe wird nicht selten (durch die Expansion der Explosivgase unter der Haut) in Form einer *Stanzfigur* auf der Haut abgebildet, was für die Erkennung des verwendeten Waffensystems von großer Bedeutung sein kann.

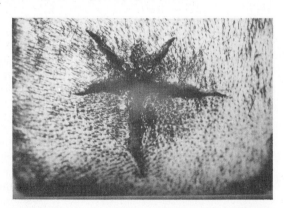

Abb. 41: Einschußplatzwunde der Kopfhaut bei absolutem Nahschuß (aufgesetzte Waffenmündung).

Die Kenntnis des Phänomens der Einschußplatzwunde ist deshalb so besonders wichtig, weil diese bei Steckschüssen als einzige Verletzung infolge ihrer für die gewohnte Vorstellung von einer Schußwunde gänzlich atypischen Form leicht mit einer Sturzverletzung verwechselt werden kann, besonders, wenn sie am Hinterkopf liegt, – und das ist bei Mordfällen schon vorgekommen.

Beim **relativen Nahschuß** befindet sich die Laufmündung in einiger Entfernung von der Körperoberfläche, jedoch noch so nahe, daß die beim Schuß austretenden Pulvergase und unverbrannten Puvlerteilchen die Haut oder Kleidung in der Umgebung des Einschusses erreichen.

Ein *Pulverschmauchniederschlag* findet sich bei Schüssen aus Repetierpistolen mit moderner Munition (rauchschwaches Nitropulver), bis zu einer Entfer-

200

nung von 15 bis 20, höchstens 30 bis 40 cm. Bei Verwendung von Revolvern mit Schwarzpulvermunition oder bei Gewehrschüssen tritt der Schmauchhof um das Einschußloch noch bei wesentlich größeren Entfernungen auf; hier finden sich auch als weitere Nahschußzeichen noch gröbere *Pulvereinsprengungen* bis zu einem Mündungsabstand von ca. 70 bis 100 cm. Ein sicheres Nahschußzeichen liefert ferner der chemische oder spektrographische Nachweis der *Schmauchelemente* (Pb, Ba, Sb) in der Umgebung des Einschusses, der noch bei Schußentfernungen bis ca. 150 cm gelingt. Nahschüsse mit Schwarzpulvermunition verursachten durch ihre Mündungsflamme auch *Brandspuren*. Das moderne Nitropulver verursacht zwar auch eine Mündungsflamme, jedoch zündet diese nicht und hinterläßt keine offensichtlichen Brandspuren.

Finden sich Nahschußzeichen, so kann man versuchen, aus der Ausdehnung und Intensität von Schmauchhof bzw. Pulvereinsprengungen Anhaltspunkte für eine nähere Bestimmung der Schußdistanz innerhalb der Kategorie »Nahschuß« zu gewinnen. Ein Schluß aus diesen Befunden ist aber nur möglich, wenn man mit einer Waffe des gleichen Systems und mit der gleichen Munition wie sie zur Tat verwendet wurde, vergleichende *Schießversuche* anstellen kann.

Chemischer Nachweis von Nahschußspuren und Schußwaffenidentifizierung

Die Pulverschmauch-Schwärzung beim Nahschuß besteht zum größten Teil aus Kohlenstoff (Ruß), entstanden durch die Verbrennung der organischen Bestandteile der Treibladung, die ihrerseits durch Detonation des Zündhütchens in Gang gesetzt wird.

Dem Zündsatz (früher Knallquecksilber, jetzt Sinoxid =Bleisalz der Trinitroresorcinsäure) entstammen im wesentlichen die Schmauchelemente Blei, Antimon und Barium, deren Anteil mit zunehmender *Schußentfernung* abnimmt. Am einfachsten ist zum Nachweis der Schußentfernung zwischen 0 und 150 cm die halbquantitative spektrographische Antimonbestimmung, genauer der »histochemische« Bleinachweis in Folienabdrücken der ganzen Umgebung des Schußloches.

d) Den wichtigsten Hinweis auf die verwendete **Waffengattung** liefert bei Steckschüssen das bei der Sektion gewonnene Geschoß; es muß unter allen Um-

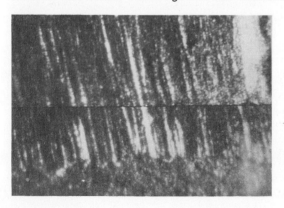

Abb. 42: Verfeuerungsspuren an Projektil und Vergleichsgeschoß, verursacht durch die Ziehriefen des Laufinneren. Es handelt sich um individuelle Merkmale, die zur Auffindung der Tatwaffe bei Schußwaffendelikten geeignet sind.

ständen gefunden werden, damit es für die kriminaltechnische Auswertung zur Verfügung steht.

Zur Feststellung der *Tatwaffe* wird das mikroskopische Schartenlinienbild ausgewertet, welches sich am Projektil beim Passieren der Laufinnenfläche ausbildet (Abb. 42). Die Patronenhülse bietet mit den Eindrücken von Schlagbolzen, Auszieher- und Auswerfermechanik nicht nur Anhaltspunkte zur Systembestimmung, sondern innerhalb dieser Makrospuren wiederum eine mikroskopische Charakteristik von individuellem Wert.

Bei **Schrotschüssen** verlassen die Schrote den Lauf zunächst zusammen mit Plastikbecher und Pfropfen; mit zunehmender Schußentfernung erreichen sie eine wachsende Streuung. Aus dem Durchmesser des Streukegels können demnach Rückschlüsse auf die Schußentfernung gezogen werden: Innerhalb der ersten Meter fliegt die Schrotladung noch ziemlich geschlossen und verursacht bei Eintritt in die Körperoberfläche ein großes, zerrissenes Loch; bei größerer Entfernung entstehen dagegen mehr oder weniger dicht zusammenliegende, zahlreiche, kleine Einzeleinschüsse.

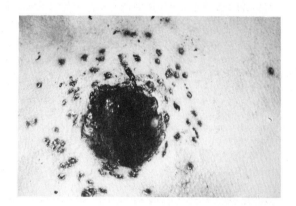

Abb. 43: Schrotschußverletzung bei einer Schußdistanz von 3,5 m.

Für eine Schätzung der Schußentfernung muß man unbedingt die Tatwaffe und die verwendete Munition kennen. Für den Streuungsradius in einer bestimmten Entfernung ist in erster Linie der Choke – Grad (Würgebohrung = Verengerung des Laufes zur Mündung hin) entscheidend, von Einfluß auf die Einschlagdichte ist auch das Schrotkaliber. Bei den meisten Jagdwaffen ist die Laufbohrung so eingestellt, daß bei 40 m Entfernung 60–70% der Schrote in einen 75-cm-Kreis fallen. Beim Nahschuß bis ungefähr 1 m Mündungsabstand finden sich noch Pulverschmauchniederschlag und eine geschlossene Einschußöffnung mit 2–4 cm Durchmesser; von 1–2 m Abstand ist der Lochrand zunehmend gezähnt, ab 2 m treten die ersten Randschrote auf, zwischen 3 und 10 m beträgt die Streuung 2–5 cm pro m Entfernung (Abb. 43). Der Nahschuß hat besonders am Kopf stark zerstörende Wirkung, oft mit breiter Sprengung der Schädeldecke und Ausschleudern des Gehirns. Beim relativen Nahschuß ruft das »primäre Ziel« (Kleidung, Haut) eine starke sekundäre Streuung hervor, die auch als Schrapnelleffekt bezeichnet wurde; die röntgenologisch festzustellende Verteilung der

Schrote kann daher unerwartet breit sein und einer viel größeren Schußentfernung entsprechen, als sie in Wirklichkeit vorlag. Ausschüsse kommen bei vollen Körperschüssen nur selten vor, der Energieverlust der Schrote bei dieser Sekundärdispersion läßt sie spätestens an der Innenseite der gegenüberliegenden Hautfläche erlahmen.

c) Die Schußzahl

ist manchmal bei der Leichenschau nicht ohne weiteres festzustellen. An den Kleidern können durch Faltenbildung im Augenblick des Geschoßdurchtrittes durch ein Geschoß mehrere Schußlöcher verursacht werden; bei Streifschüssen der Kleidung können entsprechende Schußöffnungen an der Leiche vermißt werden. An der Leiche können zwei entgegengesetzte Steckschüsse Ein- und Ausschuß *eines* Schusses vortäuschen; bei gekrümmter Körperhaltung oder vorgehaltenen Extremitäten kann ein Projektil den Körper an verschiedenen Stellen durchschlagen, ein im Körper zersprungenes Geschoß kann mehrere Ausschußöffnungen verursachen etc.

Im lebenden Organismus können Steckgeschosse wandern, sekundär Gefäße arrodieren, embolisieren oder durch Irritation von Nervenstämmen Beschwerden verursachen; liegengebliebene Bleigeschosse können sogar zu einer resorptiven Bleivergiftung Anlaß geben.

Fehlt das Geschoß, so kann man an *Knochenschußlöchern* durch Messung der Einschußseite meist das Kaliber bestimmen; das Einschußloch ist bei Bleigeschossen meist größer als das Kaliber, weil sich das Projektil beim Aufschlag am Knochen etwas staucht. Bei Mantelgeschossen ist das viel seltener; diese hinterlassen in der Regel infolge der Knochenelastizität etwas kleinere (bis 15%) Einschußlücken, als ihr Kaliber erwarten ließe. Die Ausdehnung des *Hauteinschusses* (zu messen ist der Diameter des Schürfsaumes!) kann nur als ungefährer Anhalt herangezogen werden.

d) Zur Entscheidung der Frage, ob **Unfall, Selbstmord oder Tötung** durch fremde Hand vorliegt, gelten ganz allgemein zunächst die gleichen Gesichtspunkte wie bei der Verwendung von Stich- und Schnittwerkzeugen. Der Selbstmörder bevorzugt als Einschußstellen Herzgegend und Kopf, hier wieder die Schläfe – der Rechtshänder die rechte, der Linkshänder die linke –, seltener Stirne und Mund; es sind aber auch schon Schüsse in den Hinterkopf vorgekommen. Da ein Durchschuß des Schädels nicht stets Bewußtlosigkeit bewirken muß, ist es möglich, daß sich ein Selbstmörder außer einem oder mehreren Kopfschüssen noch weitere Schußverletzungen zufügt.

Mit das wichtigste Merkmal ist die *Schußentfernung*. Schüsse mit aufgesetzter Waffe sind charakteristisch für Selbstmord; Tötung durch fremde Hand in dieser Form kommt nur selten in Frage. Auch der relative Nahschuß spricht noch für Selbsttötung, zumal, wenn es sich um Abstände von wenigen Zentimetern handelt.

Gegebenenfalls denke man daran, daß es auch *Nahschüsse ohne Nahschußzeichen* gibt: zur Verschleierung von Selbstmord oder Selbstbeschädigung (fingierter Raubüberfall, Versicherungsbetrug etc.), kann die Waffe vom Täter mit einem

Tuch verhüllt, durch einen Brotlaib usw. geschossen werden, wobei der Pulverschmauch abgefiltert wird.

Besonders zu beachten ist die Tatsache, daß, zumal bei aufgesetzten Schüssen, durch *Zurückspritzen von Blut oder Organpartikeln* aus der Einschußöffnung an der Schußhand und der Waffe (sogar im Laufinneren!) Spuren entstehen können, welche den Tathergang kennzeichnen.

Bei der Verwendung von älteren Trommelrevolvern konnte eine *Handschwärzung* durch Pulverschmauchniederschlag entstehen. Bei Repetierpistolen kommt es nicht zur Schwärzung der Schußhand, dagegen kann, wenn der Lauf noch mit der anderen Hand fixiert wurde, Pulverschmauch an der *Haltehand* gefunden werden.

Mit empfindlichen physikalisch-chemischen Methoden, z.B. der Atomabsorptionsspektroskopie, ist es auch möglich, auf der Haut der **Schußhand** eines Tatverdächtigen, besonders wenn mehrere Schüsse abgegeben wurden, ultravisibel niedergeschlagene Schmauchelemente (besonders Pb) nachzuweisen. Empfohlen wird das Abreiben der Hautoberfläche mit Wattetupfern, die mit Salzsäure-Alkohol getränkt sind, und zwar stufenweise den Rücken jedes Fingergliedes einzeln mit je einem neuen Tupfer; unbenutztes (nur getränktes) Tupfermaterial ist zum Vergleich des Basisbleigehaltes beizugeben.

Blinde Schüsse (Treibladung ohne Geschoß) und *Wasserschüsse* (Wasserfüllung des Laufes) können, z.B. wenn die Laufmündung in den Mund genommen wird, ganz erhebliche Zerreißungen bewirken.

Schüsse mit *Flobertwaffen* haben geringere Durchschlagskraft, durchdringen aber ohne weiteres auch flache Knochen (Brustbein, Schädel). Auch *Luftgewehre* können gefährlich werden, wenn das Projektil z.B. durch das Auge ins Schädelinnere dringt.

Platzpatronen wirken auf Entfernungen bis zu mehreren Metern u.U. wie Vollgeschosse. Wird die Verletzung überlebt, so besteht die Gefahr einer Tetanus- oder Gasbrandinfektion. Nachweis von Holz-, Kunststoff- oder Pappeteilen in der Wunde!

Seltener sieht man die Anwendung von **Tiertötungsapparaten** (Bolzenschußgeräte); hier wird meist durch eine kräftige Treibladung ein beweglicher Bolzen in den Schädel getrieben. Auch hiermit sind schon Morde verübt worden! Je nach dem Modell des Apparates sieht man 2 bis 3 fleckförmige Schmauch-Niederschläge im Umkreis des Schußloches; kennzeichnend ist ferner das als »Sekundärgeschoß« im blinden Ende des Schußkanals steckende, durch den scharfrandigen Bolzen ausgestanzte Imprimat aus Haut und Knochen.

Bei **Explosionen** kann es durch den Druckstoß zu Lungenblutungen, Pneumothorax und Luftembolien in Herz und Gehirn kommen (selten); in geschlossenen Räumen Einatmung von CO, CO_2, Nitrosegasen! Bombensplitter müssen bei Attentatsopfern unter allen Umständen vollständig (!) aus der Leiche gesammelt werden (Röntgengerät), damit der Sprengkörper als wichtigster Hinweis auf den Täter rekonstruiert werden kann.

III. Die Erstickungen

Unter *Erstickung im weiteren Sinne* versteht man den durch Aufhebung des respiratorischen Gaswechsels bedingten Tod. Alle Störungen, welche die Voraussetzungen der biologischen Oxidation aufheben, den Weg des Sauerstoffs an irgendeiner Stelle unterbrechen oder die Oxigenation des Substrates verhindern, führen so letzten Endes zur Erstickung.

Nicht nur hinsichtlich der Terminologie, auch diagnostisch ist aber zu berücksichtigen, ob der Sauerstoffmangel von einer Kohlendioxidstauung begleitet ist oder nicht; ferner, ob der Blutstrom in den Gefäßen fließt oder stillsteht. Danach gelten folgende Zusammenhänge:

Fehlt die Atemluft oder enthält sie zu wenig Sauerstoff, sind die Atembewegungen behindert oder die Atemwege verschlossen, so daß eine Sauerstoffversorgung des Lungenblutes unterbleibt, spricht man von **äußerer Erstickung.**

Wird durch den Blutstrom kein Sauerstoff übertragen oder vom Gewebe kein Sauerstoff aufgenommen, so spricht man von **innerer Erstickung** (vgl. Tabelle auf S. 205).

Fast *jede äußere Erstickung verläuft asphyktisch.* Die Anhäufung von Kohlensäure führt zur Reizung des Atemzentrums, ruft Atemnot und Erstickungsangst hervor. Der Erstickungsablauf ist durch gesteigerte Atemtätigkeit und heftige Kreislaufreaktionen gekennzeichnet.

Der **Ablauf** der reinen Hypoxie (Sauerstoffmangel allein) unterscheidet sich vor allem im Anfangsstadium von der Asphyxie: keine Atemnot, keine Dyspnoe, keine Erstickungsangst; sondern Euphorie, Antriebsmangel; keine Warnung, die zur Selbstrettung treibt. Diese wird durch plötzlich schwindendes Bewußtsein unmöglich. Auch die Kreislaufreaktionen sind schwächer, die Erstickungszeichen an der Leiche geringer entwickelt.

Zur Terminologie gilt im übrigen folgendes:

Form der Schädigung	Folge	Endzustand
O_2-Mangel allein	Hypoxie	Hypoxidose
O_2-Mangel + CO_2-Stauung	Asphyxie	allgemeine Erstickung
O_2-Mangel + fehlender Spüleffekt	Ischämie	lokale Gewebserstickung (Nekrose)

Die hier zu besprechende *Erstickung im engeren Sinne* umfaßt die Todesursachen durch mechanische Behinderung der Respiration. Unter Strangulation versteht man die Kompression des Halses durch von außen wirkenden Druck.

Die **klinischen Erscheinungen** sind im großen und ganzen allen Erstickungsarten gemeinsam. Wird bei ungehindertem Atmungsmechanismus der Zutritt atmosphärischer Luft zu den Lungen gesperrt, so kommt es nach 20–30 Sekunden infolge Reizung des Atemzentrums zu dyspnoischen Atembewegungen vorwiegend inspiratorischen Charakters. In der zweiten Minute treten

Bewußtlosigkeit und Konvulsionen (klonische sog. Erstickungskrämpfe) hinzu; dieses Stadium endet gewöhnlich mit einem Exspirationskrampf, auf den schließlich noch einige schnappende, in länger werdenden Intervallen wiederkehrende, terminale Atembewegungen folgen. Es lassen sich demnach folgende Phasen des Erstickungstodes unterscheiden:

1. Stadium der Dyspnoe
2. Konvulsivisches Stadium
3. präterminale Atempause
4. terminale Atembewegungen

Die Dauer des ganzen Vorgangs richtet sich nach den vorhandenen Reserven und beträgt etwa 3–8 Minuten.

Während des dyspnoischen Stadiums kommt es durch zentral-nervöse Reizung und Adrenalinausschüttung zur *Blutdrucksteigerung;* der Reizung folgt später eine Lähmung mit Erhöhung der Pulsfrequenz und Blutdruckabfall. Öfters tritt *Kot- und Urinabgang* ein, gelegentlich Erektion und Ejakulation. Die *Herztätigkeit* überdauert die Atmung meist um geraume Zeit (bis zu 15 Min.!). Im Blut kommt es zu Hyperglykämie und Vermehrung der Phospholipide.

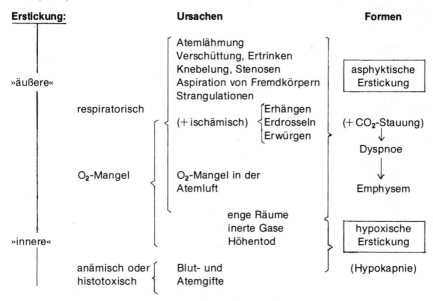

Einteilung der Erstickungen (nach OPITZ)

Auch der **Leichenbefund** bietet gewisse, den verschiedenen Erstickungen eigentümliche Gemeinsamkeiten. Zu den *allgemeinen Erstickungszeichen* gehören: Cyanose und Dunsung des Gesichtes (kann p.m. verschwinden); punktförmige Blutungen an Haut und Schleimhäuten des Gesichtes, besonders den

Conjunktiven, im Bereich des Zungengrundes und Rachens sind besonders für Erwürgen und Erdrosseln typisch. Ferner sieht man fast regelmäßig Petechien an den serösen Häuten der Brustorgane; an der Pleura visceralis spricht man von Tardieuschen Ekchymosen. Bei Erstickungsfällen mit frustranen Atembewegungen und beim Vorhandensein von Pleuraverwachsungen fehlt die für asphyktische Erstickungen charakteristische Lungenblähung; an ihrer Stelle sieht man dann häufig eine starke Hyperämie. Forcierte Atmung bei langsamer Erstickung kann ein auffallendes interstitielles Emphysem bewirken. Fast regelmäßig sieht man beim Erwürgen ein deutliches Oberlappen-Oedem. Das Blut in Herz und Gefäßen wird meist flüssig vorgefunden (vgl. S. 135). Ziemlich konstant ist schließlich der Befund einer verkleinerten, anämischen Milz, während die Leber blutreich zu sein pflegt.

Dieser allgemeine Leichenbefund läßt jedoch für sich allein für die Diagnose der gewaltsamen Erstickung *nicht* zu, da die einzelnen Erscheinungen auch bei anderen Todesarten vorkommen können: der Tod durch gewaltsame Erstickung kann nur dann behauptet werden, wenn auch der erstickende Vorgang oder seine Spuren an der Leiche nachgewiesen wurden!

1. Erhängen

Beim Erhängen wird das Strangwerkzeug durch das Eigengewicht des Körpers zugeschnürt.

Typisches Erhängen liegt vor, wenn der Aufhängepunkt hinten in der Mittellinie liegt und der Körper frei hängt, *atypisches* Erhängen, wenn er seitlich oder vorn gelegen ist, oder nur ein Teil des Körpers von der Schlinge getragen wird (was viel häufiger ist).

Die Todesursache beim Erhängen ist nicht einheitlich. Die durch den Strangulationsvorgang hervorgerufenen Wirkungen sind

1) *Kompression der Luftwege;* beim typischen Erhängen kommt es zur Tamponade des Nasen-Rachenraumes durch den hochgedrängten Zungengrund. Daß der Erhängungstod keine reine Erstickung ist, beweist die Tatsache, daß sich auch Tracheotomierte erfolgreich erhängt haben.

2) *Kompression der Halsgefäße.* Der Verschluß der Carotiden (bei typischem Erhängen auch der Aa. vertebrales) bewirkt infolge Anoxämie der empfindlichen Großhirnrinde sofortigen Bewußtseinsverlust, so daß Selbstbefreiung aus der Schlinge unmöglich ist. Zum Verschluß der Carotiden genügt schon ein Druck, der durch Bruchteile des Körpergewichts erreicht wird (3,8 kg); daher ist Erhängen auch in stehender oder knieender, sitzender und sogar in liegender Stellung möglich.

3) *Vagusreizung.* Hierdurch kommt es beim Erhängen zu vorübergehendem Herzstillstand, der von einer Tachykardie abgelöst wird.

Bei Geretteten treten häufig **Spätschäden** (z.B. Striatum-Erweichung) auf, deren Gefährlichkeit sich nach dem Zeitpunkt der Befreiung aus der Schlinge richtet.

Hat die Ischämie des Gehirns länger als 1 Minute gedauert, so ist die Prognose ungünstig; der Tod tritt oft nach Stunden oder Tagen unter zerebralen Reizerscheinungen ein. Meist besteht retrograde Amnesie.

Der **Leichenbefund** ist im allgemeinen spärlich. Am Hals beobachtet man als charakteristischen Befund meist nur die *Strangfurche.* Sie ist eine auf der Basis einer Abschürfung entstehende, postmortal deutlicher werdende Hautvertrocknung, welche sich in gleicher Weise ausbildet, wenn man eine Leiche aufhängt. Ein wichtiger Befund − weil oft der einzige Beweis für intravitales Erhängen − sind die Hyperämie und kleine Ekchymosen in eingeklemmten Hautleisten bei mehrtouriger Schlingenführung, ferner Blutungen im Ansatz des M. sternocleidomastoideus und unter dem vorderen Längsband der Wirbelsäule.

Symmetrisch ist der Verlauf der Strangfurche, wenn ihr tiefster Punkt in der vorderen oder hinteren Mittellinie, *asymmetrisch,* wenn er seitlich gelegen ist. (Liegt z.B. der Knoten der Schlinge am Kinn, so handelt es sich um eine symmetrische Strangfurche bei atypischem Erhängen).

Zum *Unterschied von einer Drosselfurche* ist die Strangmarke beim Erhängen an einer Stelle am tiefsten eingeschnitten − diese ist gleichzeitig am tiefsten gelegen − und steigt, seichter werdend, zum Knüpfungspunkt beiderseits schräg an.

Schmale *Strangwerkzeuge* hinterlassen eine schmale, scharf begrenzte Strangfurche, in der oft die Oberflächenmusterung des Stranges wiedergegeben ist, während bei Verwendung breiter und weicher Werkzeuge (Angst vor Schmerzen) unscharf konturierte, blassere Marken entstehen. Man hüte sich vor Verwechslung von Fetterstarrungfalten und Krageneindrücken mit Strangfurchen!

Die *Totenflecken* finden sich, je länger die Leiche hängt, um so ausgeprägter, vornehmlich im Bereich der Beine und Vorderarme. Ist die Haut oberhalb des Strangwerkzeuges rötlich verfärbt, so handelt es sich ebenfalls um eine Hypostase (nicht um vitale Reaktion).

Die *Zunge* ist gelegentlich bei Erhängten zwischen den Zähnen eingeklemmt; dieser Befund kommt aber ebenso, wenn auch seltener, bei anderen Todesarten vor.

Wirbelfrakturen kommen entgegen verbreiteter Annahme praktisch nicht vor, höchstens Luxationen und die sog. »hangmans fracture«, ein ringförmiger Ausriß der Schädelbasis um das Foramen occipitale, wenn das Erhängen mit einem Absprung verbunden war (Justifikationen).

Die allgemeinen Erstickungszeichen fehlen beim typischen Erhängen meistens:

Cyanose des Gesichtes und *Bindehautblutungen* können nur zustandekommen, wenn bei atypischem Erhängen die Arterien teilweise durchgängig bleiben, während die oberflächlicher gelegenen und leichter kollabierenden Venen komprimiert sind.

Die Erstickung bewirkt eine Steigerung des *Phosphatidspiegels* durch Entleerung der Blutspeicher. Da durch die Strangulation der Halsgefäße aber der Blutwechsel im Kopfbereich unterbunden ist, findet sich im Sinusblut ein geringerer Phosphatidgehalt als im Herzblut (für den Erhängungstod typische vitale Reaktion).

Selbstmord, Unfall oder fremdes Verschulden

Erhängen ist fast immer Selbstmord; Mord kommt bei Erwachsenen (Bewußtlosigkeit, Überraschung) äußerst selten, eher bei Kindern vor. Dagegen ist das *nachträgliche Aufhängen einer Leiche zur Vortäuschung eines Selbstmordes* ein häufigeres Vorkommnis. Auch der umgekehrte Fall, daß ein Erhängungs-Selbstmord von den Angehörigen verschleiert wird (Abnehmen und Ins-Bettlegen der Leiche, Verdeckung der Strangfurche), wird manchmal beobachtet. *Zufälliges Erhängen* sieht man gelegentlich bei Kindern, die Aufhängen spielen; meist handelt es sich aber um Unglücksfälle jugendlicher, seltener erwachsener Personen männlichen Geschlechts, welche den Strangulierungsakt als Hilfsmittel zur Luststeigerung bei abnormer Geschlechtsbetätigung benutzen (autoerotischer Unfall).

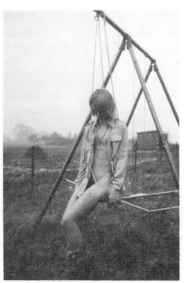

Abb. 44: Erhängungsunfall bei auto-erotischer Betätigung.

Zur Klärung des Tatbestandes muß neben dem Sektionsbefund besonders auch die *Tatortsituation* berücksichtigt werden. Hängt der Körper des Erhängten frei, so muß nachgewiesen werden, wie der Betreffende ohne fremde Mitwirkung in die Schlinge gelangen konnte. Ist er z.B. mit Hilfe eines Schemels hinaufgestiegen, so muß dieser bei Auffindung der Leiche noch dastehen. Auch das *Strangwerkzeug* ist zu beachten: ist die Schlinge nicht gleitend, sondern in beiden Schenkeln unverschieblich verknotet, und kann man die Schlinge nicht über den Kopf zurückstreifen, so ist dies verdächtig auf Fremdeinwirkung.

Die Art der Knotenlegung bei der Befestigung des Strickes kann in derartigen Fällen einen Schluß auf den Täter zulassen (Seemanns-, Packerknoten usw.). Die Abnahme soll deshalb so erfolgen, daß Knoten und Schlingenführung erhalten bleiben (Durchschneiden der um den Hals führenden Tour (en) und Wiederverbindung der Trennstellen nach Abnahme, z.B. durch Klebstreifen. An den Händen des Selbstmörders kann man durch Klebebandabzug der Griffflächen Fasern des Strangwerkzeuges als Mikrospuren nachweisen.

Selbstfesselung der Hände und Füße kommt auch bei Selbstmördern oder bei zufälligem Erhängen anläßlich abwegiger sexueller Betätigung vor; hier sind meistens noch weitere Anhaltspunkte, wie Spiegel, Entblößung der Genitalien, fetischistische Attribute, Verwendung weiblicher Kleidungsstücke, Schutz der Halshaut durch Polsterung des Strangwerkzeugs zu finden.

Bei Mordverdacht wird man an der Leiche nach den Spuren einer anderen Todesursache bzw. eines vorangegangenen Kampfes suchen. *Verletzungen* an der Leiche können aber auch beim Selbstmord vorkommen, z.B. durch Reißen der Aufhängungsvorrichtung bei einem ersten Erhängungsversuch, oder Anschlagen des Kopfes und der Arme während der Erstickungskrämpfe; außerdem kann auch ein kombinierter Selbstmord vorliegen, wobei sich der Betreffende, in der Schlinge stehend, z.B. noch Stich- oder Schußverletzungen beibrachte.

2. Erdrosseln

Beim Erdrosseln wird das Strangwerkzeug nicht, wie beim Erhängen, durch das Körpergewicht, sondern durch fremde, seltener die eigene Hand zugezogen.

Der schädigende Mechanismus ist im Grunde der gleiche wie beim Erhängen, die Kompression der Halsorgane erfolgt jedoch beim Erdrosseln ungleichmäßiger; der Verschluß der Carotiden ist oft noch unvollständig, während die Vv. jugulares schon undurchgängig sind. Deshalb findet man an den Leichen Erdrosselter meist ausgebreitete Stauungserscheinungen im Kopfgebiet mit Cyanose des Gesichtes, Ekchymosen der Bindehäute, der Rachenorgane.

Die *Drosselfurche* verläuft meist horizontal und überall gleich tief eingeschnitten, ihre Lage am Halse ist tiefer als beim Erhängen. In der Strangulationsebene weist die Halsmuskulatur vielfach subfasziale Blutaustritte auf; Brüche der Zungenbeinhörner, der Schildknorpelfortsätze, auch Schild- und Ringknorpelbrüche sind häufiger als bei Erhängten.

Beim Erdrosseln handelt es sich in der Mehrzahl der Fälle um *Mord,* jedoch ist auch *Selbmord* auf diese Art möglich, besonders wenn die Schlinge bei mehrtouriger Umschlingung durch innere Reibung festsitzt; aber auch Verknotung ist schon beobachtet worden. Zur Unterscheidung sind der Nachweis anderer Verletzungen (Würgespuren!), Verlauf des Strangwerkzeuges über die Kleidung, Spuren eines vorangegangenen Kampes am Tatort, geeignet. Ist das Drosselwerkzeug mehrfach verknotet, so ist Selbstmord weniger wahrscheinlich, aber auch das kommt vor, da es ja genügt, die Trachea unterhalb des

Kehlkopfs zu komprimieren, wobei die Karotiden wenigstens teilweise durchgängig bleiben können. Die Stauung im Kopfbereich ist dann besonders ausgeprägt. Das Erdrosseln ist übrigens die häufigste Art der Gewaltanwendung bei der Kindstötung.

3. Erwürgen

Beim Erwürgen wird der Hals nicht durch ein Strangwerkzeug, sondern durch die Hand komprimiert.

Je nach Art des Würgegriffs wird dabei der Kehlkopf seitlich zusammengedrückt (was schon bei geringer Kraftentfaltung gelingt), oder von vorn nach hinten gegen die Wirbelsäule gepreßt (wobei es meist nicht zum völligen Luftabschluß kommt). Da ein Verschluß der Carotiden mit Bewußlosigkeit nur selten erreicht wird, ist die Möglichkeit zur Gegenwehr und zur Entstehung von Abwehrverletzungen (Kratzeffekte am Täter!) gegeben.

Durch den Würgegriff kann es (selten) zum momentanen Tod durch Herzkammerflimmern infolge Reizung des Carotis-sinus bzw. der Kehlkopfnerven **(Reflextod)** kommen. Somit muß mindestens die Möglichkeit zugegeben werden, daß auch ein einmaliges kräfiges Zufassen (z.B. bei Raufhändeln, zum Scherz, ohne Tötungsabsicht!) zum Tod führen *kann*, wobei der Leichenbefund naturgemäß minimal sein wird. Die Differentialdiagnose Erwürgen – Reflextod stützt sich außer auf den Ausbildungsgrad der äußeren und inneren Würgespuren am besten auf den Nachweis der allgemeinen Erstickungszeichen einschließlich des Catecholamin-Befundes im Leichenblut; stark erhöhte Werte sprechen für Erwürgen.

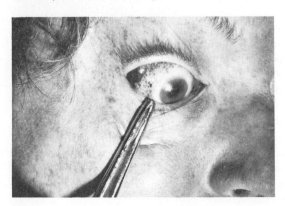

Abb.45:Petechialblutungen der Conjunktiva blulbi bei Tod durch Erwürgen.

Der **Leichenbefund** bei Erwürgen läßt fast nie hochgradige Blutstauung im Gesicht mit ausgedehnten *Bindehaut-Ekchymosen* vermissen (Abb. 45). Charakteristisch sind besonders die *Würgespuren* in der Halshaut; sie stellen sich als größere und kleinere Blutunterlaufungen, Kratzer, Hautvertrocknungen und Nageleindrücke dar und liegen bei rechtshändigem Täter meist in größerer Anzahl links vom Kehlkopf (vier Finger), während auf der rechten Seite der Daumen einen oder wenige Eindrücke hinterläßt. Beim Würgen mit beiden Händen findet sich die Mehrzahl der Spuren an der Vorderseite des Halses oder im Nacken, je nachdem, ob der Täter sein Opfer von hinten oder von vorn gefaßt hat. *Blutungen in den Halsweichteilen* (Abb. 46) werden selten vermißt, auch Zungenbein- und Kehlkopfbrüche sind in vielen Fällen nachweisbar. Charakteristisch sind die dichten, kleinfleckigen bis streifigen *Blutungen in die Kehlkopfschleimhaut.*

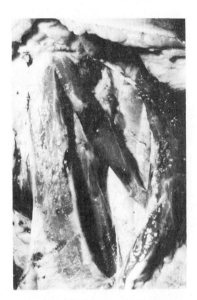

Abb. 46: Präparation der Halsmuskeln zur Darstellung der »Inneren Würgemale«.

Beim Tod durch Erwürgen handelt es sich stets um *fremdes Verschulden.* Selbstmord ist unmöglich, da sich spätestens bei Eintritt der Bewußtlosigkeit der Würgegriff lösen muß.

4. Verschluß der Atemwege, Sauerstoffmangel

Einfaches Zuhalten von Mund und Nase kommt praktisch nur als Kindestötung und bei Säuglingen vor (Nagelspuren an den Wangen); der Verschluß der Atemöffnungen wird hier zuweilen auch durch **Bedecken mit weichen Gegenständen** (Bettzeug, Körper der Mutter) absichtlich oder unabsichtlich bewirkt. Der Leichenbefund bietet außer allgemeinen Erstickungszeichen oft nichts Charakteristisches, weshalb die Diagnose allein aus dem anatomischen Befund meist nicht möglich ist.

Der Verschluß der oberen Luftwege kann auch durch **Knebelung** erfolgen. Während ein Knebel bei Erwachsenen im allgemeinen als Nebenbefund bei anderen Todesursachen festzustellen ist, kommt das Ausstopfen von Mund

und Rachen bei Neugeborenen als selbständige Tötungsart vor. Selbstmord durch Knebelung ist selten.

Oberflächliche **Verschüttung** ohne wesentliche Behinderung der Thoraxexkursion kann zur Verlegung der Luftwege durch Sand, Kohlegrus etc., oft mit weitgehender Aspiration des Materials, führen. Wie bei allen Arten der langsamen, reinen Erstickung pflegen auch hier die allgemeinen Erstickungszeichen stark ausgeprägt zu sein.

Von **Bolustod** spricht man, wenn ein übergroßer Bissen oder ein Fremdkörper beim Verschlucken an der Grenze von Pharynx und Ösophagus oder im Kehlkopfeingang steckenbleibt. Solche Todesfälle treten häufiger bei Alkoholikern mittleren bis vorgerückten Lebensalters auf. Der Todesmechanismus weist mitunter ein zweizeitiges Geschehen aus, wobei zunächst ein kardiovagaler Reflex zum Herzstillstand mit blitzartigem Zusammenbrechen führt, später aber mit wiedereinsetzender Herztätigkeit (zuweilen auch Handlungsfähigkeit!) ein Erstickungsmechanismus Platz greift. Öfters steht primär ein Ankämpfen gegen Erstickungserscheinungen im Vordergrund; in manchen Fällen spricht der Sektionsbefund aber mehr für einen »Reflextod«.

Erstickung durch **Aspiration** im Brechakt (pm oft saure Erweichung der Lungen!) kommt selten bei Säuglingen, häufiger bei Bewußtlosen vor, z.B. nach Stürzen im Alkoholrausch und bei Jugendlichen, die sich zur Rauscherzeugung (Schnüffler) selbst narkotisiert hatten. Die Verlegung der Luftwege durch aspiriertes Blut ist nicht selten die letzte Todesursache bei Schädelbasisbrüchen.

Behinderung der Atembewegungen

Fixierung des Brustkorbes in Exspirationsstellung führt bei *Verschüttung, Erdrücktwerden im Gedränge, Beknieen* zum Tod durch langsame Erstickung.

Die Gewalteinwirkung weist sich (nicht immer!) durch *Hautblutungen*, oft entsprechend den Kleiderfalten, Quetschwunden, Rippenbrüchen etc. aus. Da die Venen im Bereich der oberen Körperhälfte nur spärlich Klappen besitzen, kommt es bei der Rumpfkompression durch retrograde Blutstauung im Verbreitungsgebiet der V.-cava superior auch innerlich zu ausgedehnten Kapillarblutungen. Bei Geretteten treten häufig Sehstörungen infolge intraokulärer Blutungen auf.

Sauerstoffmangel; Tauchertod

In großen *Höhen* ist das Sauerstoffbindungsvermögen des Hämoglobins infolge Absinkens des O_2-Partialdruckes (bei 5000 m auf 80 bis 85, bei 7000 m auf 60 bis 65 mm gegenüber ca. 160 mm normal) stark herabgesetzt. Als Kompensationsversuch des Organismus ist Tachykardie, bei längerem Aufenthalt in Höhenlagen Hypererythrocytose zu beobachten. Die mangelhafte Sauerstoffversorgung des Großhirns bedingt das Syndrom der **Höhenkrankheit** mit euphorischer Kritiklosigkeit, Vergeßlichkeit, Mattigkeit, motorischen Störungen, Krämpfen, schließlich Bewußtlosigkeit und Tod.

Zur langsamen Erstickung kommt es auch, wenn Personen in fest abgeschlossenen *engen Räumen* eingesperrt werden und nach einiger Zeit der Sauerstoff der Atmungsluft verbraucht ist (z.B. Verstecken spielender Kinder in Schrank oder Koffer, Zufallen des Schlosses).

Bei langsamer Erstickung bietet der *Leichenbefund* vielfach *Hypoxidose-Zeichen* an den inneren Organen; als früheste Manifestation der Gewebsanoxie kommt es an der Leber zur Entwicklung kernnaher, fettfreier Vakuolen. Beim Höhentod von Fliegern haben die Petechialblutungen an den serösen Häuten des Brustraumes besondere diagnostische Bedeutung.

Tödliche Unfälle von *Tauchern* können verschiedene Ursachen haben. Beim Schadhaftwerden des Anzuges oder des Ablaßventiles kann Wasser eindringen, so daß der Taucher ertrinkt. Die Luftzufuhr kann durch Abknickung oder Pumpendefekt verschlossen werden, so daß Sauerstoffmangel entsteht.

Bei Unfällen im Rahmen des modernen Sport-Tauchens findet man oft Zeichen der *Caissonkrankheit.* In der Druckkammer, aber auch beim Tief-Tauchen kommt es zu einer Vermehrung der gelösten Blutgase.

Erfolgt beim Auftauchen zu rasche **Dekompression,** so führt die Entgasung zu einer allgemeinen Aerämie. Auch bei stufenweiser Dekompression werden die Blutgase frei, können aber, da der Prozeß langsamer verläuft, abgeatmet werden. Sistiert jedoch die Atmung bei bestehender Kreislauftätigkeit, so kommt es auch schon bei geringeren Druckdifferenzen zur tödlichen Luftembolie und Ausbildung von Gewebsemphysemen.

Das auch für den Nebenhöhlenbereich des Schädels (Schmerzen, Blutungen) bekannte **Barotrauma** kann sich als Lungenriß mit Pneumothorax manifestieren, wenn beim Gerätetauchen aus größeren Tiefen panikartig mit angehaltenem Atem aufgetaucht wird. Bei Überschreiten der interindividuell verschiedenen Tiefengrenze (20–40 m) können Erscheinungen des **Tiefenrausches** auftreten, die dem Alkoholrausch ähneln; schnelleres Absinken, schließlich Panik und Herausreißen des Lungenautomaten oder zu schnelles Aufsteigen sind die Folge.

Hyperventilation beim Freitauchen setzt den CO_2-Spiegel herab, so daß längeres Luftanhalten möglich ist; dabei kann akuter O_2-Mangel zu schlagartig einsetzender Bewußtlosigkeit führen, ohne daß der Taucher Luftnot empfindet (Schwimmbad-Blackout).

5. Ertrinken

Beim Ertrinken erfolgt der Abschluß vom abmosphärischen Sauerstoff durch Wasser oder ein anderes flüssiges Medium. Es genügt, daß die Atemöffnungen bedeckt sind und Befreiung aus dieser Lage, z.B. infolge Bewußtlosigkeit, nicht möglich ist (Ertrinken von Epileptikern in Pfützen, von Kindern in Regentonnen, Ertrinken in der Badewanne bei Anvergiftung mit CO!).

Der Ertrinkungsvorgang entspricht im wesentlichen den vier Erstickungsphasen; ihr Ablauf wird jedoch durch den Reiz, den das Ertränkungsmedium auf die äußere Haut und die Schleimhaut der Atemwege ausübt, modifiziert. Auf diese Weise kommt es zunächst zu einem *inspiratorischen Atemanhalten* (ca. 30 Sek.); hierauf folgt die *dyspnoische* Erstickungsphase, während der nach Schwund der Reflexerregbarkeit reichlich Wasser in die Lunge gerät und durch die krampfhafte Atemtätigkeit mit der Restluft und dem reaktiv sezernierten Bronchialsekret (Eiweißgehalt!) durchmischt und zu *Schaum* verarbeitet wird. Nach 1–2 Min. folgen ein *Krampfstadium* von ca. 60 Sekunden Dauer, dann eine apnoische Phase (präterminale Atempause), schließlich die *terminalen Atembewegungen.*

Der Gesamtvorgang dauert 3–5 Minuten; er wird durch vorangegangenes längeres Schwimmen verkürzt und soll in Salzwasser länger dauern als in Süßwaser. Gerettete können infolge der selten ausbleibenden Aspirationspneumonie und Anoxieschäden des Stammhirns sterben.

Die **Diagnose des Ertrinkungstodes** aus dem *Leichenbefund* gelingt nur bei frischen Wasserleichen. Neben dem typischen *Schaumpilz* vor Mund und Nase, der kaum bei anderen Todesarten (Lungenödem!) vorkommt, ist vor allem die starke *Lungenblähung* für den Ertrinkungstod bezeichnend. Es handelt sich um eine trockene Ballonierung der Lungen (Emphysema aquosum), welche vergrößert, von starrer Konsistenz und vermehrtem Luftgehalt, am Schnitt uneben und knisternd, mit nur wenig abstreifbarem Schaum erscheinen. Die Pleuren zeigen oft sog. *Paltaufsche Flecke,* das sind durch Ertränkungsflüssigkeit verwaschene Ekchymosen. Wichtig für die Diagnose der Ertrinkung ist auch der (seltene) Befund von Wasser im oberen Dünndarm, während im Magen befindliches Wasser auch postmortal eingelaufen sein könnte – es sei denn, daß bei starker Überdehnung Magenschleimhautrisse entstanden sind und den aktiven Vorgang beweisen. – Der übrige Befund (flüssiges Blut, Stauung an Leber und Nieren, anämische Milz) ist nicht konstant und nicht beweisend; Stauungsekchymosen im Bereich des Kopfes sieht man bei Ertrinken seltener.

Alle diese für den Ertrinkungstod charakteristischen Merkmale können verschwinden bzw. von Fäulniserscheinungen überdeckt werden, wenn sich die Leiche längere Zeit im Wasser befindet. Man ist dann, wie auch bei den anderen Erstickungsarten, auf den Nachweis des erstickenden Agens, also des Wassers, angewiesen. Bei hohem Wasserdruck können sich Lungenveränderungen, die der vitalen Lungenblähung ähneln, auch *postmortal* entwickeln (Wassertiefen über 5 m; Reh).

Die zu diesem Zweck ausgearbeiteten **Laboratoriumsmethoden** machen sich

1) die Tatsache der während der dyspnoischen Phase eintretenden *Blutverdünnung* (Diffusion von Wasser in den Lungenkreislauf) zunutze.

Die durch Störung der Isotonie entstehende *Ertränkungshämolyse* ergibt für Serumproben aus dem linken Herzen bei der kolorimetrischen Auswertung höherer Werte als für solche aus dem rechten Herzen. (Bei Wiederbelebten Hämoglobinurie!)

Eine weitere Folge der Verdünnung ist eine *Gefrierpunktsänderung* im linken Herzen, welche kryoskopisch gemessen werden kann (bei Süßwasser Erhöhung, bei Seewasser Depression).

Auch die Messung der *elektrischen Leitfähigkeit* kann zum Nachweis der Konzentrationsänderung herangezogen werden. Auch bei dieser Methode wird sich natürlich, je nachdem ob der Betreffende in einem Binnengewässer oder im salzhaltigen Meerwasser ertrunken ist, ein verschieden zu bewertendes Resultat ergeben: im ersteren Fall schlechtere, im letzteren gegenüber den Normalwerten bessere Leitfähigkeit.

Der Anwendungsbereich dieser Methoden ist übrigens beschränkt, da sie bei frischen Leichen meistens entbehrlich, bei faulen Leichen – wo sie ja gerade einspringen sollten – jedoch unbrauchbar sind.

2) Der mikroskopische Nachweis der als *Plankton* bezeichneten festen Schwebstoffe des Wassers ist im Preßsaft der subpleuralen Lungenpartien weniger beweisend als im Blut und den Organen des großen Kreislaufs. Es handelt sich dabei um feinste Sandkörnchen, amorphe Schmutzbeimengungen, Algenfäden und die verschiedensten Einzeller (Chlorophyceen, Cyanophyceen). Besonders wichtig, weil kraft ihres Kieselsäureskelettes am widerstandsfähigsten gegen Fäulniseinflüsse, sind hierunter die verschiedenen Diatomeenformen, welche nach nasser Veraschung der organischen Substanz in der Aufschlußlösung durch Zentrifugieren angereichert und besonders im Phasenkontrastverfahren gut nachgewiesen werden können. Beachte: Diatomeen kommen zuweilen auch im Staub vor, die qualitative Beweiskraft dieses Befundes ist daher begrenzt; man wird eine quantitative Bestimmung, am besten aus 50 g Niere vornehmen und die gefundenen Formen mit der Flora des betreffenden Gewässers vergleichen.

3) Die *histologische Untersuchung* des Lungengewebes kann nach eingetretenem Fäulniskollaps Nützliches leisten, besonders unter Anwendung der Gitterfaser-Versilberung läßt sich die Überdehnung der Alveolarwände oft noch darstellen.

Das Verhalten der **Wasserleichen** hängt wesentlich von äußeren Einflüssen ab. Nach Abschluß des Ertrinkungsvorganges sinkt der Körper auf den Grund des Gewässers; in Flüssen wird er durch die Strömung mitgeführt.

Durch das Schleifen auf dem Grund entstehen an *Treibleichen* charakteristische Veränderungen: da die Leichen meist in Bauchlage mit dem Kopf voran treiben, kommt es zu Abschürfungen an Stirn, Nasenrücken, Handrücken, Knien und Fußspitzen. Auf diese Weise können sogar *Abschleifungen* des Stirnbeins bis zur breiten Eröffnung der Schädeldecke zustande kommen. Andererseits können durch Schiffsschrauben, Ruder, Bootshaken noch weitere scharfe und stumpfe, *postmortale Verletzungen* gesetzt werden, beim Passieren von Wehren, Schleusen, Baggern kann es zum Abriß ganzer Gliedmaßen kommen. Durch die Strömung, Hängenbleiben an Wurzeln etc. wird meistens die Kleidung bis zur völligen Nacktheit abgestreift.

Nach einiger Zeit pflegt die Leiche wieder aufzutauchen, weil sie durch die Entwicklung von Fäulnisgasen Auftrieb bekommt. Diese Zeit ist von der Wassertemperatur abhängig und beträgt im Sommer mindestens 2 Tage, meist ca. 1 Woche.

Durch die Auswässerung entsteht eine Quellung und Runzelung der Haut an Fingern und Zehen. Diese sog. *Waschhautbildung* findet sich an den Fingerbeeren nach einer bis einigen Stunden, am Handteller nach 2–3, am Handrücken 5–6 Tagen. Nach 2–3 Wochen löst sich die gesamte Oberhaut an Händen und Füßen handschuhförmig mitsamt den Nägeln ab (Abb. 47). Das Fortschreiten der Fäulnis führt zu der sog. gigantischen *Auftreibung* der Wasserleichen. Nach 10–14 Tagen bilden sich auf der Haut graugrüne bis rötliche, schlammähnliche *Algenrasen.* In verschmutzten Gewässern finden sich nach ca. 3 Wochen häufig Kolonien farbstoffbildender Mikroorganismen in der jetzt freiliegenden Cutis. Nach längerem Aufenthalt der Leiche im Wasser kommt es schließlich zur Fettwachsbildung (vgl. S. 143).

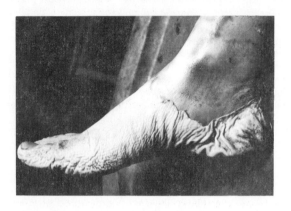

Abb. 47: Waschhautbildung am Fuß, noch festsitzend bei schon ausgeprägter proximaler Epidermisablösung. 3 Wochen alte Wasserleiche (Oktober).

In tiefen ruhigen Gewässern (z.B. den oberbayerischen Seen) tauchen die Leichen Ertrunkener zuweilen überhaupt nicht mehr auf, weil sie in Wassertiefen absinken, deren niedrige Temperatur (4–6° C) das Bakterienwachstum oder wenigstens die Gasbildung behindert.

Mord, Selbstmord, Unfall. Wird eine Leiche aus dem Wasser geborgen, so kommt eine ganze Reihe von Todesursachen in Betracht.

1) *Ertrinken beim Baden.* Als ursächliche Momente spielen, abgesehen vom Ertrinken eines Nichtschwimmers, eine Rolle: Ermüdung auf offener Wasserfläche, Strudel über Untiefen, Vestibularschwindel bei Trommelfellperforationen, epileptische und andere Bewußtseinsstörungen.

2) *Badetod* im engeren Sinne. Meistens handelt es sich bei dem (ziemlich häufigen) lautlosen Untersinken von jugendlichen Schwimmern um einen rasch verlaufenden Kreislaufkollaps (Ohnmacht), zu dessen Entwicklung verschiedene Faktoren beitragen können: Änderung der hämodynamischen Größen durch den Wasserdruck, gepreßte Atmung, Vagusreizung durch die Wasserkälte, gastrokardialer Symptomenkomplex bei vollem Magen, Konditionsminderung durch latente Herz- und Gefäßprozesse, Alkohol. Wegen mangelhafter Blutzufuhr wird der dyspnoeauslösende CO_2-Reiz auf das Atemzentrum kaum wirksam, so daß kein normaler Ertrinkungsvorgang abläuft (keine typische Lungenblähung, Milz eher blutreich, kein oder nur spärlicher Planktonbefund im großen Kreislauf.

3) *Plötzlicher Tod im Wasser.* Man findet bei der Sektion einen Coronarverschluß, Hirnblutungen etc. Meist handelt es sich um ältere Leute. Die zusätzli-

che Anstrengung des Schwimmens kommt als auslösende Teilursache in Betracht.

4) *Sturz* eines Nichtschwimmers oder Betrunkenen ins Wasser, Ertrinken oft sogar in seichten Gewässern infolge Bewußtlosigkeit *(Unfall)*.

5) *Selbstmord* durch Ertrinken. Nicht selten wählen Selbstmörder hohe Brücken zum Sprung ins Wasser. Infolge der starken Fallbeschleunigung bei größeren Höhen kann es beim Aufschlagen auf die Wasserfläche zu ausgedehnten Blutunterlaufungen und Organrupturen kommen.

6) *Mord durch Ertränken* ist bei Erwachsenen durch unvermutetes Ins-Wasser-stoßen von Nichtschwimmern bzw. nach Beibringung bewußtlos oder wehrlosmachender Verletzungen oder Fesselung, natürlich auch durch Unter-die-Wasseroberfläche-drücken von seiten eines Mitschwimmers, in der Badewanne etc. möglich.

7) *Leichenbeseitigung.* Die Leichen lassen die Spuren einer anderen Todesart erkennen; sie sind oft beschwert, in einen Sack gehüllt, zerstückelt.

Da aber Fesselung und Kombination mit anderen Todesarten auch bei Selbstmördern vorkommt, beim Ins-Wasser-springen oder -fallen Verletzungen entstehen können, ist die Entscheidung an Hand des Leichenbefundes oft schwer zu treffen. Bedenkt man zudem, daß die Blutunterlaufung vitaler Verletzungen ausgewässert oder durch postmortale Zerstörungen überdeckt werden kann, andererseits die vitale Reaktion agonaler Wunden geringfügig zu sein pflegt, und der Ertrinkungsbefund durch die Fäulnis oft zerstört ist, so wird offensichtlich, daß die Begutachtung von Wasserleichen zu den schwierigsten Aufgaben des medizinischen Sachverständigen gehört. Die Unterscheidung zwischen Badetod und echtem Ertrinken ist versicherungsmedizinisch, aber auch strafrechtlich (Verletzung der Aufsichtspflicht von Lehrern, Bademeistern etc.), schließlich auch für die Maßnahmen der ersten Hilfe wichtig.

IV. Thermische und Strahlenwirkungen, Elektrizität

1. Verbrennung, Verbrühung

Durch Flammenwirkung entstehen, je nachdem, wie lange die Einwirkung dauert, *Verbrennungen*
1. Grades = Erythembildung infolge reaktiver Hyperämie
2. Grades = Blasenbildung der Epidermis
3. Grades = Gewebsnekrose (Verschorfung)
4. Grades = Verkohlung

Bei *Verbrühung* kommen nur die Grade 1–3 vor, außerdem bleiben zum Unterschied von der Verbrennung die Haare unversehrt.

Im allgemeinen führen zum Tode Verbrennungen 2. Grades, wenn mehr als die Hälfte, Verbrennungen 3. Grades, wenn mehr als ein Drittel der Körperoberfläche betroffen ist; bei Kindern genügt schon eine wesentlich geringere Ausdehnung.

Die **Todesursache** bei schwerer Verbrennung ist nicht restlos geklärt und sicher nicht einheitlich. Von den *Frühtodesfällen* kann man zunächst den Tod durch primäre Schock- und Brandgaswirkung abtrennen: je nach dem, welches Material verbrennt, spielen auch CO, CO_2, SO_2, Nitrosegase und HCN eine Rolle, Letzteres besonders bei Verbrennung von Polyacrylnitril- und Polyamidhaltigen Kunststoffen und Wolle. Die meisten Patienten mit Verbrennungen von mehr als 40% der Körperoberfläche sterben jedoch innerhalb der ersten 2 Tage.

Das **klinische Bild** wird wesentlich durch die Schocksymptomatik geprägt. Nach tiefgreifenden thermischen Schäden oder Verbrennungen von mehr als 15% der Körperoberfläche kommt es sofort zu Flüssigkeitsverlusten ins Gewebe, die sich bereits nach 1–2 Stunden als Volumenmangelschock manifestieren. Dabei zeigt der Verbrennungsschock im Unterschied zu anderen Schockformen einen anhaltend erhöhten peripheren Widerstand mit lange Zeit normalen Blutdruckwerten, während sich bereits pulmonale und Störungen der Mikrozirkulation, Elektrolytentgleisungen und Nierenschäden entwickeln. Ob dabei Sekundärfolgen der Brandgaseinwirkung (z.B. O_2-Mangelschäden, Methämoglobinbildung) und eine gewisse Autointoxikation des Organismus durch Eiweißabbauprodukte aus den hitzenekrotischen Gebieten eine Rolle spielen, wird von den Umständen des Einzelfalles abhängen. Ein Teil der *Spättodesfälle* stirbt an den Folgen septischer Prozesse oder an Streßkomplikationen.

Der **Leichenbefund** kann bei Verbrennung 1. Grades sehr gering sein, da das Erythem postmortal weitgehend abblaßt. Enganliegend bekleidete Stellen werden oft verschont gefunden. Die Diagnose von Brandblasen muß nötigenfalls gegenüber blasenbildenden Dermatosen und Fäulnisblasen gesichert werden (Brandblasen enthalten eiweißreiche Flüssigkeit und Leukozyten!). Meist ist die Epidermis auf weite Strecken bereits abgelöst, so daß das Corium frei liegt und postmortal lederartig vertrocknet. Verbrennungen 3. Grades sind durch tiefgehende Ödeme des Gewebes gekennzeichnet, die Muskulatur sieht weißgrau, gekocht aus.

> Der Befund an den inneren Organen ist bei schnell letal verlaufenden Fällen oft negativ. Sonst findet man je nach der Dauer des Prozesses und der Therapie Schockorgane, Hyperämie und Ödem des Gehirnes, trübe Schwellung bis fettige Degeneration der parenchymatösen Organe, Bluteindickung, Nebennierenblutungen.

Durch die *Weiterverbrennung der Leiche* kommen eingreifende Veränderungen auf rein physikalischer Grundlage zustande. Durch die Hitzewirkung können Schädelsprünge entstehen. Aus dem Schädelknochen wird Blut und Fett ausgetrieben und erscheint zwischen Tabula interna und der geschrumpften Dura als sog. *Brandhämatom*. Die gesamten Weichteile schrumpfen erheblich; dabei kann die Haut platzwundenartig aufreißen.

Hitzekontraktion der Muskulatur führt zur Fixierung der Gliedmaßen in halbgebeugter Stellung (sog. *Fechterstellung* der Brandleichen). An den Unterarmen kann der Zug der schrumpfenden Flexoren so exzessiv werden, daß es zur Exartikulation der Handgelenke kommt. Totaler Verkohlungsschwund ganzer Gliedmaßen bei längerem Verbleiben im Brandherd führt zur Ausbildung des sog. *Brandtorso,* wobei die Knochenstümpfe kalziniert (weiß, leicht, brüchig) erscheinen. Auch an einem solchen Brandtorso sind bei der Rumpfsektion meistens noch überraschend gute Organbefunde zu erheben, nach denen zumindest die Frage der Lebendverbrennung noch zu beantworten ist. Trachea und Lungen, Herz, Magen-Darmtrakt, Nieren und Blase (Rußaspiration, Blut- u. Urinalkohol!, CO-Hämoglobin, letzte Mahlzeit) sind auch bei weitgehender äußerer Verkohlung meistens noch erhalten.

Verbrennungen haben meist einen **Unglücksfall** zur Ursache. Verbrühungen sieht man am häufigsten bei Kleinkindern. **Selbstmord** und **Mord** durch Verbrennung sind extrem selten; dagegen wird eine Brandlegung öfters benutzt, um irgendeinen Tatbestand zu verschleiern, sei es, daß ein Selbstmörder sich nach vorheriger Brandlegung erschießt, sei es, daß ein Mörder die Wohnung oder das Auto des Opfers anzündet, um einen Unglücksfall vorzutäuschen, oder die Leiche mit den Spuren seiner Tat zu beseitigen. Neugeborene können im Zimmerofen in 2 Stunden bis auf kalzinierte Knochenreste verbrannt werden.

Bei der Untersuchung von Brandleichen steht vielfach zunächst die **Identitätsfeststellung** im Vordergrund. Bei der Größenbestimmung ist hier die starke Schrumpfung zu berücksichtigen. Zur Altersbestimmung stehen auch bei hochgradig verkohlten Leichen die durch massive Muskelgürtel geschützten Gelenkköpfe (Epiphysen!) zur Verfügung. An den Zähnen pflegen Metallfüllungen herauszuschmelzen, während Porzellanarbeiten erhalten bleiben. Bei der verbrecherischen Leichenverbrennung liegt meist die Erschwerung der Identifizierung im Plan des Täters, der auch der Leiche eigene Wertsachen etc. zustecken kann, um seinen eigenen Tod vorzutäuschen (Versicherungsbetrug!). Vergleich mit *Röntgenbildern* der Opfer kann (z.B. auch bei Flugzeugkatastrophen) zur Identifizierung dienen.

Zur Entscheidung der Frage, ob die Verbrennung **vital oder postmortal** erfolgt ist, verwertet man folgende Befunde:

1) *Brandrötung* der Haut (D.D.Hypostasen).

2) *Brandblasenbildung.*

3) *Blutgefäßnetze* innerhalb verbrannter Hautbezirke, die nicht im Bereich von Hypostasen gelegen sind (Hitzethrombosierung).

4) *Rußeinatmung* bis in die tiefen Bronchialverzweigungen, Zeichen der Hitzewirkung am Kehlkopf- und Bronchialepithel (strichförmige Ausziehung der Zellkerne).

5) Ein höherer *Kohlenmonoxidgehalt* im Blut der Leiche ist hauptsächlich bei Aufenthalt in geschlossenen Brandherden zu erwarten. Beweisend ist nur der CO-Befund im Innern der Leiche, da eine CO-Aufnahme in den äußeren Bezir-

ken auch bei in Rauchgasen liegenden Leichen stattfinden kann. Bei raschem Tod im primären Verbrennungsschock kann auch bei Lebendverbrannten eine CO-Beladung des Blutes ausbleiben.

6) Bei Explosionsverbrennungen mit plötzlicher Flammenwirkung gegen das Gesicht sieht man u.U. eine *Aussparung der Krähenfußfalten* durch reflektorisches Zukneifen der Augen.

Der *Nachweis anderweitiger Verletzungen* ist angesichts der Folgen postmortaler Brandwirkung oft schwierig, zumal auch mit Bergungsverletzungen zu rechnen ist. Die *Fettembolie* als Beweismittel für die Annahme präexistenter Verletzungen ist mit Sorgfalt zu bewerten, da es bei ausgedehnter Hautverbrennung auch, wenn auch nur in geringem Umfang, zur Lipoidentmischung kommen kann. Manchmal sieht man bei Erdrosselten, die nachträglich verbrannt wurden, das Strangwerkzeug an der Leiche noch erhalten.

2. Hitzschlag; Insolation

Beim *Hitzschlag* tritt der Tod infolge Wärmestauung bei hoher Außentemperatur ein, und zwar besonders dann, wenn die Wärmeabgabe durch Schweißverdunstung infolge hoher relativer Luftfeuchtigkeit und dichtschließender Kleidung ungenügend bleibt. Das vermehrte Schwitzen führt u.U. auch zur Exsikkose.

Der *Sektionsbefund* ist meist uncharakteristisch; zuweilen finden sich subpiale Blutaustritte, Hirnödem, Ekchymosen an Epi- und Endokard, seröse Hepatitis, herdförmige Lungenblutungen verbunden mit disseminierten intravasalen Gerinnungsthromben und sekundärer Fibrinolysesteigerung. Oft bietet zusätzlich ein pathologischer Befund am Herzen die Erklärung für den raschen Todeseintritt.

Von *Sonnenstich* spricht man bei den (seltenen) Todesfällen infolge direkter Reizung des Gehirns bzw. seiner Häute durch strahlende Wärme. Auch eine ausgedehnte *Dermatitis solaris* kann unter Fieber und Delirien zum Exitus führen.

3. Erfrieren

Die durch Kälteeinwirkung entstehenden *lokalen Erscheinungen* ähneln den bei Verbrennung beschriebenen; man unterscheidet

1. Frosterythem
2. Blasenbildung
3. Kältegangrän.

Die Kälte bewirkt eine Kontraktion der Hautgefäße, welche von Gefäßlähmung gefolgt wird.

Bei *allgemeiner Erfrierung* kommt es unter langsamem Absinken der Körpertemperatur zunächst zu Euphorie, Müdigkeit, Antriebsarmut, ab 30° Bewußtlosigkeit (die im Überlebensfall wochenlang anhalten kann), Kältestarre, ab 25° Herz- und Atemlähmung.

Da bei tiefen Temperaturen O_2 fester an Hämoglobin gebunden ist, nahm man eine Oxigenationsstörung als eigentliche *Todesursache* an. Die Hypoxidosetheorie ist jedoch nach den Erfahrungen mit der therapeutischen Hibernisation nicht mehr haltbar, weil auch der O_2-Bedarf der Gewebe proportional zur festeren O_2-Bindung absinkt und im übrigen morphologische Hypoxidosezeichen in der Regel fehlen. Als Todesursache kommt vielmehr beim Absinken der Kerntemperatur unter 25° C Herzkammerflimmern, verursacht durch Verkürzung der Refraktärzeit bei Unterkühlung in Frage.

Betrunkene (stärkerer Wärmeverlust durch die erweiterten Hautgefäße) erfrieren leichter. Erfrierungen aller Grade oder der Tod können auch bei Temperaturen über 0° eintreten, wenn ein überanstrengter Körper in nassen Kleidern, besonders bei windigem Wetter, einige Zeit unbewegt liegt.

Merkwürdigerweise wird bei Unterkühlungstodesfällen immer wieder beobachtet, daß sich die Erfrierenden infolge eines »paradoxen Wärmegefühls« kurz vor Eintritt der Bewußtlosigkeit ausziehen; die Kleidungsstücke werden in der Nähe des Leichenfundortes verstreut vorgefunden, die Entblößung erweckt u. U. den Verdacht eines Sexualdelikts.

Neben Selbstmorden (oft kombiniert mit Vergiftung) und Unfällen, wobei zuweilen die Fahrlässigkeitsfrage zu erörtern ist, kommt bei *Säuglingen* auch absichtliches Erfrierenlassen vor; bekanntlich genügt es ja schon, den gegenüber Temperaturdifferenzen besonders empfindlichen kindlichen Körper einige Zeit unbekleidet der Zimmerkühle auszusetzen, um irreparable Schäden zu verursachen. Ein medizinischer Nachweis der Handlung ist nicht möglich.

Der *Sektionsbefund* Erfrorener bietet neben unspezifischen Allgemeinbefunden (meist flüssiges Blut, Stauungsblutfülle, Hirnschwellung, Bronchitis) als ziemlich regelmäßige Charakteristika hämorrhagische Magenschleimhaut-Erosionen und die sogenannten Frostflecke (Hautrötungen mit Schwellung an totenfleckenfreien Hautpartien). Längere Kältebelastung löst Schilddrüsenveränderungen aus, die für den Nachweis einer protrahierten Exposition genutzt werden können (Hyperämie, Kolloidresorption und Epithelaktivierung).

4. Röntgenstrahlen; Radioaktivität

Bei *Röntgenverbrennungen* wird es sich meist um Schäden durch Überdosierung bei therapeutischer Bestrahlung, besonders mit nicht gefilterten, weichen Strahlen oder auch nach wiederholten, kleineren Dosen, handeln. In leichten Fällen entsteht eine akute Röntgendermatitis in Form eines flüchtigen Erythems, dem Schuppung, Haarausfall und Pigmentierung folgen. Schwerere Grade sind durch unberechenbare Progredienz und torpiden Verlauf ausgezeichnet, ihr Aussehen ähnelt dem der thermischen Verbrennung 2. bis 3. Grades. Der Tod tritt meist infolge Sekundärinfektion und Sepsis ein, bei chronischem Verlauf können sich Karzinome entwickeln.

Die gleichen Schäden können sich nach *Radiumüberdosierung* entwickeln und zu Kunstfehlerbegutachtungen Anlaß geben. Meistens stellt sich dabei allerdings heraus, daß von den Patienten irgendwelche Beschwerden anderer Genese der Bestrahlung zur Last gelegt werden.

Die Wirkungen der *Atombombe* auf den Organismus sind recht vielfältig. Die Sofort-Todesfälle gehen zu Lasten der ungewöhnlichen Temperatur- und Luftdrucksteigerung, wobei Lichtwellen und ionisierende Strahlen (Neutronen, Mesonen) eine wesentliche Rolle spielen dürften. – Eine große Zahl der Betroffenen starb zwischen dem 4. und 10. Tage unter Erbrechen, Diarrhöen, Fieber und Leukopenie. An den Überlebenden stellte man Haut- und Schleimhautulcerationen, sowie schwere Schädigung des reticuloendothelialen Systems fest. Im Blutbild fand sich neben starker Verminderung aller Leuko- und Lymphocytenformen, die ihren niedrigsten Stand nach 4 Wochen erreichte, auch eine erhebliche Abnahme der Erythrozytenzahl mit einem Tiefpunkt in der 6.–8. Woche. Die Spättodesfälle zwischen dem 10. und 42. Tage waren im wesentlichen auf Sepsis bzw. Pneumonie auf dem Boden der Panmyelophtise zurückzuführen. Auch noch nach Jahren ist mit Auswirkungen der γ-Strahlung zu rechnen (Erhöhung der Mutationsrate mit vermehrten Tumoren und fötalen Mißbildungen).

5. Der Elektrounfall

Ob und inwieweit die Einschaltung in einen elektrischen Stromkreis für den menschlichen Organismus gefährlich wird, hängt von verschiedenen **Bedingungen** ab.

Die *Stromspannung* spielt insofern eine Rolle, als die Ströme mittlerer Spannung (500–1500 V) am gefährlichsten sind, während Hochspannungsunfälle öfters schwere Verbrennungen, aber nicht den Tod herbeiführen. (Bei der Elektrokution zuerst Hochspannung zur Ausschaltung des Bewußtseins, dann Mittelspannung zur Tötung.) Aber auch Niederspannungen (50–100 V) können tödlich wirken.

Auch die *Stromart* ist nicht ohne Bedeutung. Wechselstrom ist gefährlicher als Gleichstrom, wobei der Phasenwechsel insofern eine Rolle spielt, als hochfrequente Ströme ungefährlicher sind als solche mit niedriger Frequenz. Die Elektrogefährdungsforschung hat gezeigt, daß am gefährlichsten der weit verbreitete sinusförmige 50- oder 60-Hz-Wechselstrom ist.

Die *Stromstärke* stellt einen der wichtigsten Faktoren dar; eine Gefährdung besteht bereits ab 60 mA. Welche Stärke der den Körper durchfließende Strom erreicht, hängt in hohem Maße ab von dem

Widerstand, welchen die Haut dem Stromdurchtritt entgegensetzt. Je nachdem, ob die Haut trocken oder feucht, schwielig oder zart ist, schwankt der Hautwiderstand zwischen 1 000 000 (Handfläche, Fußsohlen) und wenigen 100 Ohm. Bei Widerständen über 10 000 Ohm sind die Gebrauchsspannungen im Haushalt ungefährlich, da sie dann nur noch einen maximalen Stromfluß von 20–40 mA bewirken. Da der Hautwiderstand bei anhaltender Durchströmung rasch zusammenbricht und der Innenwiderstand des Körpers dann nur noch, je nach Stromweg, 650 bis 1300 Ohm beträgt, kommt es entscheidend auf die Schutzwiderstände an, welche in der Kleidung, insbesondere den Schuhen liegen.

Der *Stromweg* ist für Art und Ausdehnung der auftretenden Schäden verbindlich und richtet sich nach der Lokalisation von Stromeintritts- und Austrittsstelle. Lebensgefahr besteht hauptsächlich, wenn das Herz im Bereich der Strombahn liegt.

Auch die *Einwirkungsdauer* spielt eine wichtige Rolle. Stromeinwirkungen von unter 0,5 sec. werden meist überlebt; in der Unfallpraxis ist jedoch mit wesentlich längeren Zeiten zu rechnen.

Die **Stromwirkungen** bestehen in einer

1.) Lokalen Hitzeschädigung (Joulesche Wärme durch Gewebewiderstand im Stromfluß),

2.) Störung des »information engineering« im Herzen. In den Funktionsablauf des Reizleitungssystems werden beim Überschreiten einer gewissen Erregungsschwelle unphysiologische, zur falschen Zeit wirkende und falsche Bahnen einschlagende Erregungswellen eingeschleust, wodurch tödliches Kammerflimmern ausgelöst wird. Die Schwellenbedingungen werden bei längerer Stromflußzeit mit ca. 60 Volt und 80 mA erreicht.

Bevor der Strom das Herz zum Flimmern bringt, erregt er bereits die peripheren Nerven und Muskeln zu einer Art Dauerkrampf, wodurch z.B. ein mit der Hand erfaßter Leiter nicht mehr losgelassen werden kann. Diese *Loslaßschwelle* liegt bei Stromstärken von 10–25 mA. Etwa ab 50 mA Herzrhythmusstörungen, Blutdrucksteigerung, Bewußtlosigkeit.

Klinische Begutachtung im Überlebensfall:

Elektrothermische Verbrennungen betreffen nicht nur die Haut (Strommarke), sondern vielfach auch im Stromweg gelegene Muskulatur und Gefäße, die thrombosieren können. Die elektrisch ausgelösten Muskelkontraktionen können Muskel-, Sehnen- und Kapselrisse, ja sogar Luxationen und Frakturen verursachen, wobei ggf. auch Absturzfolgen infrage kommen. Bewußtlosigkeit und Amnesie sind meistens auf die Herzbeteiligung und Hypoxie zu beziehen: der Kopf selbst liegt nur ganz selten im Stromkreis. Am Herzen gibt es keine elektrospezifischen Schäden; etwa später festgestellte entzündliche oder degenerative Myocardveränderungen haben andere Ursachen. Funktionelle neurologische Folgen nach Stromunfall sind meist periphere Lähmungen, die sich wieder zurückbilden, aber auch fortschreiten können.

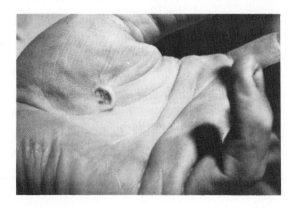

Abb. 48: Strommarke in der Handfläche bei Elektrounfall.

Der **Leichenbefund** bietet als Charakteristikum in der Mehrzahl der Fälle im Bereich der Ein- und Austrittsstellen typische *Strommarken*: Porzellanartige, grauweiße bis gelbliche Hautstellen von derber etwas erhabener Beschaffenheit, deren Zentrum oft eine etwas eingesunkene, graubräunliche Nekrose zeigt (Abb. 48). Seltener ist die Stromeintrittsstelle lochförmig ausgestanzt oder kraterförmig verbrannt; oft ist die Form des berührten Leiters wiedergegeben.

Die Strommarke ist auf die Wirkung der beim Stromdurchgang auftretenden Jouleschen Wärme zurückzuführen. Ihr Aussehen ist zwar so typisch, daß sie als gutes Diagnosticum gewertet werden kann, jedoch ist sie nicht für vitale Stromwirkung spezifisch, da ähnliche Veränderungen auch p.m. und durch Hitze hervorgerufen werden können. *Histologisch* sieht man (durch Wasserdampfbildung aus Gewebsflüssigkeit) Wabenbildung in der Hornschicht und (auch beim Fehlen makroskopisch deutlicher Strommarken! – dann als einzigen Beweis der Stromwirkung) palisadenartige Ausrichtung der spindel- bis fadenförmig ausgezogenen Zellkerne in der Keimschicht und an Gebilden der Subcutis.

Die *Unterscheidung von Strom- und Hitzeläsionen* kann sehr schwierig sein, und muß sich, da der physikalische Nachweis einer Metall-Übertragung allein auch nicht absolut spezifisch ist, auf histo-topo-chemische Untersuchungen stützen.

Verbrennungen im Bereich des Stromeintritts entstehen besonders, wenn es bei Hochspannungsunfällen nicht zum festen Kontakt, sondern zum Funkenüberschlag kommt. Hierbei tritt meistens auch *Metallisation* der Haut durch Niederschlag verdampfter Metallteilchen auf (Kriterium für Stromeintrittsstelle; beim Fehlen des makroskopischen Befundes spektralanalytischer Nachweis!).

Im Verlauf des Stromweges trifft man in der Tiefe der Weichteile vielfach auf »*elektrisches Ödem*«. Der Strom wählt stets den Weg des geringsten Widerstandes, wobei Umwege nicht gescheut werden. Entlang den Gefäßscheiden sind oft Blutaustritte zu finden. Im Bereich der Gelenke pflegt die Strombahn wieder zur Peripherie anzusteigen (Vermeidung des Knochenwiderstandes), wobei neuerliche *Kontaktläsionen* der Haut zustande kommen können. So findet man besonders bei Hochspannungstodesfällen infolge von *Sekundärentladungen* auf dem Wege eines Stromteiles entlang der Körperoberfläche zahlreiche punktförmige Brandeffekte auf der Haut; auf diese Weise kann auch die Unterkleidung verkohlen, während die Oberkleidung mehr oder weniger unversehrt bleibt.

An den *inneren Organen* ist der Befund bis auf gelegentlich zu beobachtendes Lungenödem meistens negativ.

Vom Unglücksfall abgesehen sind auch **Selbstmorde** durch Berührung von stromführenden Leitern oder Einbringen von Elektrogeräten in die Badewanne, ferner **Morde** durch Stellen von Stromfallen, Aufdrücken vorbereiteter Kontakte (Form der Strommarke!?) vorgekommen.

Der Tod durch **Blitzschlag** ist nicht ganz selten (in der BRD 50–100 Fälle pA). 40% der vom Blitz getroffenen Personen sterben sofort, 60% überleben nach kurzer Bewußtlosigkeit und vorübergehenden Motilitäts- und Sensibilitätsausfällen. Nicht selten sind aber Linsentrübungen (Blitzkatarakt). Auch Spätfolgen in Form neurologischer Störungen sind bekannt geworden.

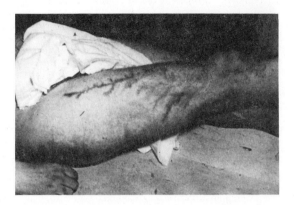

*Abb. 49: Blitzfigur an der
Oberschenkelhaut.*

An der Leiche kann jede Spur einer Gewalteinwirkung fehlen. Manchmal finden sich Hautverbrennungen 1. und 2. Grades; charakteristische, farnkrautartig verzweigte »Blitzfiguren« von rötlicher oder bräunlicher Farbe an der Haut sind selten und können postmortal abblassen (Abb. 49). Über ausgedehnten Verbrennungen kann die Kleidung unversehrt geblieben sein, andererseits kommt Zerreißung und Verbrennung der Kleider ohne Hautläsionen vor. Zuweilen sind Schmelzspuren an metallischen Gegenständen und Magnetisierung von Eisenteilen (Schmuck, Schlüssel, Münzen) der einzige Hinweis auf den erlittenen Unfall. – Die inneren Befunde sind meist uncharakteristisch; beschrieben wurden petechiale Blutungen an den serösen Häuten des Brustraums, Mediastinalblutungen, Hirnschwellung, arachnoidale und Stammhirn- Blutungen.

V. Verhungern

Entzug der Nahrung führt beim Menschen nach etwa 40 Tagen zum Tode, bei gleichzeitigem Flüssigkeitsentzug bereits nach 1–2 Wochen. Das Hungergefühl schwindet am 2. bis 3. Tage; unter zunehmender Apathie, Gewichtsabnahme bis zu 40%, Obstipation, schließlich Somnolenz und Delirien schreitet die Dekomposition bis zum Exitus fort, wobei zuerst die Depotstoffe (Kohlehydrate und Fett), später auch das Organeiweiß abgebaut werden.

Mit Todesfällen durch völlige Nahrungsverweigerung – **Hungerstreik** – muß gerechnet werden, wenn 40% des Körpergewichts verlorengegangen sind, zeitlich gesehen etwa ab der 4. Woche, je nach Alter und Ernährungs- und Kräftezustand zu Beginn der Hungerperiode.

Ist der Nahrungsentzug nur partiell (Magersuchtfälle!), kann sich der Inanitionsprozeß über Monate und Jahre hinziehen.

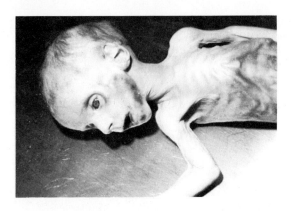

Abb. 50: Greisengesicht und
skelettartige Abmagerung
mit vollständigem Schwund
des Unterhautfettgewebes
bei Tod durch Verhungern.

Zur Frage der **Zwangsernährung** im Hungerstreik befindlicher Personen (Häftlinge) ist folgendes zu sagen: prinzipiell steht der zwangsweisen Nahrungszufuhr das Grundrecht der Selbstbestimmung entgegen. Beim Einsetzen (finaler) Bewußtseinsstörungen allerdings ist davon auszugehen, daß der Betreffende im Angesicht des Todes seine Absicht geändert haben könnte (wie dies ja auch für Selbstmörder angenommen wird; vgl. Seite 29). Erst zu diesem Zeitpunkt kommt ärztliches Eingreifen mit oder ohne behördliche Veranlassung in Betracht.

Gelegentlich wird dem Sachverständigen die Frage vorgelegt, ob der **Tod eines Kindes** durch absichtliches Verhungernlassen verursacht worden ist. Viel häufiger ist zweifellos die dolöse oder fahrlässige Vernachlässigung mit Todesfolge.

Ein Verhungern als Todesursache kann festgestellt werden, wenn keine den Tod sonst erklärenden Organbefunde vorliegen und andererseits die typischen Zeichen der Unterernährung vorhanden sind: Atrophie mit entsprechendem Untergewicht, Greisengesicht, faltiger trockener Haut, völliges Fehlen allen Fettgewebes (vgl. Abb. 50). Als Zeichen der Vernachlässigung kommen infrage entsprechende Verschmutzung, besonders ausgedehntes Urinekzem, Kälteschäden. Es handelt sich fast regelmäßig um schlechte soziale Verhältnisse, die Mütter stammen ihrerseits meist aus ungünstigem Milieu und sind oft debil, haltschwach, trunksüchtig.

Die Entscheidung, ob die Pädatrophie im konkreten Fall auf eine Ernährungsstörung oder auf Nahrungsentzug zurückzuführen ist, kann aber allein aus dem Leichenbefund oft nicht getroffen werden. Auch die Frage, ob »Verwahrlosung« vorliegt, ist mit größter Vorsicht zu behandeln, da Ekzeme, Rachitis, Pediculi auch bei gut gepflegten Kindern vorkommen können.

Während die trockene Form der Hungerkachexie bei Mangelernährung seltener ist, fand sich das *Hungerödem* (bei wasser- und salzreicher Eiweiß-Mangelkost) in der Kriegszeit weit verbreitet. Die meisten Fälle zeigten bei entsprechender Verminderung des Serumeiweißes eine Herabsetzung des onkotischen Druckes im Blutplasma; zuweilen entsprach das Bild auch einem B_1-Mangelödem mit kardiovaskulärer Beteiligung. Häufig waren nach Wiederzufuhr reichlicher Nahrung Mangeldiarrhöen und Achylie.

Der *Sektionsbefund* zeigt hochgradige Abmagerung, ggf. Ödembildung, völligen Schwund des Fettgewebes bis auf gallertig entartete Reste (z.B. subepikardial), braune Atrophie des Herzens, Bluteindickung, häufig Sekundärinfektionen, Decubitus, Acetonbildung.

VI. Spezialfragen bei der Begutachtung gewaltsamer Todesfälle

1. Unterscheidung vitaler und postmortaler Verletzungen; Wundaltersbestimmung

In den vorhergehenden Kapiteln ist die Frage der vitalen oder postmortalen Entstehung von Verletzungen immer wieder erwähnt worden. Der Nachweis der **vitalen Reaktion** ist in der Begutachtung des gewaltsamen Todes von besonderer Bedeutung.

Jeder Eingriff in die Unversehrtheit des Körpers stellt einen Reiz dar, welcher vom lebenden Organismus mit einer lokalen bzw. allgemeinen Reaktion beantwortet wird. Hat der Organismus nicht mehr genügend Zeit zur Entwicklung der betreffenden Reaktion, weil bald darauf bereits der Tod eintritt, so werden die zu besprechenden Kennzeichen nur wenig ausgebildet sein (z.B. agonale Verletzungen).

Allgemeine Vitalreaktionen sind:

a) Die **Ausblutung** der Leiche. Größere Blutverluste mit Anämie der inneren Organe können nur bei funktionierendem Kreislauf entstehen; liegen postmortale Verletzungen im Bereich der Hypostasen, so kann auch hier Blut abfließen, jedoch nicht eine allgemeine Anämie zustande kommen. Ein wichtiger Befund in diesem Zusammenhang sind subendokardiale Blutungen.

b) Die **Blutaspiration** bei Verletzungen der Schädelbasis, der Mundhöhle, des Halses oder der tiefen Luftwege kann nur bei in Gang befindlicher Atmung stattfinden. Die Lunge zeigt an der Oberfläche und (oder) am Schnitt eine mehr oder weniger reichliche, rötlich-marmorierte Zeichnung von Aspirationsherden (vgl. S. 176).

In diesem Zusammenhang zu nennen sind auch die allgemeinen **Erstickungszeichen**, insbesondere die subserösen, Schleimhaut- und Hautblutungen, ferner CO- und Rußeinatmung.

c) Das **Verschlucken** von Blut, Fremdkörpern, Organteilen etc. beweist gleichermaßen wie die Aspiration einen intravitalen Vorgang.

d) Alle Formen der **Embolie** können wiederum nur bei bestehender Kreislauffunktion auftreten. Da die *Fettembolie* schon nach wenigen Sekunden in der Lunge nachweisbar wird, fehlt sie bei Verletzung durch stumpfe Gewalt nur selten. *Parenchymembolien* in der Lunge durch losgerissene Zellverbände des Gehirns, der Leber etc. sind demgegenüber seltener, und ebenfalls nur bei stumpfer Gewalteinwirkung zu erwarten. Der histologische Nachweis der *Pha-*

gozytose des eingeschwemmten Materials ermöglicht bei längerem Überleben eine Zeitdiagnose der Verletzungen. Auch die *Luftembolie* (näheres S. 233) ist ein Beweis der vitalen Entstehung von Gefäßverletzungen, ferner die allgemeine Schocksymptomatik, Lipoidmobilisation der Nebenniere etc.

e) Die **agonochemischen Streßreaktionen**, z.B. Erhöhung des Catecholamin-Blutspiegels.

Lokale Vitalreaktionen sind:

a) **Blutung und Blutunterlaufung** an Verletzungen. Da auch postmortal Blutungen nach außen und in das Gewebe auftreten können, zudem das Leichenblut in den ersten Stunden p.m. noch gerinnbar bleibt, sind nur größere geronnene *Hämatome* sowie die unter c) genannten Gewebs-Reaktionen als Beweis der vitalen Entstehung anzusehen (vgl. auch S. 136).

Oft ist es so, daß beim Vorhandensein verschiedener Verletzungen den kleineren das Blut zur Blutung durch die größeren entzogen wird. Durch autolytische Vorgänge, Fäulnis, Auswässerung können Gewebshämatome wieder verschwinden. – Stets muß deshalb auch nach *indirekten* Blutunterlaufungen, entfernt vom Ort der Gewalteinwirkung, gefahndet werden (Ansatzstellen gezerrter Muskulatur, Gelenke).

b) Zeichen der **Blutresorption** in Lymphbahnen (z.B. des Zwerchfells beim Überfahren des Bauches) und Lymphknoten sind gleichzeitig ein Beweis, daß die Verletzung gewisse Zeit überlebt wurde.

c) Zeichen der **Nekrobiose, Entzündung, Heilung**. Wichtig ist hier mikroskopische Untersuchung von Hautabschürfungen, da diese ja, ob vital oder postmortal entstanden, an der Leiche makroskopisch das gleiche Aussehen haben. Schon nach kurzer Überlebenszeit (eine halbe bis eine Stunde) werden die ersten Kennzeichen der entzündlichen Reaktion (biochemische und Fermentverschiebungen) nachweisbar, die erste Leukozytenreaktion nach 30 bis 90 min. (Abb. 51 und 52).

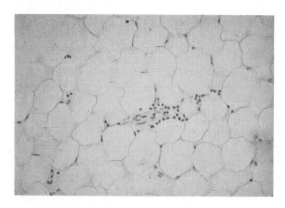

Abb. 51: Beginnende Leukozytenemigration in der Subcutis; Überlebenszeit 1 Std.

229

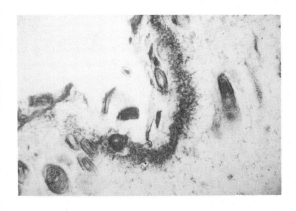

*Abb. 52: Aktivitätsvermeh-
rung der sauren Phospha-
tase als vitale Reaktion
im äußeren Wundbereich
(Überlebenszeit 8 Std.)*

Anhaltspunkte für die Wundalterbestimmung

1. Stunde	Blutung. Histamin- und Serotoninfreisetzung
2. Stunde	Wundoedem, Acidose. Beginn der Emigration von Leukozyten aus den Gefäßen. Beginn der Enzymaktivierung in den Bindegewebsstrukturen: Esterasen, MAO.
3. Stunde	Spärliche Leukozytose; Vorzeichnung von Nekrose und Demarkation durch Verlust der Enzymaktivitäten in der inneren und Zunahme in der äußeren Wundzone.
6. Stunde	Deutliche zelluläre Wallbildung an der Demarkationslinie mit paralleler Enzymaktivierung (Phosphatasen, Peptidasen). Hyperämie der Wundumgebung.
12. Stunde	Beginn der Phagozytose. Massive zelluläre und enzymatische Wallbildung.
16. Stunde	Erste Karyolysen der Leukozyten, Zunahme der mononuclearen Wanderzellen; Histiocyten.
2.–4. Tag	Beginn der Epithelregeneration. Aktivierungs-Maximum der sauren Phosphatase und der Cytochromoxidase. Reichlich Makrophagen. Fibroblasten, Gefäßneubildung.
5.–6. Tag	Hämosiderin. Faserneubildung.
7.–10. Tag	Maximum der Wundkontraktion und Granulationsgewebebildung. Hämatoidin.
2.–4. Woche	Narbenbildung

Die **Altersbestimmung von Wunden** orientiert sich an der zeitlichen Staffelung der einzelnen Reaktionen (vgl. Tabelle). Verschiedene Gewebe zeigen gewisse Unterschiede im Auftreten der einzelnen Phänomene; vgl. auch S. 174 und S. 185.

2. Konkurrenz und Koinzidenz von Todesursachen
Priorität von Verletzungen

Konkurrenz der Todesursachen kann beim Zusammentreffen mehrerer gewaltsamer Todesarten (z. b. kombinierter Selbstmord) oder bei der Kombination einer gewaltsamen mit einer natürlichen Todesursache vorliegen. Derartige Fälle besitzen oft für die Unfallbegutachtung, die zivile Haftpflicht und etwaige Strafverfahren besondere Bedeutung (vgl. auch S. 61 und S. 162).

Die Entscheidung, welche von mehreren Verletzungen letztes Endes den Tod herbeigeführt hat, ist besonders dann von Interesse, wenn nicht ein, sondern verschiedene Täter bzw. Ereignisse in Frage kommen. Darüberhinaus gilt im übrigen

> § 227 StGB: (1) Ist durch eine Schlägerei oder durch einen von Mehreren gemachten Angriff der Tod eines Menschen oder eine schwere Körperverletzung (§ 224) verursacht worden, so ist jeder, welcher sich an der Schlägerei oder dem Angriffe beteiligt hat, schon wegen dieser Beteiligung mit Freiheitsstrafe bis zu 3 Jahren oder mit Geldstrafe zu bestrafen, falls er nicht ohne sein Verschulden hineingezogen worden ist.

Bei konkurrierenden Schädigungen ist deren Priorität bzw. Relevanz hinsichtlich des Tötungserfolges am Ausbildungsgrad der jeweiligen vitalen Reaktionen zu erkennen; dabei muß man allerdings bedenken, daß bei verschiedenen Agonieformen einzelne Funktionskreise den entscheidenden Ausfall noch etwas überdauern können.

> Beim Erwürgen, Erdrosseln etc. pflegen z. B. nach dem Atemstillstand schwächer werdende Herzaktionen noch einige Minuten anzudauern; wird in dieser Phase nun noch gestochen, so können sich mehr oder weniger ausgeprägte Blutaustritte entwickeln, während es beim Verbringen der Leiche ins Wasser nicht mehr zur Plaktonaspiration käme. Eine zentraler liegende Verletzung eines größeren Gefäßabschnittes, z.B. der Aorta, wird einer kleineren, mehr peripher liegenden Arterienverletzung »das Wasser abgraben«, die Unterblutung der Gewebe fällt hier schwächer aus, woraus auf die Reihenfolge von Stichen geschlossen werden kann. – Sind zwei gleichwertige und gleichzeitige Todesursachen vorhanden, so spricht man von Koinzidenz der Todesursachen.

> Bei *Schädelbrüchen* erlaubt manchmal genaues Studium der Bruchlinien den Schluß auf die zeitliche Reihenfolge verschiedener Gewalteinwirkungen, da die von dem später gesetzten Defekt ausgehenden Berstungssprünge dort enden müssen, wo sie auf Bruchlinien der ersten Verletzung stoßen (Puppesche Regel; vgl. S. 180).

3. Handlungsfähigkeit nach Verletzungen

Die Beurteilung der Handlungsfähigkeit tödlich verletzter Personen besitzt vielfach für die Rekonstruktion des Tatherganges zentrale Bedeutung.

Ganz abgesehen von der oft erstaunlich langen Überlebenszeit nach den schwersten Verletzungen (Kopfschüssen, Herzverletzungen) besteht mit ganz wenigen Ausnahmen auch in den meisten Fällen eine ausgedehntere oder geringere Handlungsfähigkeit.

Die sichere *Verneinung* der Frage, ob der Verletzte noch bestimmte Handlungen vollbracht haben kann, ist nur möglich bei hochsitzenden Rückenmarksläsionen, ausgedehnter Zertrümmerung des Schädels und vollständiger Unterbrechung der cerebralen Blutversorgung, z.B. bei Erhängen.

Handlungsunfähigkeit besteht natürlich auch bei Bewußtlosigkeit, z.B. bei CO-Hb-Werten über 50%, jedoch kann man die Frage, ob eine bestimmte Verletzung den Bewußtseinsverlust herbeiführen mußte, fast nie sicher beantworten: nach Kopfverletzungen z.B. kann ebensogut Bewußtlosigkeit auftreten wie ausbleiben; keinesfalls ist etwa Schädelbruch gleichbedeutend mit Commotio cerebri. Einen gewissen Anhalt bietet der Sektionsbefund insofern, als es bei Blutungen in den Rachen und erhaltenem Bewußtsein zum Verschlucken des Blutes, bei Bewußtlosigkeit dagegen zur Blutaspiration zu kommen pflegt.

Das gleiche gilt für die Verletzungen des Herzens und der Halsgefäße: obgleich Durchtrennung der A. carotis im allgemeinen sofortige Handlungsunfähigkeit bedingt, sind doch Fälle bekannt geworden, in denen der Verletzte noch kurze Wegstrecken zurücklegte.

4. Leichenzerstückelung und -beseitigung

Man spricht von

offensiver Leichenzerstückelung, wenn der Täter das Opfer in Form eines Lustmordes tötet und dabei weitgehend zerfleischt; die Zerstückelung ist ein Ausfluß sadistischer Perversion und dient zum Lustgewinn. Die Verletzungen tragen meist vitalen oder agonalen Charakter, können jedoch auch postmortal entstanden sein. Sie verlaufen regellos; ein Zerstückelungs»plan« ist nicht ersichtlich. Vielfach sind die Bauchhöhle aufgeschlitzt, das Genitale oder die Brüste ausgeschnitten.

Defensive Leichenzerstückelung liegt vor, wenn die Leiche zerlegt wird, um sie leichter beseitigen zu können oder die Identifizierung des Toten zu erschweren. Kunstgerechte Zergliederung, Abtrennung der Extremitäten in den Gelenken mit planvoller Schnittführung läßt auf anatomische Vorbildung des Täters schließen (Ärzte, Heilgehilfen, Pfleger, Metzger). Die Leichenteile werden oft gesondert verpackt, ins Wasser geworfen, verbrannt etc. Zuweilen begnügt sich der Täter auch damit, den Kopf abzutrennen und zu verstecken, besondere Kennzeichen und die Kleidung zu entfernen. – Die Verletzungen tragen stets postmortalen Charakter und lassen den Sinn der Körperverletzung erkennen. Hauptaufgaben des Sachverständigen sind neben der Identifizierung des Toten die Feststellung der Todesursache, der Todeszeit und des verwendeten Werkzeuges.

Bei *Hiebverletzungen* können Schartenspuren im Knochen als feine Riffelung der Trennungsflächen zurückbleiben. Um ein fragliches Werkzeug, z.B. ein Beil, als Tatwerkzeug zu identifizieren, erzeugt man mit der (im gleichen Winkel angesetzten) Schneide Vergleichsspuren in Plastilin oder einer zahnärztlichen Abformmasse. Diese werden bei seitlicher Beleuchtung genauso wie die Knochenflächen fotografiert und die vergrößerten Fotogramme verglichen. Sogar die Analyse von *Sägespuren* in Knochen liefert zuweilen Anhaltspunkte für das Tatwerkzeug: aus dem gestuften Rillenrelief der Sägefläche und anhand inkompletter Sägeschnitte kann oft auf Länge und Blattstärke, Zahl und Schränkung der Sägezähne geschlossen werden. Zuweilen gelingt an Gewebsextrakten die Bestimmung der Blutgruppe, an den Zellkernen die Geschlechtsfeststellung.

Eine **Leichenbeseitigung** erfolgt öfters durch Vergraben, Verbrennen, Ins-Wasser-Werfen als durch einfaches Verstecken in Schränken, Truhen, Kellerräumen etc.. Kindsleichen wurden in Körben auf dem Speicher abgestellt, in Müllcontainer gesteckt und sogar einbetoniert. Spektakuläre Fälle mit Auflösung der Opfer in der Schwefelsäure-gefüllten Badewanne zeigten, daß tatsächlich eine praktisch restlose Vernichtung der organischen Substanz, einschließlich der Knochen unter Hinterlassung nur geringer Spuren von Zähnen, Prothesenmaterial etc. im Laufe einer Woche möglich ist.

5. Todesfälle nach Abtreibung

In der Zeit vor Einführung der medikamentösen Kontrazeption und der Legalisation des Schwangerschaftsabbruchs (vgl. Seite 44 f.) hat es trotz der Strafdrohung eine große Zahl »krimineller« Aborte gegeben, naturgemäß mit hoher Dunkelziffer, wobei nicht so selten auch schwere Gesundheitsschäden und sogar Todesfälle vorkamen. Gebhardt et al. ermittelten in einer Feldanalyse bei 5293 Frauen insgesamt 1067 (freiwillig zugegebene) Abtreibungen, wobei in 10% leichte bis mäßige, in 7% schwere (Sepsis), in 8% seelische Komplikationen aufgetreten waren.

Auch in Europa war ein erheblicher Wandel im Bild der Abtreibungsfolgen zu verzeichnen. Während vor dem letzten Weltkrieg die Luftembolie, schwere Verletzungen und Peritonitiden bzw. die eitrige Parametritis mit Septikämie die Szene beherrschten, traten in den fünfziger Jahren die Seifenvergiftungen und wenig später die Endotoxinschock-Fälle in den Vordergrund. Insgesamt stellen sich schließlich die Nebenfolgen der illegalen Abtreibung bei weitem nicht mehr so gravierend dar, wie oft behauptet (in der BRD weniger als 100 Todesfälle nach Abort pro Jahr einschließlich der Spontan- und Legalfälle!).

Auch die vom Arzt vorgenommene Interruptio ist mit einer nicht ganz kleinen Komplikationsrate belastet: Nach einer New Yorker Statistik von 1971 gab es 13% Frühkomplikationen mit mehr als 2% Perforationen, 20% Infektionen, 0,1% Todesfälle; ferner ist eine erhöhte Komplikationsrate für spätere Schwangerschaften in Betracht zu ziehen. –

Schädigungen durch Laienabtreibung können auftreten durch verschiedene **Drogen,** wie Extrakte von Juniperus sabina und communis, Thuja, Taxus, Raute, Safran, ferner Drastica wie Aloepillen. Durch Apiol (wirksame Substanz aus Petersiliensamen) wurden tödliche Intoxikationen in Italien beobachtet und auf Hämolyse mit nachfolgender Niereninsuffizienz zurückgeführt.

Mechanische Abtreibungsmittel führten öfters zu Verletzungen der Scheidengewölbe oder zu Uterusperforation mit entsprechenden **Infektionen.** Oft blieb es bei der Endometritis post abortum, nicht selten kam es aber auch zu Allgemeininfektionen. Manchmal handelte es sich um anaerobe Keime (Tetanus, Gasbrand).

Bei vorangegangener Sensibilisierung gegen das Bakteriengift (meist E. coli, z.B. durch Pyelitis, frühere Aborte) kam es zuweilen, und zwar gerade im Anschluß an die Ausräumung und den Einsatz von Breitband-Antibiotika, zur Entwicklung eines *Endotoxinschocks,* dessen Bild im speziellen Fall als generalisiertes Sanarelli-Shwartzman-Phänomen bekannt wurde.

Unter Entwicklung einer wechselnd starken hämorrhagischen Diathese mit Hautblutungen u.a. kam es zum raschen Kreislaufzusammenbruch, mit Verbrauchskoagulopathie und reaktiver Fibrinolysesteigerung, im Überlebensfall öfters zu typischen Nierenrindennekrosen und sekundärer renaler Insuffizienz.

Sehr verbreitet war die Einspritzung von Seifenlösung in das Uteruscavum, wodurch ziemlich prompt Abortauslösung zu bewirken ist. Beim **Seifenabort** kann es, abgesehen von den Luftemboliefällen, zu schweren Krankheitserscheinungen und zum Tod durch die spezifische Giftwirkung der Seife kommen, wenn die Lösung zufällig plazentar, d.h. also geradezu intravenös injiziert wird.

Der gefährlichste Zwischenfall bei Uterusspülungen war die **Luftembolie.** Durch fehlerhafte Füllung des Systems kommt es zur Einspritzung von Luft in das Uteruscavum; die Luft kann von den eröffneten Uteringefäßen angesaugt werden und durch die V. cava ins rechte Herz gelangen. Diese heute bei ganz anderen Anlässen, z.B. Schnitt- und Stichverletzungen, leider manchmal auch iatrogen auftretende Todesursache ist einerseits dadurch charakterisiert, daß die Luftblasen den Blutzustrom in den kleinen Kreislauf unterbrechen und dann zur allgemeinen Hypoxämie führen; andererseits kommt es wohl auch zur reflektorischen Drosselung des Coronarkreislaufes; schließlich spielt die mechanische Behinderung der Herzaktion durch Aufblähung von rechtem Vorhof und Kammer eine Rolle. Die tödliche Menge Luft beläuft sich auf 50–100 ccm (abhängig vom Zeitraum des Eindringens).

Bei der sog. fulminanten Luftembolie stirbt der Patient unter charakteristischen Erscheinungen: kurzes Aufseufzen oder Schrei, Zurücksinken, hochgradige Cyanose, Röcheln, Tod in wenigen Minuten, in Fällen von protrahierter Luftembolie verzögert innerhalb der nächsten Stunden. Bei unterschwelliger Luftdosis oder gekreuzter Embolie finden sind gelegentlich die Folgen einer cerebralen Luftembolie mit Bewußtseinsausfällen, Lähmungen, Krämpfen und möglicherweise komatösem Exitus nach vielen Stunden.

Die *Sektion* bei *Luftembolieverdacht* muß zunächst artefizielles Eindringen von Luft durch die Sektionstechnik ausschließen. Der Längsschnitt wird deshalb nur von der Symphyse bis zur Fossa jugularis geführt. Dann wird das Sternum nach Durchtrennung der Rippenknorpel in Höhe der 2. Rippe abgesägt, der freigelegte

Herzbeutel an kleiner Stelle eröffnet und mit Wasser gefüllt. Steigen bei Eröffnung der rechten Kammer unter Wasser Luftblasen auf, so handelt es sich um eine Luftembolie, - wenn nicht Gasfäulnis der Leiche vorliegt. In diesem Fall werden Fäulnisveränderungen auch an anderen Organen nachweisbar sein. Die Herzgase müßten ggf. chemisch analysiert werden: Der Nachweis eines hohen Stickstoffanteils spricht für Luftembolie, von CO_2 und Wasserstoff für Fäulnis. Bei unmittelbar tödlicher Luftembolie findet man auch flüssiges Leichenblut.

Bei gekreuzter Luftembolie sind Luftblasen in den Ventrikeln, den Plexus choroidei und histologisch Erbleichungsherde des subcorticalen Marklagers nachweisbar; Luft in den Piavenen ist stets artefiziell hineingelangt und diagonstisch belanglos.

6. Kindstötung

§ 217 StGB   Eine Mutter, welche ihr nichteheliches Kind in oder gleich nach der Geburt vorsätzlich tötet, wird mit Freiheitsstrafe nicht unter 3 Jahren bestraft. In minder schweren Fällen ist die Strafe Freiheitsstrafe von 6 Monaten bis zu 5 Jahren.

§ 90 StPO   Bei Öffnung der Leiche eines neugeborenen Kindes ist die Untersuchung insbesondere auch darauf zu richten, ob es nach oder während der Geburt gelebt hat, und ob es reif oder wenigstens fähig gewesen ist, das Leben außerhalb des Mutterleibes fortzusetzen.

Allgemeines

Ebenso wie die Abtreibung ist die Tötung des Neugeborenen heute sehr selten geworden.

Nach geltendem Recht wird die Kindstötung milder bestraft als sonstige vorsätzliche Tötung. Damit ist der durch das Geburtstrauma herabgesetzten seelischen Widerstandfähigkeit der Mutter Rechnung getragen. Der Gesetzgeber bezieht sich jedoch nur auf die *uneheliche* Mutter, da sie aus Angst vor Schande und sozialer Not handle. Selbstverständlich schützt der § 217 auch nur die *Mutter,* nicht etwa andere Personen, die ein neugeborenes Kind töten. Die Formulierung »tötet« setzt voraus, daß das Kind gelebt hat; Gewaltanwendung gegen ein totgeborenes, vermeintlich lebendes Kind würde einen Versuch am untauglichen Objekt darstellen. Nach § 64 1. DVO z. Personenstandsgesetz v. 19.5.38 gilt eine Frucht als *Kind,* wenn sie wenigstens 35 cm lang ist, als totgeboren oder in der Geburt verstorben, wenn die natürliche Lungenatmung nicht eingesetzt hat; »Fehlgeburten sind totgeborene Früchte, die weniger als 35 cm lang sind«. Die Tötung muß *vorsätzlich* erfolgen, zufälliges Erdrücken im Schlaf z.B. würde höchstens den Tatbestand der fahrlässigen Tötung nach § 222 darstellen. Die Bezeichnung »*in oder gleich nach der Geburt*« gibt keine klare Begrenzung der Zeit an, innerhalb derer noch der Tatbestand der Kindstötung angenommen werden kann. Im allgemeinen wird man einer Frau vom ärztlichen Standpunkt solange noch die Vergünstigungen des § 217 zubilligen müssen, als noch die besondere durch die Geburt bedingte psychische Alteration vorgeherrscht hat; je nach den individuellen Verhältnissen kann dies einige Stunden bis zu 1–2 Tagen der Fall sein. *Mildernde Umstände* werden z.B. angenommen, wenn das Kind zwar gelebt hat, infolge Unreife oder mit dem Leben nicht vereinbarer Mißbildungen oder Erkrankungen aber nicht imstande gewesen wäre, das Leben außerhalb des Mutterleibes fortzusetzen.

Hieraus lassen sich ohne weiteres die **Fragestellungen** ableiten, welche bei der Begutachtung zu beantworten sind:

1. War das Kind neugeboren?
2. Hat das Kind gelebt?
3. War das Kind lebensfähig?
4. Welches war die Todesursache?

Die *Neugeborenensektion* muß die besonderen Erfordernisse des Gegenstandes berücksichtigen. Bei der äußeren Besichtigung ist das Vorhandensein oder Fehlen der Reifezeichen zu vermerken.

Die *Nabelschnur* (Ansatz und Durchtrennungsstelle) wird genau beschrieben, ihre Länge gemessen; ebenso verfährt man gegebenenfalls mit der Plazenta. Die Lokalisation der Geburtsgeschwulst muß genau festgelegt werden, um sich ein Bild über Geburtslage und -verlauf machen zu können. Nach Vermessung der Fontanellen wird die Schädelhöhle mit Korbhenkelschnitt eröffnet, wobei die Falx im Zusammenhang mit dem Tentorium erhalten bleibt und durch gesonderte Abtrennung der Hemispären in Höhe der Großhirnschenkel dargestellt werden kann. Der Längsschnitt am Rumpf wird bis zur Mundspalte hinauf geführt und nach Spaltung des Unterkiefers die Mundhöhle freigelegt. Die Halsmuskulatur wird in situ präpariert, die Trachea eröffnet und ein Objektträger-Abstrich entnommen. Weitere Abstriche werden von den Bronchien, Lungenschnittflächen und aus dem Magen gemacht. Die Reservierung von Lungenstückchen zur histologischen Untersuchung darf nie unterlassen werden.

a) Der Nachweis des Neugeborenseins

wird geliefert durch das Vorhandensein von **Vernix caseosa,** besonders hinter den Ohren und in den Gelenksbeugen, ferner von **Blutbeschmierung** und durch die Beschaffenheit der **Nabelschnur.**

b) Der Nachweis des Gelebthabens und der Lebensdauer

Das Kind hat (im juristischen Sinne) gelebt, wenn es geatmet hat. Der Nachweis stattgehabter Atmung erfolgt durch die **Untersuchung der Lungen.**

Unbeatmete Lungen lassen das Perikard frei und liegen atelektatisch neben der Wirbelsäule, sie sind blaurot, fleischig und grob gefeldert.

Beatmete Lungen überdecken den Herzbeutel, ihre Farbe ist rosa, sie sind flaumig und lassen die feine Zeichnung der Alveolen erkennen.

Bei der *Lungenschwimmprobe* werden erst die ganzen Brustorgane aufs Wasser gelegt (gut beatmete Lungen tragen den ganzen Situs), dann jede Lunge einzeln, schließlich die einzelnen Lappen bzw. kleinere Stückchen aus ihnen, um etwaige ungleichmäßige Beatmung erkennen zu können. Da die Lungen auch durch Fäulnisgase Auftrieb erhalten können, andrerseits beatmete Lungen (selten) auch postmortal durch Resorption wieder teilweise luftleer werden können, ist zur Ergänzung stets die *histologische Lungenprobe* anzuschließen, wobei Entfaltung auch einzelner Alveolenbezirke der Beobachtung nicht entgehen kann, andererseits ggf. eine *Fruchtwasseraspiration* erkannt wird.

Die **Untersuchung des Magendarmkanals** liefert weitere Anhaltspunkte. Schon bei den ersten Atemzügen wird auch Luft verschluckt. Der Befund von Luftblasen im Magen bedeutet daher eine Lebensdauer von einigen Sekunden bis Minuten; enthält auch der obere Dünndarm Luft, so ist mit $1/4$–1 Stunde Leben zu rechnen. Ist der ganze Dünndarm luftgefüllt und das *Mekonium* aus dem Dickdarm größtenteils ausgetrieben, so kann man eine 6–12stündige, bei Luftfüllung auch des Rectums über 12 Stunden Lebensdauer annehmen. Mekoniumentleerung ohne Luftfüllung spricht für intrauterine Asphyxie.

Hat das Kind nach der Geburt 1 Tag, mindestens einige Stunden gelebt, so wird an der Ansatzstelle am **Hautnabel** ein rötlicher *Demarkationsring* sichtbar. Auch an frischen Nabelschnüren kann postmortal ein Vertrocknungsstreifen an der gleichen Stelle entstehen, der aber im Gegensatz zum Demarkationsring nicht zirkulär geschlossen ist, sondern auf der Seite, wo die Nabelschnur der Haut anliegt, unterbrochen erscheint. Im Zweifel wird die histologische Untersuchung entscheidend sein, da es sich um die Zuwanderung von Leukozyten handelt.

c) Der Nachweis der Lebensfähigkeit

Die *Lebensfähigkeit* der Frucht beginnt mit der 28.–30. Schwangerschaftswoche, zu einem Zeitpunkt also, wo die Fruchtlänge etwa 35 cm beträgt.

Die *Reifezeichen* sind: Länge 48–50 cm, Gewicht 3000 g (beachte die Möglichkeit postmortaler Gewichtsverluste!), Kopfumfang 33–34 cm, Ausbildung der Ohrknorpel, abgeschlossener Descensus testis bzw. Überdecktsein der kleinen durch die großen Schamlippen, Verlust der Lanugobehaarung bis auf Reste, völlige Ausbildung der Finger- und Zehennägel, Femur-Epiphysenkern 5 bis 10 mm, Calcaneuskern 9 mm, Nabelschnur 50 cm, Pazenta 500 g.

Die *Lebensunfähigkeit* der Frucht kann bedingt sein durch:

Unreife, Geburtsschädigungen und Mißbildungen

d) Die Feststellung der Todesursache

Von den natürlichen Todesursachen sei an dieser Stelle nur die intrauterine Asphyxie genannt. Sie führt meist zu vorzeitigen Atembewegungen und zur Fruchtwasseraspiration. Der Nachweis von Fruchtwasserbestandteilen (Fetttropfen, Vernixzellen, Lanugohaaren, Mekonkörperchen) erfolgt histologisch. Da Fruchtwasseratmung physiologisch möglich ist, kann nur ein massiver Befund als Todesursache angesehen werden.

Unter den *unnatürlichen Todesursachen* spielen die verschiedenen Formen der Erstickung die größte Rolle, da es bei der Tat gleichzeitig um die Verheimlichung der Geburt geht und somit das Kind am Schreien gehindert werden muß: am häufigsten sind Bedeckungen der Atemöffnungen mit der Hand (Kratzer im Gesicht) oder einfaches Liegenlassen unter der Decke, Einwickeln oder Verpacken unter Wäsche etc. Oft wird das Kind erwürgt, wobei die Würgespuren vielfach in der Nackengegend lokalisiert sind, oder erdrosselt. Das Strangwerkzeug bleibt meist liegen. Strangfurchen dürfen nicht mit Fetterstar-

rungsfalten verwechselt werden. Ertränkung des Kindes in einem Außenge-
wässer ist selten, häufiger in Wassereimern, in die das Kind sitzend hineingebo-
ren wird.

Bei Anwendung **stumpfer Gewalt** (Hieb, An-die-Wand- oder Auf-den-Boden-
schlagen) sind differentialdiagnostische Erwägungen vonnöten. *Ossifikations-
defekte* können traumatischen Fissuren ähneln; sie ziehen meist radiär von
den Schädelnähten nach innen und enden blind, oder sie bilden rundliche
zentrale Defekte; ihre Anordnung ist symmetrisch.

Außer diesen Arten der *aktiven* gibt es noch die **passive Kindestötung** durch
absichtliche Unterlassung des nötigen Beistandes (Anregung der Atmung,
Reinigung der Luftwege, Nabelversorgung, Warmerhaltung). Die Absicht wird
zwar selten eingestanden, vom Gericht u.U. jedoch angenommen; die Verteidigung beruft sich meist auf Unfähigkeit zur Hilfeleistung und Fehlen fremden
Beistandes infolge Verkennung der Geburt, wobei der Vorwurf der Fahrlässigkeit in Kauf genommen wird.

e) Differentialdiagnose

Bei der Bewertung von Kindestodesfällen sind folgende Gesichtspunkte zu
berücksichtigen:

1. Sturzgeburt

Während bei Mehrgebärenden in seltenen Fällen ein **partus praecipitatus** im
wahrsten Sinne des Wortes erfolgen kann, also das Kind tatsächlich nach
wenigen Wehen aus den Genitalien herausstürzt, wird es sich bei Erstgebärenden meistens um eine Verkennung der Geburtswehen handeln. Die Frau kann
 as Tiefertreten des kindlichen Kopfes als Defäkationsdrang empfinden und
sich auf den Abort begeben, so daß das Kind in den Aborttrichter hineingebo-
ren wird. Hierbei können Fissuren der Schädelknochen zustandekommen,
nicht aber hochgradige Zertrümmerung.

2. Ohnmacht bei der Geburt, Verkennung der Schwangerschaft

wird oft als Grund dafür angegeben, daß die Mutter dem Kind nicht die nötige
Hilfe angedeihen ließ, so daß es erstickte oder sonst umkam. Eine Verblutung
aus der Nabelschnur ist außerordentlich selten und wohl nur bei asphyktischen Kindern möglich, bei denen sich der Blutkreislauf infolge mangelnder
Atmung postnatal nicht umstellen konnte.

Die echte **Ohnmacht** unter der Geburt ist gleichfalls selten (evtl. nach Sturzgeburt); eher kann es zu partieller Bewußtseinstrübung oder wenigstens zu einem so hochgradigen Schwächezustand kommen, daß zweckmäßige Handlungen nicht ausgeführt werden können.

Auch wenn die Mutter die eigene Hilflosigkeit als Ursache für das Zugrundege-
des Kindes glaubhaft machen kann, wird sie der Anklage wegen fahrlässiger Tötung kaum entgehen, da man voraussetzt, daß sie in Erwartung der

Geburt die nötigen Vorkehrungen hätte treffen müssen (Benachrichtigung der Hebamme usw.). Hier wird dann häufig **Verkennung der Schwangerschaft** überhaupt oder des Zeitpunktes der zu erwartenden Entbindung angegeben. Das erstere wird am ehesten bei jungen Erstgebärenden glaubhaft sein, während bei Mehrgebärenden das Vorkommen von menstruationsähnlichen Blutungen, sog. Schwangerschaftsregeln und die Verwechslung mit Tumoren in Frage käme.

3. Selbsthilfe, regelwidrige Kindeslage

Durch Selbsthilfe können stumpfe Verletzungen und Kratzer am Mund, Kinn und Hals des Kindes zustandekommen, seltener Zerreißungen der Sternocleidomastoidei und intermeningeale Blutungen. Selbsthilfeverletzungen und abnormer Geburtsverlauf werden u.U. bei Erwürgen des Kindes oder Anwendung stumpfer Gewalt oft auch nur vorgeschützt.

F. Forensische Toxikologie

I. Allgemeine Vergiftungslehre

Definition. »Gifte« sind anorganische oder organische, unbelebte, hinsichtlich Qualität oder Quantität körperfremde Substanzen, welche nach Aufnahme in den Organismus Funktionsstörungen (Vergiftungen) verursachen.

Es gibt keinen Stoff, den man schlechthin als Gift bezeichnen könnte, da das Zustandekommen der Giftwirkung von verschiedenen Bedingungen abhängt, deren wichtigste die verabfolgte Quantität ist: viele Stoffe sind in kleinen Mengen unschädlich oder gar als Heilmittel im Gebrauch, die bei Erhöhung der Dosis zum Gift werden. Andrerseits gibt es nur wenige Substanzen, die nicht Störungen verursachen könnten, wenn man sie nur in genügend großer menge verabreicht.

Bedingungen für das Zustandekommen einer Vergiftung

Löslichkeit ist die erste Voraussetzung für die Giftwirkung: corpora non agunt nisi soluta. Das unlösliche Bariumsulfat z.b. passiert in großen Mengen als Kontrastmittel den Magen-Darm, ohne Schaden anzurichten, während lösliche Bariumsalze als heftige Gifte bekannt sind.

Die **Dosis**, d.h. die Menge des Stoffes, mit welcher der Organismus in Berührung kommt, ist meistens die wesentliche Bedingung für den Eintritt der Giftwirkung.

Die **Art der Beibringung.** Parenteral wirksame Gifte können per os unschädlich sein (z.B. Curare, Adrenalin, Insulin, Magnesiumsulfat). Die Ursache hierfür liegt entweder in einer fermentativen Zerstörung der Substanz durch die Verdauungssäfte, oder darin, daß die erforderliche *Konzentration* im Organismus nicht erreicht wird: bei verzögerter *Resorption* kann die *Ausscheidung* des betreffenden Stoffes schneller verlaufen als die Aufnahme, so daß die für den Wirkungseintritt erforderliche Schwellenkonzentration nicht erreicht wird. Bei manchen Stoffen ist das Verhältnis umgekehrt, so daß es bei wiederholter Verabreichung zur kumulativen Vergiftung kommt (z.B. Phenobarbital). Einige Gifte entfalten ihre Wirkung auch erst durch Ab- und Umbauvorgänge im Organismus (z.B. Oxidation von Methylalkohol zu Ameisensäure, »Giftung« des E 605 durch Ersatz von S durch O).

Individuelle Verhältnisse des Vergifteten. In erster Linie spielt das Alter eine Rolle: Säuglinge und Kleinkinder sind gegenüber den meisten Giften wesentlich empfindlicher als Erwachsene, so daß bereits ein Zehntel bis ein Zwanzigstel der üblichen Dosis den Tod herbeiführen kann; Hauptursache hierfür scheint eine noch bestehende Unreife der Enzymsysteme der Leber zu sein. Wichtig ist ferner der Füllungszustand des *Magens*, da der Mageninhalt mit dem Gift reagieren, es teilweise umhüllen, adsorbieren und so der Resorption entziehen kann.

Es gibt aber auch Fälle der Resorptionsbeschleunigung, z. B. lipoidlöslicher Gifte durch Milch (so auch E 605), die ja in Laienkreisen immer noch verbreitet als Universalantidot angesehen wird. Durch zusätzliche Alkoholaufnahme wird die Löslichkeit vieler Arzneimittel verbessert.

Durch *Erkrankungen* der Ausscheidungsorgane wird die Gefährlichkeit von Vergiftungen erhöht; abgesehen davon haben natürlich Erkrankungen, Schwächezustände, Unterernährung und konstitutionelle Dysfunktionen ganz allgemein eine Resistenzverminderung zur Folge. *Giftgewöhnung* läßt bei manchen Giften gewaltige Steigerungen der Dosen zu (Morphin, Arsenik, Nikotin; ziemlich weitgehend auch Schlafmittel). Manche Personen weisen gegenüber bestimmten Giften eine ätiologisch unklare *Idiosynkrasie* auf, so daß bei ihnen schon durch wesentlich geringere Dosen als sonst Vergiftungserscheinungen hervorgerufen werden.

Unter der unübersehbaren Fülle chemischer Substanzen kommen in der Praxis nur relativ wenige für Vergiftungen in Betracht, da die meisten Gifte für einen größeren Personenkreis nicht erreichbar sind.

Diese Verhältnisse spiegeln sich bereits in der *Geschichte* der Vergiftungen: Im Altertum standen Schierling, Bilsenkraut u.a. Pflanzengifte im Vordergrund; im Mittelalter traten unter dem Einfluß der Alchimie Quecksilber, Antimon und Phosphor hinzu. In der Renaissance gab es eine Fülle von Giftmorden, wobei das seit dem achten Jahrhundert aus Arabien bekannte Arsenik eine führende Rolle spielte; in der Barockzeit wurde es weithin bekannt als »poudre de succession«, als »Aqua tofana« (nach der Giftmörderin Teofania di Adamo) und das von der Marquise de Brinvilliers benutzte »Eau admirable«. Im Zuge der Kolonisierung traten besonders in England und Holland Opium und Nikotin hinzu, so daß die Anfänge der forensischen Toxikologie im 18. Jahrhundert bereits einem reichen Angebot potentieller Mord- und Selbstmordmittel gegenüberstanden (näheres bei Thorwald).

1. Statistik und Kriminologie der Vergiftungen

Die *Häufigkeit* der einzelnen Vergiftungen (im vorigen Jahrhundert dominierend noch immer Arsenik, Opiate und Alkaloide; um die Jahrhundertwende Kohlenmonoxid und Säuren) variiert etwas nach dem Erhebungsgebiet.

Insgesamt ist die Zahl der Vergiftungen nach dem 2. Weltkrieg erheblich angestiegen. Im Patientenmaterial der Krankenhäuser beträgt nach internistischer Erfahrung der Anteil exogener Vergiftungen bis 5%; davon seien ca. 10% Unfälle und 10% ernsthafte Selbstmord-Kandidaten, die restlichen 80% absichtliche Selbstvergiftungen in Konfliktsituationen ohne ernsthafte Todesabsicht (Okonek). Die Letalität scheint beim Vorhandensein von Intensivstationen nur etwa 1–2% zu betragen. Viele suizidale Vergiftungen gelangen aber gar nicht in Krankenhausbehandlung. Insgesamt werden in der Bundesrepublik pro Jahr etwa 5000 Todesfälle durch Vergiftungen registriert, die Zahl stationärer Behandlungen wird aber auf 80000–100000 geschätzt.

Die Häufigkeit der einzelnen Giftarten betrug in der *Todesfallstatistik* des Statistischen Bundesamtes für das Jahr 1981:

Hypnotika, Sedativa etc.	56,2%
Kohlenmonoxid	25,4%
Pflanzenschutzmittel	9,2%
Chlorkohlenwasserstoffe	2,9%
Herzglykoside + Antiarrhythmika	1,4%
Ätzgifte	1,2%
Alkohol	1,1%
Cyanide	0,8%
Pilz- u. Nahrungsmittelvergiftungen	0,6%
Insulin und Antidiabetika	0,5%
Opiate	0,3%
Anticoagulantien	0,2%
Metallgifte	0,1%

Das Sektions- und Einsendematerial der rechtsmedizinischen Institute gibt ein etwas anderes Bild (Göttingen):

Hypnotika und Sedativa	75%
Alkohol	10%
Kohlenmonoxid	6%
Alkaloide	3%
Heroin und Morphin	2%
Pflanzenschutzmittel	2%
andere Gifte	unter 2%

Dabei ist zu bedenken, daß das Hauptmaterial von nicht tödlich verlaufenden klinischen Vergiftungen und aus Polizeiermittlungen stammt.

Unter kriminologischem Aspekt unterscheidet man:

a) Absichtliche Vergiftungen

1. *Selbstmord, Selbstbeschädigung.* Am meisten verwendet erscheinen z.Zt. Schlafmittel und Sedativa, oft kombiniert, Kohlenmonoxid aus Auspuffgasen, Schädlingsbekämpfungsmittel, seltener Cardiaca, Heroin, Insulin.

2. *Mord.* Zur Vergiftung anderer Personen ist ein Gift natürlich besonders geeignet, wenn es in Speisen oder Getränken *dem Opfer unauffällig beigebracht werden kann*; es muß dann leicht löslich, geruch- und geschmacklos sein und in möglichst geringer Menge tödliche Wirkung besitzen. Diesen Voraussetzungen entspricht in erster Linie Arsenik, welches daher auch zu allen Zeiten als Mordgift bevorzugt wurde. Man sieht aber heute meist Verwendung *des* Giftes, das dem Täter am leichtesten zugänglich ist, mit Kaschierung auffallender Eigenschaften durch ein Tarnungs-Vehikel.

In diesem Zusammenhang ist es wichtig zu wissen, daß praktisch alle sogenannten Pflanzenschutzmittel *Warnfarbstoffe* enthalten. Nach den Länderverordnungen über den Verkehr mit giftigen Schädlingsbekämpfungsmitteln ist die Färbung zum Teil nach Giftgruppen vorgeschrieben, z. B. müssen gefärbt sein:

arsenhaltige Mittel	grün
quecksilberhaltige und Phosphor- wasserstoff entwickelnde	blau oder rot
Thallium- und Fluor-haltige sowie Insektizide	blau oder violett
Giftgetreide	dauerhaft dunkelrot

Für einen Teil der Zubereitungen ist auch vorgeschrieben, daß die Farbstoffe wasserlöslich sein müssen. Verwendet werden z. B. Benzidinblau, Phenolphtalein, Berlinerblau, Methylenblau, Kristallviolett, Rhodamin B, die größtenteils bei p_H-Änderung in ihrem Farbcharakter umschlagen (Magensalzsäure!).

E 605 und Zeliopaste wurden wegen der violetten Färbung schon in Rotkohl, Heidelbeerkompott, Rotwein, Kaffee, Coca Cola etc. verabreicht. In anderen Fällen muß der Täter auffälligen Geruch und Geschmack tarnen: Cyankali wurde wegen des Bittermandelgeruchs in Marzipan oder Likör gemischt. Zu bedenken sind auch die Möglichkeiten suggestiver Tarnung durch Anbieten bitterer Substanzen, etwa Strychnin, als Arzneimittel oder Abortiva. Selbst Schlafmittel in tödlicher Dosis sind auf diese Weise schon beigebracht worden. Instruktiv sind folgende Fälle:

Ein als »Blaubart von St. Pölten« bekannt gewordener Heiratsschwindler brachte seinen Opfern, die er mit Sparbuch zu Autofahrten zwecks Wohnungssuche eingeladen hatte, Somnifentropfen in Obstschnaps bei und warf die bewußtlosen Frauen in die Donau.

Ins Bier getropftes Noludar führte zu Narkoseperioden, während derer Gäste in Hamburger Vergnügungsetablissements ausgeraubt wurden. Die Liquidform des Mittels wurde daraufhin aus dem Handel gezogen; aber auch Bier, in dem Phanodormtabletten aufgelöst waren, ist schon anstandslos getrunken worden.

Der »Wiener Festwochendieb« brachte reichen Ausländerinnen im Kaffee Scopolamin bei; nach Eintritt der Giftwirkungen suchten die Opfer in vermeintlichem Unwohlsein ihr Hotelzimmer auf, wo sie der Täter nach Eintritt der Bewußtlosigkeit mißbrauchte und beraubte.

Am Beginn der E 605-Ära standen die Morde der Christa Lehmann, die ihren Opfern das Gift in Pralinen beibrachte. Die Leichenschauer bescheinigten jedesmal natürlichen Tod durch Herzschlag.

Ein Krankenpfleger, den seine Exverlobte trotz Schwängerung nicht heiraten wollte, versuchte, als das Mädchen auch eine Abtreibung ablehnte, eine solche heimlich zu bewirken, indem er ihr mit Methergin versetzte Fruchtsäfte zusandte; diese Manipulation wurde jedoch entdeckt. Nach der Geburt des Kindes versuchte er dieses zu töten, indem er der Familie mit Arsenik versetzte Säuglingsnahrung in Reklamepäckchen zusandte. Hiervon aß aber die 18-jährige Schwester der Kindesmutter, erkrankte hochakut an krampfartigen Brechdurchfällen und starb 2 Stunden nach Krankenhaus-Einlieferung; Diagnose der Ärzte: Herzversagen. Erst als später auch noch die Großeltern nach Verzehr eines solchen Päckchens Kindernahrung mit denselben Erscheinungen erkrankten, erfolgte eine toxikologische Untersuchung und Aufdeckung auch der tödlichen Vergiftung.

b) Unabsichtliche Vergiftungen

1. *Gewerbliche.* Als »gewerbliche Gifte« werden diejenigen Rohstoffe, Zwischen- und Endprodukte bzw. Abfallstoffe bezeichnet, welche im Gewerbebetrieb trotz Beachtung der üblichen Vorsicht noch in solchen Mengen in den Körper eintreten können, daß sie die Gesundheit des Arbeiters gefährden. Schäden durch sie können als Berufskrankheiten anerkannt werden (vgl. S. 62).

2. *Ökonomische* Vergiftungen sind solche, die im Haushalt durch *Verwechslung, Unachtsamkeit* und *Unwissenheit* vorkommen. In Frage kommen Säuren (Reinigung), Konservierungsmittel, Kohlenmonoxid, Ingestion äußerlich anzuwendender Arzneimittel (z.B. Atropin-Augentropfen!) und Kindervergiftungen durch Verzehr liegengelassener Arzneimittel etc., gelegentlich sogar von Insektiziden, Herbiziden, Ratten- und Mäusegift.

3. *Medizinale.* Medikamentenverwechslung, falsche Signatur, falsche Rezeptierung oder Ausführung von Rezepten, eigenmächtige Überdosierung oder chronischer Mißbrauch von Arzneimitteln, Vergiftung durch Hausmittel, Abortiva, Liebestränke.

Gesetzliche Bestimmungen:

§ 229 StGB (1) Wer einem anderen, um dessen Gesundheit zu beschädigen, Gift oder andere Stoffe beibringt, welche die Gesundheit zu zerstören geeignet sind, wird mit Freiheitsstrafe von einem bis zu zehn Jahren bestraft.

(2) Ist durch die Handlung eine schwere Körperverletzung verursacht worden, so ist auf Freiheitsstrafe nicht unter fünf Jahren und, wenn durch die Handlung der Tod verursacht worden ist, auf lebenslange oder Freiheitsstrafe nicht unter zehn Jahren zu erkennen.

§ 324 StGB Wer Brunnen- oder Wasserbehälter, welche zum Gebrauche anderer dienen, oder Gegenstände, welche zum öffentlichen Verkaufe oder Verbrauche bestimmt sind, vergiftet oder denselben Stoffe beimischt, ... wird mit Freiheitsstrafe ... bestraft.

§ 91 StPO Liegt der Verdacht einer Vergiftung vor, so ist die Untersuchung der in der Leiche oder sonst gefundenen verdächtigen Stoffe durch einen Chemiker oder durch eine für solche Untersuchungen bestehende Fachbehörde vorzunehmen. Der Richter kann anordnen, daß diese Untersuchungen unter Mitwirkung oder Leitung eines Arztes stattzufinden haben.

2. Forensische Diagnostik und Begutachtung von Vergiftungsfällen

a) Der **Verdacht** für das Vorliegen einer Vergiftung ergibt sich meist durch die äußeren Umstände, wie Erkrankung von Personengruppen, Krankheitserscheinungen, welche den Charakter des Plötzlichen, Unmotivierten tragen. Vielfach wird der Vergiftungsverdacht von Laien zu Unrecht ausgesprochen; Querulanten belästigen leider Aufsichtsbehörden und Ärzte so häufig, daß deren Aufmerksamkeit ermüdet ist, wenn wirklich einmal ein »Fall« zur Anzeige kommt. Erfahrungsgemäß werden die meisten kriminellen Vergiftungsfälle von den behandelnden Ärzten zu Lebzeiten *nicht* diagnostiziert. Besteht Vergiftungsverdacht, so soll der *Arzt* über der dringlichen Therapie nicht vergessen, die notwendigen Voraussetzungen zur Aufklärung des Falles zu schaffen, indem er vor allem die Ausscheidungen des Kranken (Erbrochenes, Urin) in reichlicher Menge für die chemische Untersuchung aufhebt, verdächtige Nahrungsmittel sicherstellen läßt usw.

b) Diagnose der Vergiftungen

1. Symptome

Es gibt zwar keine für eine Vergiftung schlechthin spezifischen Erscheinungen, aber doch eine Reihe von Syndromen, welche für bestimmte Gifte charakteristisch sind:

Hauptsymptom	läßt u.a. denken an
Exitus in kürzester Zeit	HCN, H_2S; E 605
Latenz von 8 bis 24 Stunden	Amanita phalloides, Methanol
Fieber, Schüttelfrost	Metalldämpfe
Bewußtlosigkeit	Alkohol, Schlafmittel, Opiate, CO, CO_2
Halluzinationen, Delir, Exzitation	Alkoholismus, Atropin, Kokain, LSD
Krämpfe	Strychnin, Insektizide
Parästhesien	Tl, As, Thallium; Arsen
Lähmungen	Pb, As, Tl, Kohlenwasserstoff-Verb.
Mydriasis	Atropin, Kokain, Dolantin, Amphetamine
Miosis	E 605, Morphin
Sehstörungen	Methylalkohol, Botulismus
Haarausfall	Thallium
Hautröte	Atropin
Cyanose	Methämoglobinbildner
Erbrechen und Durchfall	u.a. Arsenik, Sublimat Ätz- u. Pilzgifte
Koliken	Bleisalze, Arsen, Thallium
Lebervergrößerung, Ikterus	Amanita phalloides
Bradycardie	Opiate, cardiotrope Substanzen
Tachykardie	Atropin, Scopolamin

2. Sektionsbefunde

Bei vielen Vergiftungen ist im Todesfall der Sektionsbefund negativ oder uncharakteristisch. Nur die Ätzgifte hinterlassen auffällige lokale Veränderungen; die Blutfärbung bei CO-Vergiftungen und Methämoglobinbildung ist typisch; sehr wichtig ist die Registrierung spezifischer Gerüche (HCN, Äther, chlorierte Kohlenwasserstoffe, Phenol etc.); ein charakteristischer Organbefund ist selten. Bei der Histologie ist besonders auf Verfettungen in Leber und Nieren zu achten. Fast alle bei Vergiftung auftretenden histologischen Veränderungen sind vom zeitlichen Verlauf der Intoxikation abhängig und ihrer Natur und Ausprägung nach unspezifisch. – Entscheidend für die Diagnose ist deshalb

3. Die toxikologische Analyse.

Hierfür muß das richtige

a) **Untersuchungsmaterial** in der richtigen Menge entnommen werden:

In allen Fällen *Blut* (20–50 ml);
bei allen Vergiftungen mit Arzneimitteln und Metallverbindungen *Harn* (mindestens 100 ml);
bei allen peroralen Vergiftungen *Erbrochenes* und ausgeheberter *Mageninhalt* (mindestens 100 ml; Gesamtmenge jedenfalls messen!).

Bei der Sektion nicht »Proben«, sondern jeweils die gesamten Inhalte bzw. Organe, besonders des Magens; beim Darm genügen Teile samt Inhalt zu je ca. 200 g, bei Leber und Gehirn je etwa 500 g, Blut ca. 100 ml, Harn möglichst 100 ml.

Die *Gefäße* sind mit dem Namen des Verstorbenen, dem Entnahmedatum und Inhaltsangabe zu beschriften und dicht zu verschließen. Alle Asservate für die

Charakteristische Asservate verschiedener Giftgruppen

Gifte	Gift-Asservate
Blutgifte (CO, Met-Hb.)	Blut (bei Spättodesfällen nur Histologie)
Inhalation-Narcotika, Alkohole Kohlenwasserstoffe	Blut (Äthanol, Methanol: auch Harn), evtl. auch Mageninhalt, Lungengewebe.
Arzneimittel HCN, Alkyl- phosphate, Alkaloide	Mageninhalt, Blut, Harn, Leber, Galle, Niere, Muskel, Gehirn
Metallgifte	Dünn- u. Dickdarm + Inhalt Leber und Nieren + Harn und Blut, bei chronischen Vergiftungen auch Knochen, Haut, Haare, Nägel
Pilzgifte	Dünndarminhalt (pharmakognostisch)
Lebensmittel- »Vergiftung«	Stuhl, Blut, Lebensmittelreste (bakteriologisch)

chemische Untersuchung müssen frei von konservierenden Zusätzen (Formalin) bleiben. Die auf Seite 245 (unten) abgebildete Tabelle gibt einen ungefähren Anhalt, welche Asservate bei welchen Giftgrupen am wichtigsten sind:

Bei Exhumierungen sollen, um den Irrtum postmortaler Gifteinwanderung oder Abdiffusion zu vermeiden, auch Teile des Sargdeckels, des Sargbodens, der Kleidung und etwaigen Zierates sowie je eine Erdprobe von der Grabwand, der Grabsohle und einer entfernten Stelle des Friedhofs reserviert werden.

Die *Aussichten* des Giftnachweises sind je nach der seit dem Tod verstrichenen Zeit und nach der Giftart verschieden; CO konnte in exhumierten Leichen noch nach 210 Tagen, Barbiturate und Bromide noch nach 1 Jahr, Morphium nach 13 Monaten, Atropin nach 3 Jahren, Strychnin nach 6, Thallium nach 8, Blei und Arsen nach 9 Jahren nachgewiesen werden.

b) Die Nachweismethoden

sollen dem Arzt in ihren Grundzügen soweit bekannt sein, daß er Einsendungen aufgrund zutreffender Vorstellungen richtig vorbereitet und steuert: insbesondere muß er wissen, welches Untersuchungsmaterial und in welcher Menge zur Verfügung stehen muß, wann und was er von den Analysen zu erwarten hat und inwiefern der Untersuchungs-Erfolg (vor allem in quantitativer Hinsicht) von seinen eigenen Feststellungen (gerichtete Gift-Vermutung und Formulierung des Auftrags) abhängt.

Liegt gar kein Hinweis auf ein bestimmtes Gift oder wenigstens die infrage kommende Giftgruppe vor, so müssen alle Stoffgruppen durch Suchtests oder systematische Analysengänge »abgefragt« werden. Die infrage kommenden Verfahren sind materialaufwendig und größtenteils langwierig. Beim Vorliegen konkreter Hinweise auf das infrage kommende Gift können dagegen einfache **Schnell-** oder **Suchtests** durchgeführt werden, die evtl. auch im klinischen Labor angewendet werden können:

Bromcarbamide sind röntgenkontrastgebend (Nachweisgrenze allerdings etwa 20 Tabletten).

Barbiturate. 5 ml Mageninhalt in Reagenzglasfiltern und mit einigen Tropfen H_2SO_4 auf pH 4–5 ansäuern. 5 ml Chloroform zugeben, 2 min. schütteln. 2 ml von der (unteren) Chloroformphase abpipettieren und 8 Tropfen 1% Kobaltazetatlösung, anschließend tropfenweise 1% Lithiumhydroxidlösung zugeben, bis sich an der Schichtgrenze ein blauer Ring bildet: positiv nur bei ziemlich hohen Barbituratkonzentrationen.

Insektizide (E 605 etc.): Teststäbchen; Farbskalatest zum Nachweis der Cholinesterasehemmung im Serum. Einfach und sehr spezifisch! Bei tödlichen Vergiftungen im Blut Schnellnachweis nach Schwerd und Schmidt: 2 ml Blut mit 2 ml 20%iger Trichloressigsäure enteiweißen, das farblose Filtrat mit 0,5 ml 33% NaOH erhitzen = Gelbfärbung.

Herbizide (Diquat, Paraquat) in Mageninhalt (Filtrat) oder Urin. 10 ml werden mit jeweils 0,3 g Natriumhydrogencarbonat und Natriumdithionit versetzt: im positiven Fall Blau-Grünfärbung. Sehr empfindlich!

Gase und Dämpfe: Alkohol, CO, Benzol, Blausäure, Kohlenwasserstoffe usw. können im Dampfraum über dem Asservat, das luftdicht verschlossen werden muß, mittels Durchsaugen in Dräger-Teströhrchen nachgewiesen werden.

c) Die **Begutachtung** von Vergiftungsfällen gehört zu den schwierigsten und verantwortungsvollsten Aufgaben des Sachverständigen.

Zur *Rekonstruktion des Vergiftungsmodus* müssen jeweils alle pharmakologisch-toxikologischen Daten der betreffenden Substanz, die Anamnese und der Sektionsbefund des Falles, und die bei der chemischen Untersuchung festgestellten Verteilungsverhältnisse berücksichtigt werden.

Für die Schätzung der genossenen *Giftmenge* aus dem Giftgehalt einzelner Organe muß das Körpergewicht, die Vergiftungsdauer bis zum Todeseintritt, die Organaffinität, die Resorptions- und Ausscheidungsgeschwindigkeit der Substanz bekannt sein. Stets ist zu eruieren, ob das betreffende Gift in der Zeit vor dem Tode nicht auch als Medikament verabreicht wurde. Auf den Ausschluß einer natürlichen Todesursache ist besonders sorgfältig zu achten.

Viele Gifte werden rasch metabolisiert, sodaß auch bei tödlicher Vergiftung nur relativ geringe Mengen unveränderter Substanz nachweisbar sind oder sogar ein negatives Ergebnis vorliegt. Die Substanz kann auch postmortal zerstört sein. Schließlich kann das Einsendematerial ungeeignet oder zu wenig gewesen sein, sodaß in sehr kleiner Dosis wirksame Gifte durch intrakorporale »Verdünnung« die Nachweisbarkeitsgrenze des Verfahrens unterschritten haben.

II. Die forensisch wichtigen Gifte

1. Ätzgifte

Die Grundlage der Ätzung ist die Veränderung von Zelleiweiß durch Fällung (Säuren), Lösung (Akalien), Substitution bzw. Entzug gebundenen Wasserstoffs (Metalle, Chlor) oder Oxidation (Salpetersäure). Hierdurch entsteht eine flächenhafte Zone nekrobiotischen Gewebes *(primäre Ätzwirkung),* der *Ätzschorf.* Die Beschaffenheit des Ätzschorfes und die Tiefenwirkung des Giftes werden durch die Art der erfolgten Eiweißänderung (Koagulations- oder Kolliquationsnekrose) bedingt.

Durch fortdauernden Kontakt mit dem Ätzmittel, bzw. durch Reaktion des Organismus, entstehen Veränderungen des Ätzschorfes, welche man unter der Bezeichnung *»sekundäres Ätzbild«* zusammenfaßt: Zuweilen wird der Schorf durch überschüssiges Ätzmittel aufgelöst (H_2SO_4). Vielfach kommt es durch Arrosion von Gefäßen zur Durchtränkung des Schorfes mit Blutfarbstoff, wobei sich die Nekrosen infolge Umwandlung des Hämoglobins in saures bzw. alkalisches Hämatin schwarzbraun verfärben; Ätzgifte, die das Blut ohne Farbstoffentziehung koagulieren, bilden weißliche oder graurötliche Schorfe (Phenol, Sublimat). Durch Diffusion des Giftes, seltener durch Perforation, können die benachbarten Organe angeätzt werden. – Wird die Vergiftung einige Zeit überlebt, so bildet sich an der Grenze des abgestorbenen und des gesunden Gewebes eine demarkierende Entzündung aus, welche im weiteren Verlauf zur Abstoßung des Ätzschorfes, und (häufig stenosierender) Narbenbildung führt.

2. Metalle

Quecksilber. Metallisches Hg per os ist ungiftig, da die Möglichkeit zur Lösung im Magen-Darmkanal nur minimal ist. Dagegen ist die Aufnahme von Quecksilberdämpfen (Hg siedet zwar erst bei 360°, ist aber schon bei Zimmertemperatur flüchtig!) durch chronische Eintatmung und perkutane Resorption von metallischem Hg gefährlich. Während dieser Mechanismus für die gewerblichen Vergiftungen (Spiegelbelegereien, Thermometerfabriken) in Betracht kommt, wird bei Suiziden und Morden hauptsächlich Sublimat ($HgCl_2$) verwendet.

Dosis letalis: Sublimat 0,5 g.

Klinische Erscheinungen: Schmerzen, Erbrechen, Durchfall, später toxische Nephrose, Anurie und Urämie.

Bei der *chronischen Vergiftung* (Merkurialismus) ist oft die Stomatitis ein Initialsymptom welchem 3 Stadien folgen:

1) Erethismus mit Schreckhaftigkeit, Unsicherheit, depressiver Stimmungslage;
2) Tremor und Lähmungen (Polyneuritis);
3) Terminale Kachexie, oft mit hochgradiger Anämie, Sehstörungen, Demenz und Halluzinationen.

Obduktionsbefund: Bei peroraler Aufnahme grau-weiße Ätzschorfe im Rachen, in der Speiseröhre und im Magen. Nieren grau-rötlich geschwollen. Ulceröse Colitis.

Blei. Während die akute Bleivergiftung (Bleiacetat, -carbonat) sehr selten ist, hat die chronische besonders gewerbetoxikologische Bedeutung. Ökonomische Bleivergiftungen können vorkommen durch bleihaltiges Leitungswasser; besonders weiches Wasser nimmt aus Leitungsrohren Spuren von Blei auf, die zur chronischen Vergiftung führen können. Durch saure Speisen kann auch aus Keramikglasuren und Emailüberzügen Blei herausgelöst werden.

Klinische Erscheinungen:

1) akute Vergiftung: Ekel, Erbrechen und Koliken, Durchfall, Atemstörungen, Lähmungen.
2) chronische Vergiftung: Als Frühsymptome beobachtet man Bleikolorit, basophile Granulierung der Erythrozyten, Bleisaum der Gingiva, Porphyrinurie. Die Späterscheinungen sind sehr mannigfaltig: Appetitlosigkeit, Koliken, Kopfschmerzen, Tremor, Ataxie, Neuritiden und Parästhesien, Infertilität.

Obduktionsbefund: Meist uncharakteristisch.

Nachweis: Atomabsorption. Material: Harn, auch Haare und Knochen (Bekkenkammbiopsie).

Thallium. Auch heute noch als Mord- und Selbstmordgift verbreitet, da es in Form von Rattengift (Zeliopaste, -körner, Tharattin, Delicia usw.) dem Publikum zur Verfügung steht.

Bei einem Anfang 1983 verübten Giftanschlag auf Studenten der Universität Würzburg wurden an 3 verschiedenen Stellen im Hörsaalbereich und in Wohnheimen mit Thalliumsalz versetzte Saft- und Bierflaschen »als kleine Aufmerksamkeit« vor die Tür gestellt. Ein Todesfall, 9 überlebte Vergiftungen.

Dosis letalis: ca. 1,0 g.

Klinische Erscheinungen: Nach längerem freiem Intervall (Stunden oder Tage) Beginn oft mit Schlaflosigkeit, Parästhesien mit Taubheit und Kribbeln in Fingern und Zehen, später außerordentlich starke Schmerzen in den Unterschenkeln: Thalliumneuritis. Häufig auch Retrosternalschmerz und Tachykardie. Dazu treten in der ersten Woche heftige Koliken mit Durchfall oder Verstopfung; die Polyneuritis geht in Lähmungen über, es bestehen oft psychische Störungen, zuweilen Bronchitis, Pyodermien. In der 2. Woche beginnt der typische *Haarausfall.* Bei tödlichem Verlauf zunehmender Kräfteverfall, Kachexie. Das ganze Krankheitsbild ist sympathicoton gefärbt (Glykosurie, Ausfall nur der sympathisch innvervierten Augenbrauenteile). Weißliches Nagelband nach ca. 8 Wochen, Tod meist in der 3. oder 4. Woche.

Obduktionsbefund: Meist uncharakteristisch. Kachexie, Herzmuskelfaser-Verfettung, Degeneration von Ganglienzellen im Bereich von N. dentatus, Oliven, Corp. mamillaria und N. paraventricularis; periphere Polyneuritis mit Markscheidenzerfall bis zu spinalen Hinterstrang-Degenerationen; an der Skelettmuskulatur z.T. Fasernekrosen.

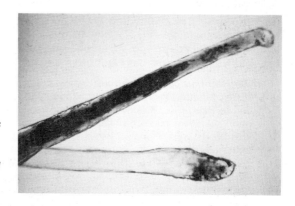

Abb. 53: Verfärbung des supraapikalen Haarschaftes bei Thalliumvergiftung in der zweiten Woche. Unten nur angedeutete Verfärbung in der Kolbenwurzel eines abgewachsenen Haares.

Für den chemischen Nachweis müssen auch Knochen und Haut reserviert werden. Die stärkste Giftkonzentration findet sich in der Niere. Auch in den Haaren kann Tl abgelagert sein. Frühdiagnose mikroskopisch: Schwarzfärbung des Keratins über den Haarwurzeln (Abb. 53; strukturell bedingt, größtenteils durch Lufteinlagerung, nur bei Wurzeln in der anagenen Phase).

Nachweis: Atomabsorptionsspektroskopisch; Neutronenaktivierungsanalyse. Die Spektralanalyse ist teilweise zu unempfindlich.

Arsen. Von den anorganischen Arsenverbindungen ist am wichtigsten die arsenige Säure bzw. deren Anhydrid, das Arsenik (As_2O_3). Arsenik, der historische »König der Gifte«, ist auch heute noch ein gelegentliches Mordgift; es besitzt alle für die heimliche Beibringung erforderlichen Eigenschaften (siehe allgemeiner Teil).

Dosis letalis: 0,1–0,2 g.

Klinische Erscheinungen:

a) *Die akute Vergiftung* verläuft meist als *gastrointestinale Form.* Durch Herabsetzung der Erregbarkeit der Gefäßnervenzentren und durch Kapillarlähmung besonders im Mesenterialgebiet kommt es zur Stauung in den Darmgefäßen mit Transudation fibrinöser Flüssigkeit ins Darmlumen. Daher profuse, reiswasserähnliche Durchfälle mit enormem Wasserverlust, Erbrechen, quälenden Schmerzen, Durst, Wadenkrämpfen, Facies abdominalis, selten Fieber; durch Versacken des Blutes im Splanchnicusgebiet: Volumenmangelschock. Die Erscheinungen beginnen je nach der Dosis nach ½ bis 2 oder auch erst 12–18 Stunden und führen im Verlauf des ersten oder der nächsten Tage zum Tode. – Werden von Anfang an größere Giftmengen resorbiert, so kann es zur *paralytischen Form* der Arsenvergiftung kommen, bei der der Tod schon nach wenigen Stunden eintreten kann.

b) *die chronische Vergiftung* besitzt auch gewerbetoxikologisches Interesse.

Obduktionsbefund: bei akuter Vergiftung hämorrhagische Entzündung der Magen-Schleimhaut, Hyperämie des Peritoneums und der Darmwand, Dünndarm schwappend gefüllt, Darminhalt wässrig-trübe mit Schleimhaut- und Fibrinflocken, Dickdarm kontrahiert und leer. Fettige Degeneration von Leber, Herz und Nieren. Verlust des Hautturgors, Schockzeichen.

Der *Nachweis des Giftes* erfolgt photometrisch als organische Komplexverbindung oder atomabsorptionsspektroskopisch. Bei langsamer Vergiftung kann das Gift in Haut, Haaren und Nägeln gefunden werden. Bei der Begutachtung ist etwaige Arsenmedikation zu berücksichtigen. Nur quantitative Befunde sind verwertbar. Bei Winzern (As zur Reblausbekämpfung), in entsprechenden Gewerbebetrieben, auch bei Konsumenten bestimmter Wässer und Weine kommen höhere »Normal«-Werte (Urin 100 bis 300, Haare 80–100 µg%) vor. Bei akuter Vergiftung ist die Ausscheidung im Urin etwa nach 1 Monat beendet, in den Haaren rückt das As-Depot über Monate immer weiter spitzenwärts.

Der zerstörungsfreie As-Nachweis ist sogar am Einzelhaar möglich durch Neutronenaktivierungsanalyse + Autoradiographie.

3. Blut- und Fermentgifte

Kohlenoxid (CO). Die CO-Vergiftung ist eine der häufigsten und gefährlichsten Vergiftungen, da das Gas geruchlos und leicht zugänglich ist.

CO-Vergiftungen ereigneten sich früher häufig als *Unfälle* im Haushalt: durch Überkochen von Kochtöpfen löschte die Flamme aus und das Gas strömte in den

Raum. Infolge bedrängter Wohnverhältnisse – viele Personen schliefen in Küchen – wurden die Betroffenen oft im Schlaf von der Vergiftung überrascht. Bei Gasrohrbrüchen (Frost) wurden die riechenden Bestandteile des Leuchtgases durch den Boden abgefiltert, während das geruchlose CO in benachbarte Häuser eindringen konnte.

Neuerdings ist die Unfallhäufigkeit durch die Stadtgasentgiftung (CO-Gehalt von 10-20 auf 1-3% herabgesetzt) oder Umstellung auf Erdgas zurückgegangen.

Dennoch sind CO-Vergiftungen immer noch häufig, wobei folgende Mechanismen eine Rolle spielen:

Es ist nicht notwendig, daß die Flamme eines Brenners auslöscht: bei ungenügender O_2-Zufuhr wird infolge unvollständiger Verbrennung CO frei und kann, besonders in engen, gut abgedichteten Räumen, zur Vergiftung führen. In Wohnwagen, Campinganhängern, LKW-Kabinen etc. können Propanheizgeräte, Katalytöfen etc., die nicht genügend Sauerstoff erhalten, soviel CO erzeugen, daß in dieser Atmosphäre schlafende Personen zu Tode kommen. Durch *Gasthermen* in Badezimmern sind gerade in neuerer Zeit, nach perfekterer Abdichtung von Fenstern und Türen zur Energieeinsparung, eine Reihe von CO-Todesfällen vorgekommen, weil eine Versottung der Heizlamellen (z.B. durch Haarspray-Rückstände) im Durchlauferhitzer (der infolge dichten Flammenstandes immer CO erzeugt) oder meteorologische Einflüsse zu einer Abzugsstörung geführt hatten.

Bei *Zimmerbrandöfen* kommt es zu solchen Unfällen meistens in der beginnenden oder auslaufenden Heizperiode. Bei »falschem Zug«, undichten Rauchrohren etc. verbreitet sich der (geruchlose) Kohlendunst im Raum und kann sogar in benachbarten Zimmern zu Vergiftungen führen. Über nicht beheizte Öfen können auch in anderen Stockwerken Vergiftungen ahnungsloser Hausbewohner vorkommen: meist handelt es sich um Zimmerbrandöfen, deren Nennheizleistung für den betr. Raum zu groß ist. Bei relativ milder Witterung wird die Regelung der Luftzufuhr mehr oder weniger weitgehend auf Nullstellung gebracht, so daß die Antrazitverbrennung immer unvollständiger wird. Gleichzeitig wird der Auftrieb im Kamin schlechter. Die Steigfähigkeit der Rauchgase hängt von ihrer Temperatur ab; sinkt diese mit zunehmender Weglänge im Kamin bis auf 30° C, so ist bereits gegenüber einer Luftsäule von 20° C kein Auftrieb mehr gegeben, insbesondere bei vermehrter Luftfeuchtigkeit.

Als besonders gefährlich gilt unter diesem Aspekt die Kombination von Sonneneinstrahlung und Nebel; der im Dachteil des Kamins lagernde Warmluftpfropf bringt die CO-reichen Rauchgase zur Umkehr und zum Abströmen in unbeheizte Kaminanschlüsse der Obergeschosse.

Aber auch Windeinfall kann bei bestimmten Voraussetzungen in der baulichen Gestaltung, insbesondere der Dachaufbauten, zu Störungen der Kaminfunktion führen; Stau auf die Kaminmündung durch Überdruckwirbel und raschen atmosphärischen Luftdruckanstieg oder Sog durch Unterdruckwirbel in Strassenschluchten erzeugen Zughemmung. Die technische Reproduktion der für den Unfallzeitpunkt zutreffenden Verhältnisse gelingt oft nicht!

Derartige CO-Unfälle stellen oft Angehörige, Arzt und Polizei vor ein Rätsel, weil für den plötzlichen Tod der Betroffenen keine Ursache aufzufinden ist und zunächst niemand an die Möglichkeit einer CO-Vergiftung denkt. Überlebende haben eine *Amnesie*, sind verwirrt und verhalten sich manchmal sonderbar. So geraten sie womöglich in den Verdacht einer Täterschaft.

Leider wird durch den zugezogenen Arzt oft nicht die richtige Diagnose gestellt, weil er sich durch andere Aspekte ablenken läßt: z.B. wird bei Badezimmertoten ein Ertrinken in der Badewanne bei Ohnmacht durch Kreislaufkollaps, bei älteren Personen oft ein Herztod angenommen. Durch diese Leichthändigkeit im Erstellen einer Vermutungsdiagnose wird aber möglicherweise ein weiterer Todesfall verschuldet!

Auch gewerbliche Unfälle kommen vor: CO bei Bränden, Grubensprengungen, Auspuffgase von Benzinmotoren.

CO ist auch nach der Umstellung auf Erdgas noch ein häufiges **Selbstmordgift**, wobei meist auf Auspuffgase zurückgegriffen wird.

Es sei schließlich erwähnt, daß auch bei Verglimmen von Tabak CO entsteht, so daß *Raucher* meist einen geringen CO-Hb-Blutspiegel (1–8%) aufweisen.

Dosis letalis: 0,4% CO-Gehalt der Atmungsluft führt bei Ruhelage nach ca. 30 Min. zum Tode, 0,2% nach 2 Stunden, 0,1% nach 5 Stunden (vgl. Abbildung 54).

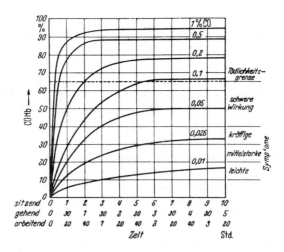

Abb. 54: *Abhängigkeit der Bildung von CO-Hämoglobin von der CO-Konzentration der Atemluft. Nach May, 1941.*

Die Giftwirkung beruht auf einer starken Affinität des Gases zum Hämoglobin, die größer als die des Sauerstoffs ist. Da die CO-Bindung mehr als 1000 mal langsamer dissoziiert als diejenige des Hb-O_2, ist die Folge, daß schon bei geringen CO-Konzentrationen der Atmungsluft große Hb-Mengen durch CO besetzt und für O_2 blockiert werden. Infolge des eingeschränkten Sauerstofftransportes kommt es zur Verminderung der Gewebsatmung und schließlich zur inneren Erstickung. Vielleicht wird auch das Atmungsferment geschädigt; jedenfalls ist die normale Abspaltbarkeit des Bluteisens noch 10–14 Tage nach Überstehen einer CO-Vergiftung gehemmt.

Klinische Erscheinungen: Bei einer Blutkonzentration von ca. 30% CO-Hb (bezogen auf das Gesamt-Hb) (0,05% CO in der Atmungsluft) treten Prodromalerscheinungen auf, wie Kopfschmerzen, Schwindelgefühl, Dyspnoe, Übelkeit, Schlafsucht. In diesem Stadium wäre die Rettung noch möglich, jedoch fehlt den Vergifteten meist schon die Kraft, das Zimmer zu verlassen, wenn sie die Vergiftung bemerken. Oft kommt es durch den vermehrten O_2-Verbrauch beim Aufstehen auch zur plötzlichen Exazerbation (Zusammenbrechen auf dem Wege zum Fenster). Bei einer Blutkonzentration von 50% tritt Bewußtlosigkeit auf, oft auch Erbrechen, Kot- und Urinabgang. Krämpfe und zentrale Lähmung sind Vorboten des Exitus, der eintritt, wenn mehr als 70% des Hämoglobins blockiert sind.

Manchmal werden trotz tödlichen Verlaufs auch niedrigere Werte gefunden; die größte Rolle hierfür dürften zusätzlicher O_2-Mangel, konkurrierende Wirkung anderer Gifte und endogene Widerstandsminderung spielen.

Gerettete atmen an der frischen Luft bereits in den ersten Stunden den größten Teil des Blut-CO ab, so daß die Blutentnahme im Krankenhaus oft ein negatives Ergebnis hat, auch wenn schon schwere cerebrale Hypoxidoseschäden vorliegen. Ohne Behandlung und bei normaler Atmung beträgt die biologische Halbwertszeit etwa 4 Stunden, bei O_2-Beatmung nur etwa 40 Minuten. Nach dem Erwachen besteht meist völlige Amnesie. Als Nachkrankheit treten gerne Pneumonien, Glykosurie, Thrombose, Hautaffektionen, cerebrale Ausfallserscheinungen auf.

Die Existenz einer *chronischen CO-Vergiftung* mit Kopfschmerzen, Schlaflosigkeit, Schwäche- und Schwindelgefühl, Herz- und Kreislaufstörungen, Albuminurie, Anämie ist umstritten; da die niedrigen, bald wieder verschwindenden Blutwerte (3–10% auch bei Rauchern, im dichten Straßenverkehr und vielen Betrieben, ohne Beschwerden zu machen) als Ursache nicht in Frage kommen, wird in erster Linie Fermentschädigung über zusätzliche endogene Faktoren für die nachhinkenden Beschwerden verantwortlich gemacht.

Obduktionsbefund: Hellrote Totenflecken (D. D. Kälte!), hellkirschrote Färbung des Blutes, der Muskulatur und der Organe, flüssige Beschaffenheit des Blutes. Bei protrahierter Vergiftung symmetrische Erweichungsherde in den Linsenkernen (Globus pallidus) und andere Hypoxieschäden, z.B. corticale Schichtdegenerationen, auch ödembedingte Sekundärschäden. Seltener sind Purpura cerebi, Degenerationsherde im Myokard, besonders den Papillarmuskeln.

Nachweis:

1. Chemisch: Da die CO-Verbindung des Hb weit stabiler ist als die O_2-Verbindung, wird das CO-Blut durch Reduktionsmittel, z.B. Na-Dithionit im Gegensatz zu Normalblut nicht verändert.

2. *Spektroskopisch:* Das Absorptionsspektrum von CO-Hämoglobin zeigt 2 Banden im Gelbgrün zwischen den Fraunhoferschen Linien D und E, welche gegenüber denen des Oxihämoglobins etwas mehr zum Grün verschoben sind. Reduziert man mit Schwefelammon oder Natriumhyposulfit, so fließen die Streifen des Oxihämoglobins zu dem einen breiten, verwaschenen Streifen des reduzierten Hb zusammen, während diejenigen des CO-Hämoglobins bestehen bleiben. − Quantitative Bestimmung ist möglich durch Messen der Extinktionen bei 576 und 560 nm im Spektralphotometer (Heilmeyer); nach Wolff durch Abtrennung des O_2-Hb (Erwärmung auf 55° bei pH 5; das CO-Hb bleibt in Lösung und kann colorimetrisch nach Schwerd bestimmt werden); bei geringeren Werten besser mit der Testfleckenmethode nach Gettler und Freimuth.

3. *Gaschromatographisch:* Die ebenfalls gaschromatographisch erfolgende *Analyse der Alveorluft* CO-Toter gibt je nach der CO-Quelle einen charakteristischen Befund, der es gestattet, Rückschlüsse auf die Ursache der Vergiftung zu ziehen.

Blausäure. Meistens handelt es sich um Selbstmorde mit Cyankali; Verwendung zum Giftmord ist selten, wegen des auffälligen Bittermandelgeruchs. Unfälle gibt es mit industriell verwendeten Cyaniden (Galvanoplastik, Photographie, Edelmetallgewinnung). Gelegentlich kommt es zu Todesfällen nach Genuß größerer Mengen von Bittermandeln (Amygdalin = HCN in glykosidischer Bindung, fermentative Freisetzung durch Emulsin). Selten Giftmorde.

Dosis letalis: HCN 0,06 g, KCN 0,25 g, Bittermandeln: 60 Stück.

Wirkung: Aus KCN wird durch die Magensalzsäure HCN freigesetzt. Blausäure blockiert als Fermentgift die eisenhaltigen Atmungsfermente an Grenzflächen und schaltet mit den Redoxreaktionen die Zellatmung schlagartig aus. Das Blut kann auf diese Weise keinen Sauerstoff abgeben und bleibt daher auch p.m. noch eine Zeit lang hellrot.

Klinische Erscheinungen: 0,2−0,3 mg HCN pro l Luft bewirken blitzartiges Umsinken und Tod in wenigen Sekunden, 0,1 etwa nach ½ Stunde. Cyankali in großen Dosen, wäßrig gelöst, wirkt ebenfalls sofort tödlich. Bei geringen Dosen und fehlender Magen-HCl kann der Verlauf etwas protrahiert sein und mit Kopfschmerzen, Kratzen im Hals, Brechreiz (bei peroraler Aufnahme Magenschmerzen), Krämpfen, Dyspnoe, Urin- und Kotabgang, Blutdrucksturz und Atemlähmung einhergehen.

Obduktionsbefund: Charakteristischer Geruch besonders des Mageninhalts und in der Schädelhöhle, dessen Perzeption individuell verschieden deutlich ist: der eine riecht Bittermandeln, der andere verspürt nur ein Kratzen im Hals, der Dritte riecht gar nichts. D.D.: Nitrobenzol. Bei Cyankalivergiftung oft leuchtend rote, seifig gequollene und schleimbedeckte Magenschleimhaut (Alkaliwirkung, Bildung von Cyanhämatin). Reaktion alkalisch!

Nachweis: Dräger-Röhrchen, Cyantesmo-Indikatorpapier, Testflecken Methode von Seifert (Wasserdampfdestillation und Berliner-Blau-Reaktion). Beachte: bei tagelangem Stehenlassen von (alkalischem!) Mageninhalt kann sich CN auch postmortal-bakteriell entwickeln.

Schwefelwasserstoff. Unfälle durch Einatmen von Kloakengas in Kanälen, Dung- und Abortgruben. H_2S entsteht bei der Eiweißfäulnis oder als Abfallprodukt in verschiedenen Industrien. Subletale Dosen (technische Betriebe) verursachen Reizerscheinungen an Conjunktiven und Atemwegen, u. U. Lungenödem, später Kopfschmerz, Tachykardie, Peristaltiksteigerung am Darm, Bewußtlosigkeit. Die Einatmung hoher Konzentrationen bewirkt wie HCN plötzliches Zusammenbrechen und raschen Tod. Der Vergiftungsmechanismus ist ebenfalls in einer Blockierung von Fermenteisen zu suchen. Obduktionsbefund: negativ. Bildung von Verdoglobin S kann höchstens postmortal erfolgen.

Kohlendioxid. Unfälle in Faulräumen, Gärkellern, Kanälen und Brunnen. Die Gaskonzentration ist am Boden am höchsten, da CO_2 schwerer als Luft ist. Bewußtlosigkeit ohne Warnsymptome, Asphyxie. Eine pharmakologische CO_2-Wirkung kommt nur zustande, wenn gleichzeitig Sauerstoff in der notwendigen Konzentration eingeatmet wird: Erregung des Atemzentrums und Blutdrucksteigerung infolge Vasomotorenreizung, später Narkose. Meistens ist aber der Sauerstoff aus der Atmungsluft verdrängt, so daß ein reiner Erstickungsmechanismus vorliegt. Obduktionsbefund: allgemeine Erstickungszeichen, sonst negativ.

Methämoglobinbildende Gifte

Kalium- und Natriumchlorat (D.L. 10—30 g): Bes. in Unkrautmitteln; medizinale Vergiftungen, Verwechslung, Selbstmord. Lokal reizend.

Nitrite (D.L. ca. 2,0 g): Natriumnitrit wird zur Lebensmittelkonservierung (Pökelsalz) verwendet. Der lebensmittelgesetzliche Zwang zur Kombination mit Kochsalz im Verhältnis 0,5:100 soll Überdosierungen verhüten. N. wirkt rötend bzw. erhaltend auf den Muskelfarbstoff und verhindert so das Grauwerden des Fleisches: die Wurst erscheint frischer als sie ist. Durch überhöhte N.-Beimengung sind schon Vergiftungen und Todesfälle vorgekommen. Nitrat-Gehalt von Brunnenwasser (im Darm Reduktion zu Nitrit) hat zu Säuglingsvergiftungen geführt, weil Hb-F besonders leicht oxidierbar ist.

Klinische Erscheinungen: Kreislaufstörungen, Kopfschmerzen, Gesichtsröte, Schweiß, später auch Blässe und Ohnmacht; Gastroenteritis mit Übelkeit und Erbrechen; später Cyanose infolge Methämoglobinbildung.

Antipyretica. Bei chronischem Abusus phenacetinhaltiger Kopfwehmittel und von Metamizol ist es zu toxisch-hämolytischen Anämien mit Methämoglobinämie, z.T. auch zu Nierenschäden gekommen.

Gemeinsame Wirkung auf den Blutfarbstoff: Bildung von Methämoglobin (Hämiglobin), z.T. auch von Stickoxidhämoglobin. Während Hb-O_2 und Hb-CO lockere bzw. festere Additionsverbindungen sind, liegt beim HbOH eine echte

Oxidation des Hämoglobins (Fe · · zu Fe · · ·) vor. Durch die abweichende Färbung des Hämoglobins und (vor allem) die Hypoxämie kommt es klinisch zu starker Cyanose. Tod im Koma.

Obduktionsbefund: Braunfärbung des Blutes und der Organe (nicht immer vorhanden), Milzschwellung.

Histologie: PAS-positive Capillarsclerose der Nieren und grobschollige Leber-lipofuszinose.

Nachweis: Im Absorptionsspektrum zeigt das Hämoglobin in saurer Lösung einen Streifen im Rot und einen im Blaugrün. Zum Unterschied von Verdoglobin verschwindet die Rotbande bei Reduktion. Bei den meisten Vergiftungen gelingt der spektroskopische Nachweis infolge Reduktion in der Leiche nicht mehr, wohl aber in der sofort untersuchten Blutprobe vom Lebenden. In Blutproben kann Met-Hb. durch Fluoridzusatz stabilisiert werden. Das NO-Hämoglobin scheint sich in der Leiche besser zu halten; Heinz-Körper in den Erythrozyten besonders bei Vergiftungen mit organischen Nitroverbindungen.

4. Narkotica, Hypnotica

a) Die **Schlafmittel** sind derzeit das beliebteste Selbstmordgift. Fast noch größer ist ihre verkehrsmedizinische Bedeutung, zumal im Zusammenhang mit süchtigem Mißbrauch. Die Zahl der verwendeten Spezialitäten ist sehr groß, wobei auch langwirkende **Barbiturate,** die als solche (Veronal) aus dem Handel verschwunden sind, in Kombinationspräparaten (z.B. Eusedon) wieder auftauchen. Das von ihnen auch schon bei mäßiger Überdosierung bewirkte »hangover« trägt nicht selten euphorische Züge und führt manchmal zum Abusus. Die (zuweilen absichtliche) Kombination mit Tranquillantien und Alkohol bringt entsprechende Wirkungsverstärkung hervor, die bei Alkohol auch überadditiv sein kann: schon 2 Tabletten Vesparax, Eusedon etc. haben bei etwas über 2‰ Blutalkoholgehalt zum Tod geführt. Manche Fälle grober Verkehrsuntauglichkeit, die zunächst auf Alkoholisierung deuteten, stellten sich als Schlafmittel-bedingt heraus.

Die Gefährlichkeit der einzelnen Präparate bei Vergiftungen ist weitgehend mit der Abbaufähigkeit und Ausscheidungsgeschwindigkeit korreliert. Die Tabelle auf Seite 257 nennt mittlere Werte nach Gg. Schmidt, Moeschlin und eigenen Erfahrungen.

Die Ausscheidung erfolgt bei Barbital, Allobarbital und Phenobarbital weitgehend unverändert über die Niere und zieht sich über viele Tage hin. Die meisten anderen Barbiturate, aber auch die Nichtbarbiturate werden unter wesentlicher Beteiligung der Leber metabolisiert und z.T. stark verändert ausgeschieden. Dabei hängt der Umfang des Abbaus von der Vergiftungsgeschwindigkeit, ferner auch von etwaiger Gewöhnung ab.

Die beim Abbau wirksamen Fermentsysteme in der Leber können nicht nur durch Abusus ›trainiert‹ werden (Enzyminduktion), sondern unterliegen z.T. auch gekreuzter Beeinflussung durch ganz andere Pharmaka.

Stoffgruppe	Handelspräparate	Dosis letalis g	Wirkungs-dauer
1. Barbiturate			
Barbital,		6–8	
Methylphenobarbit.	Prominal	6–8	lang
Phenobarbital	Luminal	4–6	
Butobarbital	Pernocton	20	
Cyclobarbital	Phanodorm	20	mittel
Heptabarbital	Medomin	20	
Pentobarbital	Nembutal	10	kurz
Hexobarbital	Evipan	10	
2. Piperidin- und Pyridinderivate	Noludar, Persedon	10–20	
3. Glutarsäureimide, Chinazolinone	Doriden, Revonal	10–20	mittel
4. Harnstoffderivate	Adalin, Bromural	10–40	kurz
5. Carbaminsäure-derivate	Valamin	40	

Vergiftungen mit Bromharnstoff-Derivaten waren ab etwa 1970 zunehmend häufiger geworden, sind aber seit Einführung der Rezeptpflicht 1978 nunmehr seltener als die Barbituratvergiftungen. Die Bromcarbamide neigen im Magen zur Verklumpung und können noch nach Tagen, weil kontrastgebend, röntgenologisch nachweisbar sein; sie werden deshalb auch kontinuierlich nachresorbiert und können ein Koma tagelang perpetuieren. Gegenüber den Barbituraten ist das klinische Bild gekennzeichnet durch negativ-inotrope Herzwirkung, Arrhythmie, häufig Schocksymptomatik mit Mastzellentspeicherung und pulmonaler Insuffizienz.

Zum Giftmord sind die Schlafmittel wenig geeignet, da sie in zu großen Mengen beigebracht werden müssen und schlecht schmecken; immerhin sind Fälle von Tötung dritter Personen (meist Kinder, Tarnung als Arzneimittel) vorgekommen. Häufiger sieht man Verabreichung von Barbitalen zur Einschläferung des Opfers.

Klinische Erscheinungen: Tiefer Schlaf, übergehend in Bewußtlosigkeit. Auch bei der Aufnahme tödlicher Mengen bleibt nocht eine Spanne der Handlungsfähigkeit von 10–60 Minuten. Bei leichten bis mittelschweren Vergiftungen lassen sich Corneal- und Sehnenreflexe noch auslösen, auch zeigt sich Reaktion auf Schmerzreize. Der Übergang in einen schwerkomatösen Zustand (Barbituratspiegel im Blut über 2 mg%) kann aber mit fortschreitender Resorption erst noch bevorstehen, wenn man den Patienten untersucht! Dieses Stadium ist dann gekennzeichnet durch ein Erlöschen der Reflexe, Abnahme der Atemfrequenz, Cyanose, Blutdruckabfall. Charakteristisch aber selten sind »Schlafmittel-Blasen« an Hautstellen, die durch das Auflagegewicht schlecht durchblutet sind (Fersen, Hüfte, retroaxillär). Das Finalstadium wird oft durch Lungenödem, Anstieg der Körpertemperatur und Tachycardie gekennzeichnet, ohne daß es sich um Zeichen einer sich entwickelnden Pneumonie handeln müßte. Bei nicht rechtzeitig einsetzender Therapie können auch zerebrale Sekundärschäden entstehen. – Da bei entsprechender Intensivpflege heute fast jede Barbituratvergiftung überlebt wird, mehren sich die Fälle, in denen praktische Ärzte aus § 222 StGB angeklagt wurden, weil sie keine rechtzeitige Therapie eingeleitet hatten.

Demgegenüber haben die Bromharnstoffvergiftungen oft eine zweifelhafte Prognose, wie sich ja auch das Vergiftungsbild deutlich unterscheidet. Das gilt auch für die Methaqualon (Revonal)-Vergiftung mit dem zusätzlichen Charakteristikum einer ausgeprägten Hypermotorik bis zu tonischen Krampfanfällen; in 40% der Fälle spontanes Erbrechen (Gefahr der Erstickung im Brechakt!) und starke Speichelsekretion.

Chronischer Schlafmittelmißbrauch kann zu Porphyrie, Gleichgewichtsstörungen, Schlaflosigkeit, körperlichem und geistigem Verfall führen. Die verkehrsmedizinische Bedeutung liegt auf der Hand (vgl. S. 129).

Obduktionsbefund: Negativ, bis auf die selten fehlende bronchopneumonische Anschoppung der Unterlappen. Zuweilen bullöse Hautveränderungen. Histologisch perivasculäres Ödem der Terminalstrombahnen mit Endothelverfettungen und kleinen Ringblutungen besonders im Gehirn; Ganglienzell-Degenerationen im Hirnstamm, evt. Parenchymschäden in Herz, Leber, Niere.

Nachweis: Gaschromatographie und UV-Spektroskopie im Serum und der Bromnachweis nach Kisser sind heute die wichtigsten Methoden. Aus Leichenmaterial Isolierung z.B. nach Stas-Otto, Valov oder Curry, danach Dünnschichtchromatographie und GC. Viele Barbiturate sind aus Leichenteilen gut, z.T. auch noch nach längerer Fäulnis nachzuweisen. Für die Beurteilung eines Vergiftungsfalles genügt nicht der qualitative Nachweis aus dem Mageninhalt oder Harn; in beiden Fällen könnte es sich um Zufallsbefunde nach therapeutischen Dosen handeln. Ein Bild von dem im Zeitpunkt des Todes aktuellen Stand des Vergiftungsablaufes ist nur durch quantitative Bestimmung in Mageninhalt (Gesamtmenge), Blut und Leber (Niere, Gehirn) *und* Harn zu gewinnen, zumal ja eine Reihe von Substanzen stark verändert die 2. Giftwege verlassen. Gegebenenfalls ist deshalb auch die Identifizierung bestimmter Metaboliten erforderlich, wobei letztlich der kombinierte Einsatz von Gaschromatographie, Infrarot- und Massenspektroskopie erfolgsentscheidend sein wird.

b) Die **Psychopharmaka** haben die Schlafmittel als Sedativa weitgehend verdrängt, da sie in der Regel beruhigend, aber nicht schlafmachend und darüberhinaus anxiolytisch, Dysphorie- und aggressionslösend wirken (»Sonnenbrille der Psyche«).

Am häufigsten verwendet werden *Tranquillantien* (Ataraktika), insbesondere die Benzodiazepine, wie Valium, Librium, Tranxilium, Tavor, Adumbran u.a. Der weitverbreitete Abusus (vielfach entwickelt sich Abhängigkeit!) hat besonders auch verkehrsmedizinische Bedeutung.

Vergiftungen verlaufen auch bei Einnahme großer Tablettenmengen (40–60) meist nicht tödlich; in Verbindung mit Alkohol und als Mischvergiftung mit Schlafmitteln, *Antipsychoticis* (Neuroleptika, wie Megaphen, Atosil) und tricyclischen *Antidepressiva* (Tofranil etc.) kommen freilich auch tödliche Vergiftungen vor, die zusätzlich Herzrhythmusstörungen, parasympathikolytische Symptome (weite Pupillen, Hyperthermie) und gesteigerte Motorik bis zu Krämpfen umfassen.

c) Äthylalkohol. Die pharmakologischen Wirkungen des Alkohols entsprechen denen der bekannten Hypnotika. Bezüglich Blutalkohol und Verkehrsunfall vgl. Seite 115.

Der chronische Alkoholabusus stellt eines der gravierendsten soziomedizinischen Probleme unseres Jahrhunderts dar.

Vieles spricht dafür, daß langjähriger, süchtig überhöhter Alkoholkonsum (um oder mehr als 200 g/Tag) zum Persönlichkeitsabbau aufgrund von ZNS-Schäden mit Ganglienzellschwund und intellektueller Leistungsminderung führt. Die Wernickesche Encephalopathie mit oder ohne Korsakow-Syndrom tritt nur auf, wenn eine ausgeprägte Schädigung der Cc. mamillaria vorliegt; als zusätzlicher ätiologischer Faktor wird ein Vitamin-B1-Mangel vorausgesetzt.

Das Alkoholdelir, früher als »Delirium tremens« bezeichnet, ist im wesentlichen eine Entzugserscheinung (abrupter Entzug oder Dosis-Minderung nach langjährigem Alkoholmißbrauch). In einer Reihe von Fällen unfreiwilligen bzw. unkontrollierten Entzugs stellt es wahrscheinlich eine (mitwirkende) Todesursache dar. Klinisch hat das Entzugsdelir seit Einführung des Clomethiazols (Distraneurin) seinen Schrecken verloren. Distraneurin bei Alkoholismus einfach ambulant zu verschreiben, gilt mit Recht als Kunstfehler, weil es zur Gewöhnung führt.

Die *Leberschädigung:* Fettleber-Alkoholhepatitis-Leberzirrhose ist sicher dem Alkoholabusus korreliert, anscheinend wirkt aber noch (mindestens) ein weiterer, disponierender Faktor an ihrer Entstehung mit; bis heute ist jedenfalls immer noch unklar, warum sie nur bei einem eher geringen Prozentsatz der Trinker und erst nach jahrelangem Abusus auftritt; auch ist die morphologische Differentialdiagnose gegenüber progressiven Hepatitiden anderer Provenienz reichlich unsicher. Das gleiche gilt für die nach internistischer Auffassung verbreiteten *Pankreasschäden* und die sog. *Cardiomyopathie* der Trinker, welch letztere im Sektionsbefund kaum jemals zu verifizieren bzw. gegenüber vaskulären Störungen abzugrenzen ist. Eindeutig erwiesen ist das gehäufte Auftreten von *Alkoholembryopathien* bei schwangeren Trinkerinnen.

Die akute tödliche Alkoholvergiftung kommt meist durch unsinnig rasches Trinken (Wetten etc.) zustande.

Dosis letalis: je nach Körpergewicht, Trinkgeschwindigkeit und Gewöhnungsgrad sehr wechselnd; beim Nichtalkoholiker und einem Körpergewicht von etwa 70 kg etwa 200 g, wenn die Aufnahme innerhalb etwa 1 Stunde erfolgt.

Klinische Erscheinungen: Nach kurzer Exzitation Bewußtseinsstörung, motorische Lähmung, zentrale Lähmung; zuweilen erfolgt der Tod auch durch Erstickung im Brechakt, Sturz, Ertrinken etc.

Obduktionsbefund: bei akuter Vergiftung negativ; hoher Blutalkoholwert (4–5‰), bei Kombination mit Sedativa oft weniger; für die Lokalisation des Todeszeitpunktes kann die Relation Blutalkohol/Urinalkohol wichtig sein.

Methylalkohol. In den Nachkriegs-Jahren zahlreiche Einzel- und Gruppenvergiftungen durch Verwendung von Holzgeist an Stelle von Äthylalkohol zur Schnapsbereitung, Verwechslung, Trinken mit Methanol denaturierten Branntweins etc. *Dosis letalis:* individuell sehr verschieden, 10–100 g.

Klinische Erscheinungen: Oft nach längerer Latenz (bis 18 Std.) Leibschmerzen, Erbrechen, Kopfschmerzen; später Sehstörungen, Erblindung, Dyspnoe, Kollaps; Tod meist am 2. oder 3. Tag.

Die Wirkung des Methanols beruht auf seiner Oxidation zu Formaldehyd, welcher das Gewebseiweiß denaturiert und zu Ameisensäure abgebaut wird. Da eine besondere Affinität zum Nervensystem besteht, findet sich im Gehirn die höchste Giftkonzentration; hier wieder sind Retina und N. opticus besonders empfindlich.

Nachweis: Ameisensäurevermehrung im Harn. Blutmethanolwerte wegen langsameren Abbaus – kompetitive Hemmung durch Anwesenheit von Äthanol – langanhaltend erhöht; die tödliche Konzentration ist für Methanol bereits bei 0,2‰ erreicht, während sie für Äthanol über 4‰ liegt. Erfassung am besten gaschromatographisch.

5. Rauschgifte

An erster Stelle ist hier der Alkohol zu erwähnen, wie ja überhaupt bereits das ganze Kapital »Narcotica und Hypnotica« die verschiedensten Substanzen behandelt, welche potentiellen Suchtgiftcharakter haben. Unter den **Opiaten,** d.s. Pharmaka, die in ihrer Wirkung dem Hauptalkaloid des Opiums, Morphin, vergleichbar sind, spielt als Haupt-Suchtgift das synthetisch hergestellte Diacetylmorphin **Heroin** die Hauptrolle. Die auf dem Strassenmarkt der Großstädte als Pulver abgepackt erworbene Droge wird intravenös injiziert= »Schuß«, wobei der »Fixer« erhebliche Geschicklichkeit entwickelt.

Für die Suchterzeugung entscheidend ist eine besondere Veränderung der Stimmungslage mit Beseitigung von Unlust- und Angstgefühlen = *Euphorie,* die Morphin und seine anderen Derivate nur bei einem Teil der exponierten Personen, Heroin aber meistens bewirkt (»Euphorica«). Kausale Suchtfaktoren sind darüberhinaus der »Morphinhunger« und die *Entziehungssymptomatik* ca. 6–10 Stunden nach der letzten Injektion: Unruhe, Dysphorie, Erbrechen und Durchfall, Schwäche und Kreislaufdepression mit Stenokardie, Schwitzen, Tränenfluß. Bei längerer Opiatzufuhr entwickelt sich *Gewöhnung* mit Notwendigkeit der Dosissteigerung, die extreme Ausmaße (bis zu 100facher Einzeldosis) erreichen kann. Nach Abklingen einer Abstinenzperiode kann Euphorie wieder durch normale Dosen ausgelöst werden. – Soviel größer die Suchtgefährdung beim Heroin ist, soviel kleiner ist der Erfolg von Entziehungskuren.

Der Süchtige als Opfer der Drogenszene unterliegt zwangsläufig einem totalen Wandel seiner persönlichen Entwicklung.

Er benötigt pro Tag bis zu 10 »Schuß« = 1 g Heroin in Straßenqualität = 250–300,— DM. Um sich dieses Geld zu beschaffen, sind ihm nahezu alle Wege recht: zur Befriedigung seiner Sucht lügt, stiehlt, erpresst der »Junkie«, ist aggressiv, begeht Einbrüche, Raubüberfälle, prostituiert sich, vor allem, er wird selbst zum »Dealer« und hat damit bereits ein geschäftliches Interesse an der Verführung anderer Jugendlicher (»Anfixen«). 1982 wurden polizeilicherseits 50000 »Drogentäter« registriert; die Dunkelziffer liegt weit darüber. Die Soziologie spricht von einer »totalen Kommerzialisierung der Existenz mit bevorzugter Entwicklung der schlimmsten Charakterzüge«. Das Bild des somatisch und psychisch »kaputten« Morphinisten kann man vergessen: »Vom Fixer sind erhebliche intellektuelle und soziale Fähigkeiten gefordert; Fixer sein, ist ein Lebensstil, der so abhängig macht, wie die Droge selbst« (Berger). Das ist auch der Hauptgrund, warum Resozialisierungsbemühungen (und überhaupt die Bekämpfung der Drogenkriminalität) so geringe Erfolgsaussichten haben.

Auf längere Sicht ist das persönliche Schicksal der Süchtigen düster: durch unsauberes Arbeiten beim Spritzen akquirieren viele eine Hepatitis; wenn alle erreichbaren Venen thrombosiert sind, wird in die Zunge gespritzt, mancher kommt durch Dosierungsfehler zu Tode – (die »Ware« ist mehr oder weniger »verschnitten«, z.B. mit Procain) oder begeht Selbstmord »Goldener Schuß« (1979 über 600 Drogentote in der BRD). Viele Unfälle und manche unspezifische Erkrankung (Pneumonien) gehen auf das Konto der Sucht. Bschor (Berlin) fand in einer 10-Jahres-Retrospektive von einem Kollektiv Süchtiger ca. 20% tot (50% Unglücksfälle, je 25% Suizide und Folgekrankheiten), ca. 30% resozialisiert, 20% noch abhängig, 30% ungeklärt.

Zur Entwöhnung wird vielfach Methadon verwendet, das aber seinerseits wieder Abhängigkeit erzeugt. In Mangelsituationen weichen Fixer oft auf Drogen »zweiter und dritter Wahl« aus: Dolantin, Eukodal, Polamidon, Dromoran, Valoron, Codein, Amphetamine wie Captagon, Schlafmittel etc.

Dosis letalis: Morphin (ohne Gewöhnung) 100–300 mg, Heroin 50–75 mg.

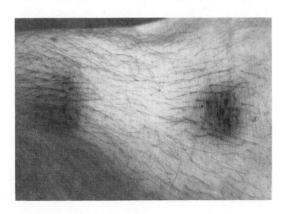

Abb. 55: Multiple Injektionsstellen am Handrücken eines Heroin-Süchtigen.

Klinische Erscheinungen: Beim »goldenen Schuß« sofortiger Tod (typische Auffindesituation in Toiletten); sonst auch mehrstündiges Koma, respiratorische Insuffizienz, enge Pupillen, wenn nicht Atropinbeimengung vorlag; Lungenoedem.

Obduktionsbefund: negativ; Organhyperaemie. Die Pupillenenge verschwindet postmortal! Auf Injektionsstellen achten! (vgl. Abb. 55).

Nachweis: In Blut, Harn, Galle, Lebergewebe, auch Haaren. Auch bei parenteraler Aufnahme wird Morphin zum Teil durch den Darm ausgeschieden; es ist bei Fäulnis noch lange nachweisbar. Bei Heroin handelt es sich aber meist um sehr viel kleinere Mengen. Es wird intravital schnell zu Monoacetylmorphin, dann zu Morphin metabolisiert, das in freier Form oder (überwiegend) als Konjugat (Glucuronid) mit dem Harn ausgeschieden wird. Durch weitere Metabolisierung wird auch Codein gebildet, welches ebenfalls im Harn erscheint. Wird Codein selbst konsumiert, so kann andererseits durch Demethylierung Morphin als Metabolit entstehen. Die Interpretation von Analysenbefunden ist somit sehr von präzisen, quantitativen Feststellungen abhängig.

Analysengang: Ausschüttelung mit Chloroform im Alkalischen; die Konjugate müssen durch vorangehende Hydrolyse »geknackt« werden. Dünnschichtchromatographie mit anschließender gaschromatographischer Identifizierung ist in vielen Fällen zu unempfindlich; radioimmunologische und enzymatische Methoden sind zwar äußerst empfindlich, die Spezifität der Reaktionen läßt jedoch zu wünschen übrig, z.B. können Morphin und Codein nicht unterschieden werden.

Ähnliche Probleme gibt es auch mit **Amphetamin,** das als solches nur als Rauschgift verwendet wird, im Körper aber auch als Metabolit normal rezeptierbarer Stoffe wie Fenetyllin (Captagon) oder Amphetaminil (AN 1) entsteht.

Halluzinogene im engeren Sinne sind die sog. Psychotomimetica LSD (Lysergsäurediäthylamid) und Mescalin, die aber als Suchtmittel bei uns keine Bedeutung haben. Demgegenüber ist der Gebrauch von Haschisch bzw. Marihuana weit verbreitet; ersteres ist das Harz, letzteres das Kraut der oberen Laubblätter der weiblichen Pflanzen des indischen Hanfs, Cannabis sativa (Abb. 56). Die

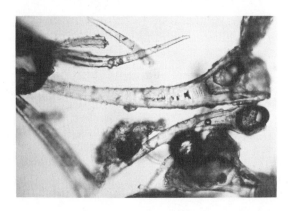

Abb. 56: Mikroskopisches Präparat vom Pulver eines »Haschischbrotes« mit den charakteristischen Drüsenhaaren.

Wirkung beruht auf den sogenannten Cannabinolen, insbesondere dem Delta-9-Tetrahydrocannabinol (THC), welche meist durch Rauchen aufgenommen werden. Für die euphorische »Bewußtseinsveränderung« durch Haschisch, die manchmal mit farbigen Visionen, traumhafter Verkennung der Gegebenheiten, Veränderung des Raum- und Zeitempfindens einhergeht, ist nicht jedermann gleich empfänglich; Kumulation bei wiederholtem Konsum, konstitutionelle und Umweltfaktoren wirken konditionierend. Gewöhnung kann unter solchen Umständen zu psychischer (nicht körperlicher) Abhängigkeit mit sozialem »drop out« führen. Die kriminogene Potenz des THC ist gering, größer wohl seine Bedeutung als Einstiegsdroge in die Heroinszene. Vergiftungen sind nur in Form des sog. »bad trip« mit Angstzuständen, Horrorvisionen, Depersonalisation, Fehlhandlungen bekannt, im Rahmen dessen Unfälle und Suizide (z.B. Fenstersprung in der Meinung, fliegen zu können) vorkommen können.

Lösungsmittelmißbrauch (»Schnüffelsucht«) ist eine Sonderform des süchtigen Rauschmittel-Abusus besonders bei Jugendlichen. Am häufigsten benutzt werden Klebstoff-Verdünner (»glue sniffing«), Lack- und Nitroverdünner, Trichloraethylen, Fleckentferner, Haarsprays und Benzin, wobei besonders Methyläthylketon und halogenierte Kohlenwasserstoffe schwere Gesundheitsschäden (toxische Neuromyelopathien, Leber- und Nierenschäden) verursachen. Der Süchtige inhaliert das Lösungsmittel meist aus Plastikbeuteln, deren Öffnung über Mund und Nase fest angedrückt wird. Nach kurzem Exzitationsstadium fühlt sich der Schnüffler entspannt, wohlig-gedämpft, »kann angenehm träumen«. Der Vorgang wird häufig wiederholt; die täglichen Schnüffelzeiten lagen in dem Material von Altenkirch im Mittel bei 8 Stunden (!), der Lösungsmittelverbrauch bei 300 g.

Todesfälle durch Erstickung, Herztod durch Kammerflimmern, Stürze und Verbrennungen nach zufälliger Entzündung des Beutelinhalts (Rauchen) sind nicht selten.

6. Alkaloide

Von den Pflanzengiften (außer Opium) seien nur noch erwähnt:

Atropin. Vergiftungen kommen meist bei Kindern durch Genuß von Tollkirschen vor; auch Giftmorde wurden beobachtet.

Dosis letalis: 0,05 bis 0,1 g

Klinische Erscheinungen: Trockene, heiße Haut, trockene Schleimhaut, Schluckbeschwerden, Durst, Pupillenerweiterung, Tachycardie, rauschähnlicher Zustand mit Halluzinationen, Coma, Tod.

Strychnin. Gelegentliche Selbstmorde, aber auch Morde wurden – trotz des intensiv bitteren Geschmacks – beobachtet.

Dosis letalis: 0,1 bis 0,2 g

Klinischer Verlauf: Gesteigerte Reflexerregbarkeit infolge zentraler Enthemmung; bei geringen Außenreizen, später auch spontan tetanische Krampfanfälle. Nackensteife, Opisthotonus. Bei erhaltenem Bewußtsein erfolgt der Tod durch Erschöpfung oder Erstickung (Laryngospasmus, Zwerchfellkrampf) im Anfall.

Curare selbst nicht, aber die synthetischen Muskelrelaxantien, wie Gallamin (Flaxedil), Pancuroniumbromid (Pavulon) und Suxamethonium (Succinyl) sind in neuerer Zeit im Klinik-Bereich von Ärzten und Pflegepersonal als Mord- und Suizid-Gifte verwendet worden. Nach der (auch intramuskulären) Injektion führt die Lähmung der Atemmuskulatur zur Erstickung bei vollem Bewußtsein des zu jeder Aktivität unfähigen Opfers.

7. Schädlingsbekämpfungsmittel, Herbizide

Durch ihre ausgedehnte Verwendung vor allem in Land- und Forstwirtschaft, aber auch im Haushalt läßt es sich nicht vermeiden, daß stark wirkende Gifte dem Publikum leichter zugänglich werden, wenn auch durch die den Verkehr mit Giften betreffenden gesetzlichen Vorschriften Einschränkungen getroffen sind. Hochgiftige Stoffe, wie Blausäureverbindungen werden nur an konzessionierte Spezialisten abgegeben. »Gifte der Abteilung 1 und 2« (z.B. Hg-haltige, Thiophosphorsäureester) dürfen nur gegen Empfangsbescheinigung an Personen über 16 Jahre abgegeben werden, »die als zuverlässig bekannt sind«. Praktisch bekommt man aber in vielen Drogerien nicht nur Präparate der »Abteilung 3« (z.B. DDT, Lindan, Carbamate), sondern auch Toxaphen, Rodentizide mit Tl und Phosphiden, sogar E 605 etc. ohne weiteres. Aus diesem Grunde haben die Sch. auch eine besondere Bedeutung für die forensisch-toxikologische Praxis, da sowohl zufällige Vergiftungen immer wieder vorkommen, als auch mit der Benützung von Handelspräparaten als Mordgift oder zur Selbsttötung zu rechnen ist.

> Nach der *Verwendung* unterscheidet man Mittel gegen Pflanzenkrankheiten, die zum Teil Fungizide (Nitrobenzolverbindungen, Thiocarbamate, Thiurame), zum Teil Insektizide und Akarizide (s.u.) sind. Neben den Molluskiziden (Schnekkentod) und Mitteln gegen Vorratsschädlinge, meist Rodentizide (Mäuse- und Rattengifte, s.u.), spielen in zunehmendem Maße auch Herbizide (Unkrautbekämpfung) eine toxikologische Rolle.

Die Wirkung der gebräuchlichen, unter den verschiedensten Phantasienamen käuflichen Präparate beruht auf Giften wie *Arsen* (As_2O_3), *Thallium* ($TlSO_4$), *Barium* ($BaCO_3$), *Fluor* ($Na_2 SiF_6$), *Strychnin*, *Nikotin*, *Blausäure*, *aromatischen Nitroverbindungen* usw., die bereits in den vorigen Kapiteln besprochen wurden. In neuerer Zeit werden jedoch in zunehmendem Maße verschiedene, zum Teil synthetische Stoffe verwendet, deren Giftigkeit für den Menschen vielfach nicht geringer ist. Von den zahlreichen Präparaten zur *Ratten- und Mäusebekämpfung* ist das **Zinkphosphid** ($Zn_3 P_2$) auch für den Menschen höchst giftig (DL. 2 bis 3 g); der karbidartige Geruch stammt von dem schon durch Feuchtigkeit leicht abgespaltenen hochgiftigen Phosphorwasserstoff, der bei peroraler Aufnahme durch die Magensalzsäure freigesetzt wird.

In der Gruppe der *Kontaktinsektizide* hat das **DDT** (p-Dichlordiphenyltrichlormethylmethan) in bezug auf akute Vergiftungen nur geringe toxikologische Bedeutung (D.L. ca. 6 g). Bekanntlich gibt es erhebliche toxikologische Bedenken gegen die verbreitete DDT-Anwendung, weil das lipophile Molekül wegen seiner Beständigkeit in der Nahrungskette angereichert wird und im Menschen als der Endstufe toxische Konzentrationen erreichen kann. Die chronische Toxizität ist noch nicht ausreichend erforscht; bekannt wurden Wechselwirkungen mit Fermenten und Arzneimitteln. Für den Warmblütler weniger toxisch ist auch das **Hexachlorcyclohexan** (HCH, Gamma).

Von hoher Giftigkeit sind dagegen die **organischen Phosphorsäureester** (bekanntestes Präparat: E 605 = Parathion = Diäthylparanitrophenylthiophosphat = Neostigmin). DL ca. 0,3 g des Wirkstoffs per os, ca. 3 g percutan. Erkrankungen durch Inhalation von Sprühnebel der verdünnten Lösungen spielen eine Rolle als Arbeitsunfall. Unverdünnt als Sucidgift, unter entsprechender Kaschierung auch als Mordgift verwendet.

Klinische Erscheinungen: Bei hohen Dosen Tod bereits nach Minuten. Auch sonst rascher Verlauf mit Schwäche, Speichelfluß, sehr engen Pupillen, Benommenheit, Vaguspuls, fibrillären Muskelzuckungen, tonisch-klonischen Krämpfen, Lungenödem, Tod nach einer halben bis sechs Stunden. Das recht typische Vergiftungsbild ist großenteils auf Cholinesterasehemmung zurückzuführen; therapeutisch sind hohe Atropin- und Toxogoningaben erfolgreich.

Obduktionsbefund: Frühzeitige Totenstarre, enge Pupillen, oft Schaumpilz, Lungenblähung und hämorrhagisches Lungenödem, oft blaugrüner Mageninhalt und Reizung der Schleimhaut, Hirnödem.

Nachweis: Am sichersten im Mageninhalt, hier auch nach Exhumierung, durch Wasserdampfdestillation und spektralphotometrische Aufnahme der Extinktionskurve. Nach der Resorption wird E 605 hydrolytisch gespalten, wobei p-Nitrophenol in Blut und Harn nachweisbar wird, Schnellnachweis nach Schwerd und Schmidt (s.o.). Herabsetzung der Cholinesterase-Aktivität in Blut und Gehirn, besonders im Corpus striatum.

Unter den **Herbiziden** sind aus der Gruppe der Wuchsstoffe die *Phenoxyessigsäureester (Hedonal, Falitox etc.)* zu nennen. Dosen von 5 bis 10 g führten innerhalb von 14 Stunden bis zu drei Tagen zum Tode. Nach initialem Erbrechen alsbald narkoseartige Bewußtlosigkeit, Tod im Kreislaufversagen. Der pathologisch-anatomische Befund (Lungen- und Hirnödem) ist uncharakteristisch. – Außerordentlich gefährlich ist die Ingestion von *Paraquat* (Gramoxone), das als quartäre Pyridiniumverbindung zur Unkrautbehandlung in Wiesen verwendet wird. Schon die versehentliche Aufnahme »eines Schluckes« hatte das typische, in über 50% der Fälle zum Tode führende Krankheitsbild zur Folge: nach anfänglichen Reizerscheinungen (Erbrechen) unter relativem Wohlbefinden Entwicklung schwerster progressiver Lungenerscheinungen (Ödem, interstitielle Fibrose, Epithelproliferationen).

8. Nahrungsmittelvergiftungen

Pilzvergiftung. Am häufigsten und gefährlichsten sind Vergiftungen durch Verwechslung von eßbaren Sorten (Champignon, Grünling) mit dem Knollenblätterschwamm, *Amanita phalloides*. Die Vergiftungserscheinungen treten erst nach einer charakteristischen Latenzzeit (6 bis 24 Stunden) auf; zu diesem Zeitpunkt sind die Giftstoffe (Phalloidin, Amanitin) bereits resorbiert und können therapeutisch nicht mehr erfaßt werden; Todesfälle über 50%.

Das *klinische Bild* umfaßt Leibschmerzen, heftiges Erbrechen und choleraartige Durchfälle, bald Exsiccose und Kreislaufkollaps, an dem die Patienten schon in den ersten Tagen sterben können. Am vierten bis fünften Tag rasche Entwicklung einer akuten gelben Leberatrophie, Tod im Coma. Obduktionsbefund dementsprechend.

Auch *Lorchelvergiftungen* (Helvella) verursachen ein der Amanitavergiftung ähnliches bild.

Fliegenpilzvergiftungen (Amanita muscaria und pantherina) sind demgegenüber selten. Muscarin und ein atropinähnlich wirkendes Toxin sind die wirksamen Bestandteile (Rauschsymptome).

Der chemische *Nachweis* von Pilzgiften ist nicht möglich; für die Diagnose von ausschlaggebender Bedeutung ist die pharmakognostische Untersuchung von Erbrochenem, Stuhl und Nahrungsresten (mikroskopischer Sporennachweis).

Wurst-, Fleisch-, Fischvergiftung. Meist Erkrankung einer ganzen Gruppe von Personen nach dem Genuß infizierter Lebensmittel, besonders Hackfleisch, Kartoffelsalat, Speiseeis, Enteneier oder Konserven, die aber makroskopisch noch völlig in Ordnung scheinen können. Es kann sich handeln um:

1) *Salmonellosen.* Akuter Beginn nach 2 bis 8 Stunden, oft mit Schüttelfrost und hohem Fieber, Erbrechen, kolikartigen Leibschmerzen, Durchfall, Leber- und Milzschwellung.

2) *Botulismus.* Meist 24 Stunden, zuweilen erst einige Tage nach Aufnahme der Speisen, treten Lähmungen auf. Kein Fieber, keine Durchfälle! Die ersten Zeichen sind oft Augenmuskellähmungen (Doppeltsehen), Ptosis, Schluckbeschwerden; Mundtrockenheit. Nach initialem Brechdurchfall meist Obstipation; Herzrhythmusstörungen, Kollapsneigung; Tod durch Atemlähmung innerhalb einer Woche nach Krankheitsbeginn.

Botulismus ist nicht wie Enteritis und Paratyphus eine Infektion, sondern entsteht durch Resorption des präformierten Botulinus-Toxins aus den Speisen, in denen der Bazillus gewachsen ist. Halbstündiges Kochen zerstört das Toxin. Der Baz. botulinus ist Anaerobier und bildet Gas (Aufgehen von Einmachgläsern, bombierte Konservenbüchsen).

Beide Formen sind als »bakterielle Lebensmittelvergiftung« anzeigepflichtig.

Der *Obduktionsbefund* ist gegenüber Pilzvergiftung etc. schwer abzugrenzen, oft überhaupt ziemlich geringfügig. Rötung der Darmschleimhaut, zuweilen mit kleineren Blutungen, blutreiche Organe; bei längerer Dauer fettige Entartung der parenchymatösen Organe. Bei Botulismus Gangllenzelldegenerationen im Bereich der Hirnnervenkerne.

Nachweis: Möglichst frühzeitige bakteriologische Untersuchung von Speiseresten, Magen-Darminhalt, Blut, Milz, Galle (Bei Botulismus Nachweis des Toxins durch Tierversuch).

G. Spurenuntersuchungen

I. Blut

1. Formen der Blutspuren – Spurensicherung

Aus der Anordnung und Lage der Blutspuren am Tatort von Kapitalverbrechen sowie aus der Form der einzelnen Tropfen kann man Aufschluß für die Rekonstruktion des Tatherganges gewinnen. Sicherung durch Fotografie.

Tropfspuren sind rund, sie weisen mit steigender Fallhöhe zunehmende Facettierung des Randes sowie Nebentropfen bzw. Seitenspritzer auf. Ausläufer an einer Seite des Tropfens zeigen die Bewegungsrichtung an, wenn das Blut z.B. von einer laufenden Person abtropft.

Spritzspuren können entstehen durch Schlagaderverletzungen, durch Schleuderbewegungen, z.B. beim Ausholen mit einem blutigen Werkzeug, schließlich durch Hineinschlagen in eine Blutlache oder blutende Verletzungen.

Flüssige Blutspuren werden in Röhrchen aufgenommen und möglichst schnell dem Untersuchungslabor überbracht. Feuchte Spuren, z.B. an Kleidungsstücken, müssen vor dem Versand getrocknet werden.

Frische Blutspuren sind rot; durch Lichteinwirkung und den Luft-O_2 werden Blutflecken ziemlich bald braun, ihre Löslichkeit und die Nachweisbarkeit der Blutgruppen-Antigene wird schlechter. Deshalb: Wenn nicht alsbaldige Untersuchung möglich, Aufbewahrung tiefgekühlt! Auf getrennte Verpackung und sorgfältige Bezeichnung achten.

2. Der Blutnachweis

Vorproben: Mit *Hydroperoxidlösung* (3%) bestäubt oder betupft, entwickeln Blutspuren durch Katalasewirkung weißlichen Schaum (O-Abspaltung). Verwendet man außer H_2O_2 noch *Benzidin* in Eisessig, so entsteht durch Peroxidasewirkung Blaufärbung.

Die Vorproben sind empfindlich, aber unspezifisch; sie können auch mit Sekretflecken, Permanganat, Fliegenexkrementen positiv ausfallen.

Beweisproben:
a) Mikroskopischer Nachweis von Erythrozyten. Erkennung *kernhaltiger* Blutkörperchen (Vögel, Amphibien, Reptilien) durch Essigsäurezusatz – Hämolyse.

Der Nachweis von *Beimengungen* gestattet in seltenen Fällen einen Rückschluß auf die Quelle der Blutung (Flimmerepithelien und Schleim bei Nasenbluten, Gehirnsubstanz bei Schädelverletzungen etc.). Auf Messerklingen Untersuchung der Spuren in situ durch *Epimikroskopie.*

b) *Darstellung von Hämoglobinkristallen,* besonders der Teichmannschen Häminkristalle, durch Zusatz von Eisessig + NaCl.

c) *Spektroskopischer Blutnachweis.* Meist wird mit dem Mikrospektroskop das Hämochromogenspektrum dargestellt: Lösung der Spur in Kalilauge, Reduktion mit Nahyposulfit; 2 lichtstarke Banden zwischen D und E.

3. Der Nachweis der Blutart

Für die Zwecke des Gerichts genügt es meist nicht, daß Blut als solches an einem »corpus delicti« nachgewiesen ist, da sich der Angeklagte oft durch die Ausrede: das Blut stamme von einem Tier, zu entlasten sucht.

Präzipitinreakion nach Uhlenhuth. ein Extrakt der Spur mit physiologischer Kochsalzlösung wird über ein spezifisch präzipitierendes Immunserum geschichtet; ringförmige Trübung zeigt den positiven Ausfall an. Bei Agargel-Diffusionstest entsprechende Trübungszonen.

Herstellung der Sera: Kaninchen werden mit Blut der gewünschten Tierart in bestimmten Zeitabständen durch intraperitoneale Injektion immunisiert; durch Entbluten erhält man ein mehr oder weniger spezifisch die betreffende Eiweißart präzipitierendes Anti-Serum.

Durch *Verwandtschaftsreaktionen* bestimmter Arten, z.B. Feldhase – Kaninchen, Ziege – Reh – Hammel, Mensch – Schimpanse ist die exakte Artbestimmung manchmal erschwert.

4. Altersbestimmung von Blutspuren

Unter dem Einfluß strahlender Energie (Sonnenlicht, aber auch Schattenstrahlung) kommt es durch kontinuierlich fortschreitende Umwandlung des Hb in Methämoglobin und Hämatin zu einer Änderung des Farbtones und zur Abnahme der Wasserlöslichkeit. Die Methoden der Altersschätzung bedienen sich demgemäß der Löslichkeitsbestimmung mit verschieden starken Lösungsmitteln und der spektroskopischen, colorimetrischen oder refraktometrischen Messung, u.U. nach vorangehender, stufenweiser Quarzlichtbestrahlung. Mit der Zeit wandern Chlorid- und Sulfat-Ionen aus der Spur in die angrenzenden Stoffpartien; die Breite des mit Silbernitrat entwickelten Saumes ist, unter Berücksichtigung der Luftfeuchtigkeit während der Lagerung, ein Maß für das Fleckenalter; ebenso bei Spermaflecken.

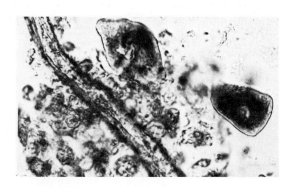

Abb. 57: Vaginalepithelien in einem Genitalblutflecken. Die Kerne erscheinen hell innerhalb der (braunen) Glykogenansammlung im Protoplasma (nach Anfärbung mit Lugolscher Lösung).

5. Menstrualblut, Geburts- und Abortusblut

Der Nachweis glykogenhaltiger Epithelien beweist die Herkunft der Spur aus dem weiblichen Genitale. Glykogen färbt sich mit Lugolscher Lösung braun; die Braunfärbung bleibt nach vorangeganenem Speichelzusatz aus (Abb. 57).

Menstrualblut enthält Pseudo-Deciduazellen und fibrinolytisches Ferment.

Abortus- und Geburtsblutspuren können im Gegensatz zu Menstrualblut außerdem Vernixzellen, Mekonkörperchen, Lanugohaare, Chorionepithelien enthalten. Der Histaminasegehalt ist gegenüber Blut von Nichtgraviden erhöht. Mit Geburtsblutextrakten kann man positive Schwangerschaftsreaktionen erzielen.

6. Blutgruppenbestimmung

Durch Bestimmung der Gruppenzugehörigkeit einer Spur kann gelegentlich die Exkulpierung eines Verdächtigen oder die Widerlegung einer Schutzbehauptung (die Spur stamme von einer eigenen Verletzung), kaum aber seine Überführung erreicht werden.

Der Nachweis der ABO-Gruppen ist an eingetrocknetem Blut möglich durch den *Absorptionsversuch* nach Schiff und Holzer:

Man läßt die Spur auf ein A- und B- oder auch nur ein O-Serum bekannter Titerhöhe einwirken, wodurch gegebenenfalls die zugehörigen Agglutine abgebunden werden, und prüft nach 24 Stunden die eingetretene Titersenkung gegen bekannte A- und B-Körperchen. Nur Senkungen über 2 Verdünnungsstufen sind beweisend (Abb. 58). Bei fehlender Absorption *kann* es sich um O-Blut handeln, was durch Testung gegen ein Anti-O-Serum sowie den

Lattesschen Agglutinin-Wirkungsversuch (Mikroagglutinate um Spurenpartikel in Suspensionen von A- und B-Blutkörperchen) zu erweisen wäre.

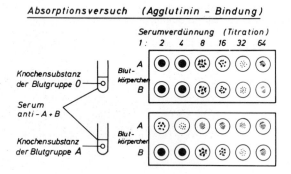

Abb. 58

In Extrakten der Blutspur können ferner die Gm-Eigenschaften bestimmt werden.

Für den Absorptionsversuch benötigt man etwa fingernagelgroße Blutflecken; für den *Agglutinin-Absprengungstest* (Mischzell-Agglutination) nach Nickolls und Pereira genügt schon eine blutgetränkte Faser. Bei dieser Technik werden die heterogenen Agglutinine aus einem Tropfen Anti-A bzw. -B-Serum an die Spuren-Bkp adsorbiert, der Serumüberschuß ausgewaschen, die gebundenen Fremdagglutinine durch Erhitzung wieder abgesprengt und durch Zusatz von Test-Erythrozyten sichtbar gemacht. So können auch MN und D in Spuren nachgewiesen werden.

Zum Nachweis aus Spuren eignen sich nach entsprechender Extraktion auch verschiedene Protein- und Enzym-Polymorphismen: Am besten geeignet und auch in geringen und gealterten Spuren erfaßbar sind die **Gm- und InV** (Km)-Eigenschaften; aber auch die Typisierung im **Haptoglobin-, PGM-, AK-, ADA-** und **6PGD**-System gelingt, wenn die Spuren etwas reichlicher vorliegen und nicht zu alt sind. Sie sollten bis zur Auswertung tiefgekühlt aufbewahrt werden.

Bei gewaltsamer Tötung mit blutigen Verletzungen soll stets eine *Blutprobe von der Leiche* entnommen werden! Die Proben können durch Zeitverlust (Fäulnis) unbrauchbar werden. Bei faulen Leichen nach Möglichkeit auch ein Stück blutbefleckte Kleidung einschicken!

II. Haare

1. Die Unterscheidung von Menschen- und Tierhaaren

Das mikroskopische Bild des *menschlichen Haares* zeigt eine breite Rinde, das Mark ist undifferenziert und streckenweise unterbrochen, oft fehlt der Markstrang ganz (Ab. 59). Die Cuticula ist zart, die engständigen breiten Schuppen zeigen starke Zähnelung der Ränder.

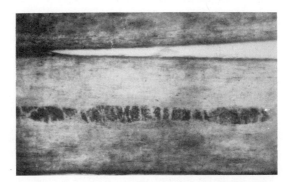

Abb. 59: Menschliches Kopfhaar.

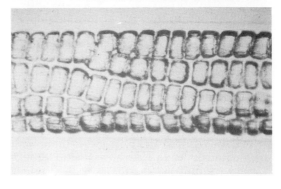

Abb. 60: Leporidenhaar (Hase), Markstrang.

Das *Tierhaar* besitzt gewöhnlich eine schmale Rinde und breiten Markstrang. Die Markzellen liegen oft in Reihen nebeneinander und zeichnen sich bei den einzelnen Familien teilweise durch unterschiedliche Gestalt aus (Abb. 60); das gilt besonders auch für die Schuppenformer. der Cuticula, nach welchen meist eine Diagnose der einzelnen Arten möglich ist. – Bei Schwein, Hund, Rind und Pferd können an einigen Körperstellen Haare vorkommen, die vom menschlichen Haar nur sehr schwer zu unterscheiden sind.

2. Untersuchung menschlicher Haare

a) Standort des Haares,

Der Schaftdurchmesser der Haare steigt in der Reihenfolge: Kopfhaar (ca. 0,071 mm) – Achselhaare – Augenbrauen – Schnurrbart – Pubes – Kinnhaare (ca. 0,125 mm). Die Flaumhaare der Körperoberfläche sind sehr fein und meist marklos, ihre Spitzen pflegen durch die Kleidung abgeschliffen zu sein. Wimpern und Brauenhaare sind kurz, dick und spindelig. Schamhaare sind gekräuselt und oft mit Sekretresten behaftet; an den Achselhaaren finden sich Schweißkrusten, Kopfhaare, Wimpern und Flaumhaare haben einen runden oder ovalen, die Terminalhaare zuweilen auch nierenförmige oder dreieckige Querschnitte.

b) Alter und Geschlecht

Im fortgeschrittenen Alter zunehmender Anteil ergrauter Haare. Bei Neugeborenen weniger ausgeprägte Verzahnung der Kittlinien der Cuticulazellen, bessere Löslichkeit der Haarwurzel in Alkali. Frauenkopfhaare sind im Durchschnitt etwas dünner und länger als Männerhaare, sie zeigen oft Veränderungen durch Ondulieren, Färben, Bleichen.

c) Identifizierung

Im ganzen sind die Aussichten gering, so daß sich weder bezüglich der Übereinstimmung, noch hinsichtlich der Differenzen ein bindendes Urteil abgeben läßt; Farbe (Pigmentierung) und Schaftdicke sind auch bei Einzelhaaren desselben Individuums starken Schwankungen unterworfen. Beim Fehlen seltener, besonderer Merkmale (Haarkrankheiten, anhaftende spezifische Verunreinigungen, Färbung) kann deshalb gar kein oder nur ein Wahrscheinlichkeitsurteil, am ehesten noch im Sinne eines Ausschlusses abgegeben werden. Das gleiche gilt auch für die Neutronen-Aktivierungsanalyse. Auch die Blutgruppenbestimmung kann versucht werden.

d) Beschnittene, ausgerissene oder ausgefallene Haare

Unbeschnittene Haare, z.B. Frauenkopfhaare, haben eine fein auslaufende, meist gespaltene oder aufgefaserte Spitze. Frisch *beschnittete* Haare zeigen eine kantige Schnittfläche. Mit der Zeit runden sich die Kanten ab, schließlich fasert der Stumpf auf und erscheint pinselförmig. Dem einmal beschnittenen Haar fehlt seine natürliche feine Spitze für immer.

Das *abgewachsene,* ausgefallene Haar zeigt am Wurzelende einen streifigen, verhornten Kolben (Kolbenhaar). Wird ein junges, festsitzendes Papillenhaar *ausgerissen,* so wird die nicht verhornte, weiche Haarzwiebel von der Papille abgezogen und fällt zu einem meistens hakenförmigen umgebogenen Schlauch zusammen (Hakenhaar). Wird ein alterndes Kolbenhaar, welches aber noch in der Wurzelscheide festsitzt, ausgerissen, so bleiben an dem noch nicht oder unvollständig verhornten Kolben mitgerissene Zellen der Wurzelscheide hängen (ausgerissenes Kolbenhaar).

Derartige Untersuchungen kommen für die Beweismitteluntersuchung in Körperverletzungsklagen (Raufhandel) in Frage.

e) Verletzungen der Haare

Erhitzte Haare haben oft ihre Farbe verändert, versengte Haare sind weißlich aufgetrieben, gekräuselt, mikroskopisch findet man Gasblasen. Bei Einwirkung stumpfer Gewalt kommt es zu Verbreiterung, Abriß oder Auffaserung des Haarschaftes.

III. Sperma und Vaginalsekret

Der Nachweis von *Samenflecken* spielt im Strafrecht eine Rolle bei Sittlichkeitsverbrechen, da die Auffindung von Ejakulatspuren oft den einzigen objektiven Beweis für das Vorliegen einer strafbaren Handlung bildet. Zivilrechtlich kommen derartige Untersuchungen als Beweismittel in Ehescheidungssachen in Betracht.

Die *Auffindung* der Spuren wird durch Beleuchtung mit der Quarzlampe erleichtert, da Spermaflecken im UV fluoreszieren.

Chemische Vorprobe für Samenflecken: durch die Phosphatase-Reaktion, z.B. mittels Phosphatesmo-Reagenzstreifen. Die saure Phosphatase entstammt der Prostata, die Probe fällt daher auch bei Azoospermie positiv aus. Sie ist ziemlich spezifisch, aber nicht voll beweiskräftig, da das Enzym auch anderweitig in verschiedenen Naturstoffen vorkommt. Geeignet auch für den intravaginalen Spermanachweis.

Der einzige forensisch tragfähige Beweis für das Vorhandensein von Sperma ist der *mikroskopische Nachweis* von Spermatozoen im Vaginal-Abstrich oder an den zerzupften Stoffasern der befleckten Partie, am besten nach vorheriger Färbung mit heißer ammoniakalischer Erythrosinlösung (Corin-Stokis) oder Säure-Fuchsin (Baecchi).

Der Nachweis von *Vaginalsekret* kann aus den gleichen Gründen wie der Spermanachweis wichtig werden. Beweisend für das Vorhandensein weiblichen Genitalsekretes ist der mikroskopische Befund glykogenhaltiger Epithelien (vgl. Abb. 57).

MERKE: Aus Genitalsekreten, auch Speichel, ist bei den meisten Individuen die Blutgruppenbestimmung möglich (Ausscheider). Bei anderen wieder erfolgt keine Ausscheidung der Gruppensubstanzen (ca. 20%). Die Konzentration der Gruppensubstanzen ist meist höher als im Blut (besonders auch im **Speichel**), sodaß schon geringe Spuren für den Absorptionsversuch (Briefmarken) ausreichen. Auch Gm- und einige Enzym-Eigenschaften sind in den Sekreten nachweisbar.

Als Vergleichsmaterial ist neben einer Blutprobe auch Speichel erforderlich (und auch dann geeignet, wenn es sich um andere Sekretspuren handelt); man läßt etwas Speichel der Vergleichsperson auf Filterpapier tropfen und dort antrocknen; die benetzte Stelle mit Bleistift einkreisen.

Literatur-Hinweise

Allgemeine Rechtsmedizin und Randgebiete

Arbab-Zadeh, A., Prokop, O. und Reimann, W.: Rechtsmedizin, Gustav Fischer Verlag Stuttgart – New York 1977

Dürwald, W.: Gerichtliche Medizin. Barth, Leipzig 1981

Eisen, G.: Handwörterbuch der Rechtsmedizin, Enke-Verlag, Stuttgart 1974

Forster, B. u. Ropohl, D.: Rechtsmedizin, Enke Verlag Stuttgart 1982

Maresch, W.: Angewandte Gerichtsmedizin, Urban und Schwarzenberg, Wien-München-Baltimore, 1983

Mueller, B.: Gerichtliche Medizin, 2. Aufl. Springer-Verlag Berlin-Heidelberg-New York 1975

Patscheider, H. und Hartmann, H.: Leitfaden der Gerichtsmedizin, Verlag Hans Huber, Bern-Stuttgart-Wien 1981

Ponsold, A.: Lehrbuch der gerichtlichen Medizin, 3. Aufl. Thieme-Verlag Stuttgart 1967

Prokop, O., und Göhler, W.: Lehrbuch der gerichtlichen Medizin, 3. Aufl. VEB Verl. Volk u. Gesh. DDR 1975

Prokop, O. und Wimmer W.: Parapsychologie und Paramedizin im 20. Jahrhundert. G. Fischer, Stuttgart 1976

Prokop, O.: Der medizinische Okkultismus. G. Fischer, Stuttgart, 4. Aufl. 1977

Schwerd, W.: Rechtsmedizin, Deutscher Ärzte-Verlag Köln-Lövenich, 1979

Schwerd, W. und Wagner, H.J.: Examensfragen Rechtsmedizin zum Gegenstandskatalog. 2. Aufl. Springer-Verlag, Berlin-Heidelberg, New York 1981

Tedeschi, C.G., Eckert, W.G. and Tedeschi, L.G.: Forensic Medicine. W.B. Saunders Comp. Philadelphia 1977

Thorwald, J.: Das Jahrhundert der Detektive. Droemer, Zürich 1965

Arztrecht und Versicherungsmedizin

Bappert, L.: Arzt und Patient als Rechtsuchende. Rowohlt, Reinbek/Hamburg 1980

Bock, K.D.: Arzneimittelprüfung am Menschen. Vieweg, Braunschweig/Wiesbaden 1980

Bockelmann, P.: Strafrecht des Arztes. Thieme, Stuttgart 1968

Brandis, v. C., und Pribilla, O.: Arzt und Kunstfehlervorwurf. Goldmann, München 1973

Brenner, G.: Arzt und Recht. G. Fischer, Stuttgart 1983

Caesar, P.: Sozialversicherung. Kohlhammer, Stuttgart 1970

Deutsch, E.: Das Recht der klinischen Forschung am Menschen. Lang, Bern 1979

Deutsch, E.: Arztrecht und Arzneimittelrecht. Springer-Verlag, Berlin-Heidelberg-New-York 1983

Dunz, W.: Zur Praxis der zivilrechtlichen Arzthaftung. Müller, Karlsruhe 1974

Fritze, E.: Die ärztliche Begutachtung; Rechtsfragen, Funktionsprüfungen, Beurteilungen, Beispiele. Steinkopff, Darmstadt 1982

Giesen, D.: Arzthaftungsrecht. Gieseking, Bielefeld 1981

Grahlmann, H.G.: Heilbehandlung und Heilversuch; Zur Problematik von Neulandoperationen und experimentellen Heilmethoden. Enke, Stuttgart 1977

Gramberg-Danielsen, B.: Die Haftung des Arztes. Enke, Stuttgart 1978

Gross, R.: Ärztliche Ethik. Schattauer, Stuttgart 1978

Häußler, S., Liebold, R. und Narr, H.: Die kassenärztliche Tätigkeit. Springer-Verlag, Berlin-Heidelberg- New York 1982

276

Hess, R.: Regreß des Kassenarztes. Aesopusverlag, Basel-Wiesbaden 1981
Hirsch, G. und Weißauer, W.: Rechtliche Probleme des Schwangerschaftsabbruchs. Perimed Verlag, Erlangen 1977
Jaeger, H.: Sozialversicherungsrecht. E. Schmidt, Berlin 1975
Jung, H. und Schreiber, H.W.: Arzt und Patient zwischen Therapie und Recht. Enke, Stuttgart 1981
Kern, B.R. und Laufs, A.: Die ärztliche Aufklärungspflicht. Springer-Verl. Berlin-Heidelberg-New York 1983
Kohlhaas, M.: Medizin und Recht. Urban-Schwarzenberg, München 1969
Laufs, A.: Arztrecht. 2. Aufl. Beck, München 1978
Lawin, P. und Huth, H.: Grenzen der ärztlichen Aufklärungs- und Behandlungspflicht. Thieme, Stuttgart 1982
Liniger, H. und Molineus, G.: Der Unfallmann. 9. Aufl. (Hrsg. G. Mollowitz) Barth, Frankfurt 1974
Lüth, P.: Niederlassung und Praxis. Thieme, Stuttgart 1969
Marx, H.H.: Medizinische Begutachtung. 3. Aufl. Thieme, Stuttgart 1977
Mergen, A.: Die juristische Problematik in der Medizin Bd. I-III. Goldmanns Wissensch. Taschenbücher, München 1971
Möllering, J.: Schutz des Lebens − Recht auf Sterben. Enke, Stuttgart 1977
Narr, H.: Ärztliches Berufsrecht. 2. Aufl., Deutscher Ärzte-Verlag, Köln 1977, mit Erg.-Lieferung Stand Juni 1981
Opderbecke, H.W. und Weißauer, W.: Forensische Probleme in der Anaesthesiologie. Perimed Verlag, Erlangen 1981
Pelikan, W. und Zachmann, E.: Kranken-, Renten-, Unfallversicherung. Becksche Verlagshdlg. München 1972
Siebert, A.: Strafrechtliche Grenzen ärztlicher Therapiefreiheit. Springer-Verlag, Berlin-Heidelberg-New York 1983
Staak, M. und Weiser, A.: Klinische Prüfung von Arzneimitteln. Enke, Stuttgart 1978
Trotschke, J. v. und Schmidt, H.: Ärztliche Entscheidungskonflikte. Falldiskussionen aus rechtlicher, ethischer und medizinischer Sicht. Springer-Verlag, Berlin-Heidelberg-New York 1983
Wille, R.: Nachuntersuchungen an sterilisierten Frauen. Enke, Stuttgart 1978

Forensisch-klinische Begutachtung, Psychopathologie, Serologie und Verkehrsmedizin

Berg, S.: Das Sexualverbrechen. Kriminalistik-Verlag, Hamburg 1963
Dotzauer, G. und Hirschmann, J.: Verkehrstüchtigkeit und Langzeittherapie. Schattauer Verl. Stuttgart 1971
Forster, B. und Joachim, H.: Blutalkohol und Straftat. Thieme, Stuttgart 1975
Göppinger, H. und Bresser, P.H.: Sozialtherapie. Grenzfragen bei der Beurteilung psychischer Auffälligkeiten im Strafrecht. Enke, Stuttgart 1982
Göppinger, H. und Witter, H.: Handbuch der forensischen Psychiatrie. Springer, Berlin-Heidelberg-New York 1972
Grote, W. und Bock. W.J.: Führerschein bei Hirnerkrankungen und Schädel-Hirn-Trauma. Thieme, Stuttgart 1980
Hallermann, W. und Karger, I. v.: Forensische Jugendpsychiatrie. Marhold, Berlin 1970
Hartmann, H.P.: Der Kranke als Fahrzeuglenker. Springer-Verlag, Berlin-Heidelberg-New York 1980
Heinz, G.: Fehlerquellen forensisch-psychiatrischer Gutachten. Kriminalistik Verlag Heidelberg 1982

Hoyos, C. G.: Psychologie des Straßenverkehrs. Verl. H. Huber, Bern 1965
Hummel, K. und Gerchow, J.: Biomathematischer Beweis der Vaterschaft. Springer, Berlin-Heidelberg-New York 1981
Langelüddeke, A. und Bresser, P.H.: Gerichtliche Psychiatrie. 4. Aufl. W. de Gruyter, Berlin, New York 1976
Milner, G.: Drugs and Driving. S. Karger, Basel-Sydney 1972
Prokop, O. und Göhler, W.: Die menschlichen Blutgruppen. G. Fischer, Stuttgart 1976
Schleyer, F. und Oepen, I.: Leitfaden der gerichtlich-medizinischen Blutspuren-Untersuchung. Schmidt-Römhild, Lübeck 1977
Spielmann, W. und Kühnl, P.: Blutgruppenkunde. Thieme, Stuttgart 1983
Trube-Becker, E.: Gewalt gegen das Kind. Kriminalistik-Verlag Heidelberg 1982
Wallgren, H. and Barry, H.: Actions of Alcohol; biochemical and psychological aspects. Elsevier, Amsterdam 1970
Witter, H.: Grundriß der gerichtlichen Psychologie und Psychiatrie. Springer-Verlag, Berlin-Heidelberg-New York 1970

Thanatologie, Traumatologie und gewaltsamer Tod

Althoff, H.: Sudden infant death syndrome (SIDS). Fischer-Verlag, Stuttgart-New York 1980
Berg, S.: Leichenzersetzung und Leichenzerstörung. In: B. Müller, Gerichtliche Medizin, 2. Aufl. S. 62-106. Springer, Berlin-New York-Heidelberg 1975
Breul, D.: Methoden der Geschlechts-, Körperlängen- und Lebensalterbestimmung von Skelettfunden. Schmidt-Römhild, Lübeck 1974
Brinkmann, K. und Schaefer, H.: Der Elektrounfall. Springer-Verlag, Berlin-Heidelberg-New York 1982
Bushart, W. und Rittmeyer, P.: Grenzen zwischen Leben und Tod. In: P. Lawin (Hrsg.), Praxis der Intensivbehandlung, 4. Aufl. Thieme. Stuttgart, 1981
Collard, M.: Fettembolie. Verlag G. Witzstrock, Baden-Baden 1973
Endris, R.: Forensische Katastrophenmedizin, Kriminalistik-Verlag, Heidelberg 1982
Fischer, H. und Spann, W.: Pathologie des Trauma. Bergmann, München 1967
Fritsche, P.: Grenzbereich zwischen Leben und Tod; klinische, juristische und ethische Probleme. 2. Aufl. Thieme, Stuttgart 1979
Füllgrabe, U.: Kriminalpsychologie. Verlag für angewandte Psychologie, Stuttgart 1983
Hort, W.: Herzinfarkt. Grundlagen und Probleme. Springer, Heidelberg 1969
Hunger, H. und Leopold D.: Identifikation. Springer-Verlag, Berlin-Heidelberg-New York 1978
Janssen, W.: Forensische Histologie. Schmidt-Römhild, Lübeck 1977
Krauland, W.: Verletzungen der intrakraniellen Schlagadern. Springer, Berlin-Heidelberg-New York 1982
Krösl, W. und Scherzer, E.: Die Bestimmung des Todeszeitpunktes. Maudrich, Wien 1973
Kübler-Ross, E.: Interviews mit Sterbenden. 8. Aufl. Taschenbuchausgabe Mohn-Verlag, Gütersloh 1980
Mason, J. K.: The Pathology of Violent Injury. E. Arnold. Ltd. London 1978
Matthys, H.: Medizinische Tauchfibel. 3. Auflage, Springer-Verlag Berlin-Heidelberg-New York-Tokyo 1983
Meyer, J. E.: Todesangst und das Todesbewußtsein der Gegenwart. Springer, Berlin-Heidelberg-New York 1979
Neiß, A.: Röntgenidentifikation. Thieme, Stuttgart 1968

278

Pohlmeier, H.: Selbstmord und Selbstmordverhütung. Urban und Schwarzenberg, München 1978

Pohlmeier, H.: Depression und Selbstmord. 2. Aufl. Keil, Bonn 1980

Potthoff, P.: Der Tod im medizinischen Denken. Enke, Stuttgart 1980

Reimer, C.: Suizid. Ergebnisse und Therapie. Springer, Berlin-Heidelberg-New York 1982

Schwarz, F.: Der außergewöhnliche Todesfall. Enke, Stuttgart 1970

Sellier, K.: Schußwaffen und Schußwirkungen. 2. Aufl. Schmidt-Römhild, Lübeck 1982

Szabo, G.: Die Fettembolie. Akademiai Kiado, Budapest 1971

Wunderli, J.: Euthanasie oder über die Würde des Sterbens. Klett, Stuttgart 1974

Forensische Toxikologie und Spurenkunde

Altenkirch.: Schnüffelsucht und Schnüffelneuropathie. Springer-Verlag, Berlin-Heidelberg-New York 1982

Berg, S.: Forensische Spurenkunde. In: Ponsold, A. (Ed.), Lehrbuch der gerichtlichen Medizin. Thieme, Stuttgart 1967

Bron, B.: Drogenabhängigkeit und Psychose. Springer-Verlag, Berlin-Heidelberg-New York 1982

Clarke, E.G.C.: (Ed): Isolation and Identification of Drugs in Pharmaceuticals, Body Fluids and Postmortem Materials. The Pharmaceutical Press, London 1969/1975

Geldmacher-v. Mallinckrodt, M.: Einfache Untersuchungen auf Gifte im klinisch-chemischen Laboratorium. Thieme, Stuttgart 1976

Gerchow, J. und Heberle, B.: Alkohol und Alkoholismus. Steintor-Verlag, Hamburg 1980

Maehly, A. and Strömberg, L.: Chemical Criminalistics. Springer-Verlag, Berlin-Heidelberg-New York 1981

Moeschlin, S.: Klinik und Therapie der Vergiftungen. Thieme, Stuttgart, 6. Aufl. 1980

Okonek, S.: Vergiftungen, Entgiftung, Giftinformation. Springer, Berlin-Heidelberg-New York 1981

Okonek, S., Fülgraff, G. und Frey, R.: Humantoxikologie. Akute Vergiftungen – Giftinformation. Fischer, Stuttgart-New York 1979

Pohl, K.D.: Naturwissenschaftlich-kriminalistische Spurenanalyse bei Verkehrsunfällen. Schmidt-Römhild, Lübeck 1975

Riddell, R.H. (Ed.): Pathology of Drug-Induced and Toxic Diseases. Churchill Livingstone, New York-London 1982

Schleyer, F. und Oepen, J.: Leitfaden der gerichtlich-medizinischen Blutspuren-Untersuchung. Schmidt-Römhild, Lübeck 1977

Singhal, Ph.D. and Thomas, Ph.D.: Lead Toxicity. Urban und Schwarzenberg, München-New York 1980

Späth, G.: Vergiftungen und akute Arzneimittel-Überdosierungen. 2. Aufl. W. de Gruyter, Berlin-New York 1982

Velvart, J.: Toxikologie der Haushaltsprodukte. Huber, Bern 1981